Motorik und Interaktion

Wie wir uns bewegen – Was uns bewegt

Christina Bader-Johansson

Deutsche Übersetzung
von Mia Falck

82 Abbildungen in 118 Einzeldarstellungen
4 Tabellen

2000
Georg Thieme Verlag
Stuttgart · New York

Autorin:
Christina Bader-Johansson
Erlenstrasse 92
CH-8832 Wollerau

Übersetzerin:
Mia Falck
Haltbergstrasse 25
CH-8630 Rüti

Fotos: Giorgio von Arb, Zürich
Zeichnungen: Adrian Cornford, Reinheim-Zeilhard

Die Deutsche Bibliothek –CIP-Einheitsaufnahme

Bader-Johansson
Motorik und Interaktion
Wie wir uns bewegen – Was uns bewegt
Dt. Übers. von Mia Falck
Stuttgart ; New York : Thieme, 2000
Einheitssacht.: Grundmotorik

Rüdigerstraße 14
D-70469 Stuttgart
Unsere Homepage: http://www.thieme.de

Printed in Germany

Umschlaggestaltung: Thieme Marketing
Satz: primustype Robert Hurler GmbH, Notzingen
gesetzt auf Textline mit HerculesPro

Druck: Media-Print, Paderborn

ISBN 3-13-125691-5 1 2 3 4 5 6

Wichtiger Hinweis: Wie jede Wissenschaft ist die Medizin ständigen Entwicklungen unterworfen. Forschung und klinische Erfahrung erweitern unsere Erkenntnisse, insbesondere was Behandlung und medikamentöse Therapie anbelangt. Soweit in diesem Werk eine Dosierung oder eine Applikation erwähnt wird, darf der Leser zwar darauf vertrauen, dass Autoren, Herausgeber und Verlag große Sorgfalt darauf verwandt haben, dass diese Angabe **dem Wissensstand bei Fertigstellung des Werkes** entspricht.

Vorwort

Gedanken und Vorstellungen verändern sich, manchmal unmerklich, manchmal deutlich wahrnehmbar. Oft entstehen daraus neue Auffassungen und Fragestellungen. Gewisse Grundvorstellungen und Handlungen scheinen jedoch unverändert zu bleiben, wir bezeichnen sie dann als natürlich, oft ohne uns zu fragen, wie und warum. Die Bewegungen des Menschen sind natürlich und zentral für die Physiotherapeutin. Sie beobachtet, analysiert und beurteilt zusammen mit dem Patienten, was in dessen Bewegungsvermögen gestört ist und was verbessert werden kann. Die Vorstellung der Physiotherapeutin, was „natürlich" ist, wird verglichen damit, wie der Patient sich tatsächlich bewegt. Dieser Unterschied macht das Gebiet aus, innerhalb dessen eine Behandlung möglich ist.

Physiotherapeuten haben ihre Behandlung und Analyse lange auf die mechanischen Voraussetzungen von Bewegung konzentriert, wie z. B. Beweglichkeit der Gliedmaßen oder Kraftentwicklung der Muskeln. Dieser mechanische Ansatz ist eine wichtige Basis für Bewegung, aber die eigentliche Triebkraft und das Aufrechterhalten von Bewegung hat noch viele weitere Komponenten.

Während der letzten Jahrzehnte hat sich das physiotherapeutische Denken in Richtung einer Bewegungswissenschaft entwickelt, was Forschung im Bereich der Neurophysiologie, Biomechanik, Kinesiologie, Lerntheorie und Sozialwissenschaft beinhaltet.

Meine Physiotherapieausbildung Anfang der 70-er Jahre ließ mich ziemlich verwirrt zurück. Die Lehrer taten sicher ihr Allerbestes, aber trotzdem ... Zu dieser Zeit gab es keine beginnende „Physiotherapeutenkultur", außer als lose hängendes Fragment und Komplement zu den Kenntnissen des Arztes.

Was mir als erstes einen Rahmen und eine Struktur für Analyse und Behandlung gab, war ein Kurs in funktioneller Bewegungsanalyse. Ich erhielt ein Werkzeug, um Bewegungen zu analysieren und konnte sie mit der normalen harmonischen Bewegung vergleichen. Für Analyse und Vergleich waren auch Kenntnisse über die kindliche Bewegungsentwicklung wichtig. Ich konnte mit ein und demselben Gedankengang behandeln und auswerten. Anstatt zuerst alle denkbaren Abweichungen vom sog. Normalen lernen zu müssen und danach die dazugehörigen Techniken oder Patentlösungen gegen diese Abweichungen, erhielt ich vor meinem inneren Auge ein „Normalrelief" für die Bewegung, womit alle gewohnten oder ungewohnten Abweichungen verglichen werden konnten. Dadurch steigerte sich meine Handlungsbereitschaft zu behandeln beträchtlich. Für mich passte die letztere Denkart viel besser.

Durch meine Arbeit mit Kindern habe ich sehr viel über die Wichtigkeit der sensorischen Stimulation und über die Bedeutung des Spiels gelernt, um überhaupt Lust und Interesse für motorische Aktivität zu wecken. Dass die Absicht zur Handlung aus der Person selbst kommen muss – dann schaltet sich auch die Motorik ein, genau wie wir beabsichtigten. Ich lernte, Respekt vor dieser Absicht zu haben, unabhängig davon, ob es sich um den Kontakt mit Erwachsenen oder mit Kindern handelte. Ich wurde mehr und mehr daran interessiert, zu studieren, was im Gehirn geschieht, damit Bewegung zu Stande kommt.

Das Bedürfnis danach, die Funktion des zentralen Nervensystems (ZNS) besser zu verstehen, veranlasste uns, einen Studienzirkel zur Wahrnehmung ins Leben zu rufen, an dem Ärzte, Physiotherapeuten, Ergotherapeuten, Psychologen und Logopäden teilnahmen. Durch intensive Diskussionen lernten wir, wie intim verwoben die Psychomotorik des Menschen ist, und wie wir als Berufstätige sie zerlegen, um unser Tätigkeitsgebiet ein bisschen in den Griff zu bekommen. Wir erkannten mehr und mehr, wie emotionale Anteile der ganzen Lernsituation bei der Enwicklung oder beim Training von Motorik mit hineinspielen, ob es sich nun um Schäden im zentralen Nervensystem oder im muskuloskelettären System handelt.

Eines der konkreteren Erlebnisse eines solchen systematischen Denkens erhielt ich anlässlich eines Kurses Ende der 70er-Jahre in London mit Sophie Levitt, Habilitierungsgymnastin mit langjähriger Erfahrung in Behandlung und Unterricht. Sie demonstrierte uns einen 10-jährigen Jungen mit diagnostizierter Zerebralparese. Er hatte eine sehr schlechte Kopfkontrolle, Sitzstellung und posturale Reaktionen. Die willkürlichen Bewegungen waren ataktisch, d. h. ruckartig und hatten eine verringerte Präzision. Die Physiotherapeutin fing also an zu plaudern, fragte, was der Junge am liebsten tun würde. Nun, er wollte seinen Namen schreiben. Mit meinen damaligen Kenntnissen über pathologische Reflexe, Diagnosedenken und linearer Kopplung zu dem, von dem ich „wusste", dass es möglich wäre mit seinen Voraussetzungen, sah ich keine große Aussicht dafür, dass er seinen Namen schreiben könnte. Aber Sophie kümmerte sich weniger darum, was er nicht konnte, und mehr darum, Voraussetzungen zu schaffen, damit er tun konnte, was er selbst wollte.

So begannen sie also mit der ca. $^1/_2$-stündigen Vorbereitungsarbeit, die schließlich dazu führte, dass er tatsächlich sehr stolz seinen Namen schrieb. Das Gesäß wurde im Rollstuhl zurückgeschoben, er wurde auf ein geneigtes Kissen gesetzt, die Füße konnten nun auf den Fußtritten in dorsalflektierter Lage ruhen und konnten mit Riemen über dem Rist gesichert werden. Dies inhibierte seinen gesteigerten Tonus in den Extensoren, mit dem Ergebnis, dass er jetzt aufrecht mit guter Extension in Rücken und Nacken sitzen konnte. Er konnte selber in verschiedene Richtungen schaukeln und die Balance wieder finden. Die Führung der Arm-Handbewegungen wurde mit der Bewegung des Auges koordiniert. Für mich wurde dieses Erlebnis ein deutlicher Beweis dafür, dass *zuerst* der Aufbau der posturalen Kontrolle nötig ist, um die Möglichkeit zu willkürlicher Feinmotorik zu bieten. Und alles begann mit dem eigenen Bewegungswunsch des Kindes. Bei einem Kind mit Zerebralparese ist dieser schrittweise Prozess so deutlich, ja beinahe überdeutlich. Aber denken wir auch so, wenn wir Personen mit Schmerzzuständen in den Bewegungs- und Stützorganen behandeln?

Für uns Physiotherapeuten, wie für alle anderen, gilt, dass wir gut werden in dem, was wir trainieren, und wir tendieren dazu, zu sehen, was unseren Erwartungen entspricht. Mit anderen Worten: Wir sehen das, was zum Konzept, an das wir uns halten, passt. Da mein Tätigkeitsgebiet bisher vor allem die Pädiatrie und neurophysiologische Rehabilitierung gewesen war, war es ganz natürlich, mit dem Ausgangspunkt aus Fragestellungen, die auf diesen Gebieten aktuell waren, zu denken, sogar als ich mein Interessengebiet auf die Behandlung von Schmerzzuständen in den Bewegungs- und Stützorganen verlagerte. Wie ist der Tonus im Körper verteilt? Wie ist die posturale Kontrolle in verschiedenen Ausgangspositionen? Wie ist die Fähigkeit zu selektiver Motorik unter Beibehaltung von guter Balance im übrigen Körper? Ich entdeckte, dass immer der gleiche Fragentyp entstand, ob ich nun mit Patienten mit Schmerzzuständen oder mit Störungen im zentralen Nervensystem arbeitete. War es möglich, dass grundlegende Gedanken über den Aufbau von Bewegungen auch grundlegende Gedanken über ihre Behandlung ergeben konnten, unabhängig von ihrer Ursache gemäß ärztlicher Diagnose?

So kam es, dass ich einen Mann mit mehrjährigen Rückenbeschwerden nicht traditionell behandete mit z. B. spezifischer Mobilisierung, Traktion, Muskeldehnung oder Stärkung von schwacher Muskulatur, sondern analysierte, wo und wann in seiner Entwicklung des Aufrechtstehens seine Koordination sich „verhakt" hatte oder durch unnötige Muskelspannungen zur Überkompensation führte. Wir trainierten Balance und Koordination von dieser Ausgangsstellung aus und aufwärts gemäß der motorischen Entwicklung. Die Muskelverkürzungen in LWS, Becken und Hüftregion verschwanden, die Balance verbesserte sich zusehends, die Schmerzen im Rücken verschwanden und er erlebte zum ersten Mal seit 20 Jahren, dass er auf seinen Füßen stand. Meine Deutung ist, dass er die Muskelspannungen im Körper nicht mehr brauchte, um seinen Körper gegen die Schwerkraft zu stützen, er konnte fester auf den Füßen gehen, erhielt einen besseren Kontakt zur Unterlage, und die seit langem schlecht genutzten motorischen Programme zur posturalen Kontrolle konnten aktiviert werden, die Spannung im Körper senkte sich. Er äußerte, dass er sich sicherer fühlte, wenn er Spaziergänge unternahm (was er vorher vermieden hatte aus Angst, hinzufallen), und er atmete entspannter und mit tieferen Atemzügen.

Dieses Buch möchte eher das Verständnis von Zusammenhängen betonen und Relationen zwischen verschiedenen Gebieten, als Detailstudien eines bestimmten Teils bieten. Solche Detailstudien sind sicher wertvoll für den Zusammenhang, liegen aber außerhalb meines Kompetenzbereichs. In den Literaturhinweisen finden sich deshalb vor allem Bücher, die Sammelwerke sind, und nicht einzelne Forschungsartikel. Für die betreffenden Gebiete wird auf die umfangreiche Spezialliteratur verwiesen.

Zur Verdeutlichung des Texts wird der Patient als „er" und die Physiotherapeutin als „sie" bezeichnet.

Wollerau bei Zürich,
im Februar 1991 Christina Bader-Johansson

Vorwort zur deutschen Ausgabe

Ich freue mich sehr, dass ich daran teilhaben darf, Kenntnisse über die motorische Kontrolle und motorisches Lernen auch im deutschsprachigen Raum zu verbreiten. Als ich das schwedische Buch Ende der 80er-Jahre schrieb, waren diese Kenntnisse noch ziemlich neu. Deshalb war ich vorsichtiger mit meinen Aussagen. Inzwischen sind viele Forschungsarbeiten erschienen über den Kontakt zwischen Physiotherapeut und Patient, über Interaktion mit der Umgebung, Dialog, posturale Kontrolle und posturales Training, motorische Kontrolle und motorisches Lernen. Ende der 80-er Jahre entsprang meine Inspiration vor allem der Forschung in Physik, Psychologie, Biologie und Chemie. Das führte mich dazu, mein Wissen aus Medizin und Physiotherapie in einem größeren Zusammenhang zu sehen. Dadurch gewann ich ein enormes Vertrauen in die innere Entwicklungs- und Veränderungsfähigkeit des Menschen. Auch heute noch möchte ich dazu beitragen, dass viele andere diese Möglichkeiten sehen können. Gleichzeitig hoffe ich, dass dieses Buch zu kritischen Fragen anregen wird, die ihre fundierten Antworten suchen. Solche Fragen und Antworten können ein eigenes berufliches Profil für Physiotherapeuten entwickeln: der Beginn einer Bewegungswissenschaft.

Mein besonderer Dank gilt Frau Karin Matthieu, Leiterin der Physiotherapieschule in Leukerbad, die zuerst mit dem Georg Thieme Verlag Kontakt aufnahm, Frau Rosi Haarer-Becker und Frau Dorothee Richard vom Georg Thieme Verlag für ihre offene und flexible Einstellung zu meinen Ideen und ganz besonders Frau Mia Falck, ohne deren geduldige und interessierte Zusammenarbeit meines Erachtens nie eine so gute deutsche Übersetzung gelungen wäre. Ferner danke ich Frau Monica Mattson herzlich für ihre wertvollen Anregungen zum Kapitel Körper-Ich und Körperbewusstsein.

Wollerau,
im Juni 2000 Christina Bader-Johansson

Christina Bader-Johansson

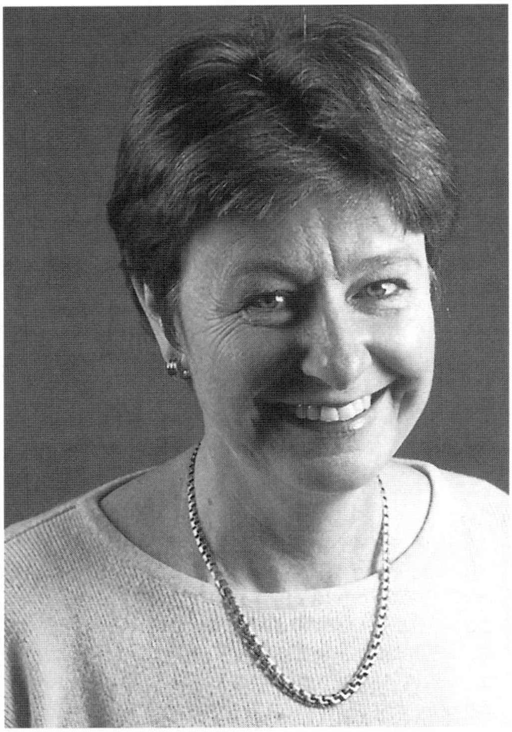

Christina Bader-Johansson ist diplomierte Physiotherapeutin, Lehrerin der Physiotherapie und Körperpsychotherapeutin. Sie verfügt über langjährige Erfahrungen in der klinischen Arbeit, als Supervisorin und Lehrerin. In Schweden hat sie seit 1974 Kenntnisse im Bereich Pädiatrie, neurologische Rehabilitation und stressbedingte Beschwerden des Bewegungssystems erworben und weitervermittelt.

Zur Zeit lebt sie in der Schweiz und arbeitet als Körperpsychotherapeutin in eigener Praxis. Ihr Anliegen ist, in der physiotherapeutischen Praxis zum Brückenschlag zwischen Bewusstsein, Sinn und Materie beizutragen.

Inhalt

5 Neuropsychologische Aspekte der motorischen Kontrolle 37

6 Sensomotorische Entwicklung und Integration 41

7 Motorisches Lernen 59

8 Bewegungsanalyse und Fazilitation 69

*„Ich möchte eine neue Form von physischem Mut vorschlagen,
nämlich dass wir den Körper verwenden
nicht, um uns zu Kraftprotzen zu entwickeln
sondern um unsere Sensibilität zu üben.
Dies beinhaltet,
dass wir die Fähigkeit entwickeln, mit dem Körper zu hören.
Das bedeutet, den Körper zu schätzen
als ein Mittel, um sich in andere Menschen hineinzuversetzen,
als ein Ausdruck für das Ich als etwas Angenehmes
und als reiche Quelle zu Lust und Freude."*

Aus Rollo May „The Courage to create"

1 Was ist Bewegung?

Was macht man mit einer Muschel,
wenn man sie niemandem zeigen darf?
Tove Jansson

1.1 Verschiedene Anschauungen von Bewegung

Alles Leben beinhaltet Bewegung. Bewegung wiederum beinhaltet Veränderung von Zeit, Raum, Kraft, Energie und Bewusstsein. Beim Menschen kommt Bewegung in einer Vielzahl von Varianten zum Ausdruck; von biochemischen Prozessen im Gehirn und dem Herzschlag, über den Atmungsrhythmus und die ständigen Sakkaden des Auges um den Blick zu fokussieren bis zu sichtbaren Körperbewegungen und Verschiebungen im Raum. Wenn man den Arm über den Kopf hebt, ist vielleicht eine Sekunde vergangen, der Arm hat seine Position im Raum verändert und die Muskulatur hat Kraft entwickelt um das Gewicht des Arms zu heben. Dies wäre unmöglich, wenn der Mensch nicht wenigstens einmal eine Absicht, einen bewussten Gedanken zu seiner Bewegung gehabt hätte. Bewegung entsteht nicht von selbst in einem Vakuum. Sie entsteht aus dem Zusammenspiel mit der Umwelt. Ohne Bewegung wird die Wirklichkeit nicht greifbar für unsere Sinne und unser Bewusstsein. Durch Bewegung lernen wir uns selbst im Verhältnis zur Umwelt wahrzunehmen und entwickeln Beziehungen zu anderen Menschen. Ohne Bewegung kann keine Kommunikation entstehen – ja, Bewegung ist der eigentliche Ausgangspunkt allen Lebens.

Körperbewegungen und Verschiebungen sind für die Physiotherapeutin zentrale Begriffe bei Analyse und Behandlung. Bewegung kann als Verschiebung von einer Lage in eine andere Lage im Raum charakterisiert werden. Es ist vergleichbar mit dem Verschieben von einzelnen Bildern in einem Schmalfilm, welche das Auge als Bewegung auffasst. Wenn der Körper das Gleichgewicht behält, obwohl wir in Bewegung sind – dann sind wir in Balance. Die Faktoren Zeit, Raum, Energie und Bewusstsein schaffen Möglichkeiten oder Begrenzungen für Lage und Bewegungsmuster und geben unendliche Kombinationsmöglichkeiten. Das Bewusstsein von Körper und innerem Selbst hängt zusammen mit dem Begriff des Körperwahrnehmung (d. h. eine Vorstellung von und ein Gefühl für die Fertigkeit des Körpers, die Lage und Funktion der Körperteile). Ohne dieses Bewusstsein wäre kein Einfluss auf die Bewegungen des Körpers möglich.

Das Bewusstsein von Bewegung ist die grundlegende Art Zeit und Raum wahrzunehmen, ein Gedächtnis für die Vergangenheit und eine Vorstellung des noch Kommenden zu schaffen (Newman 1981). Als Resultat von Bewegung entsteht Energie oder Energie wird gespeichert als Resultat einer nicht erfolgten Bewegung, wo der Wille zur Bewegung unbewusst vorhanden war, aber gehemmt wurde, z. B. durch Angst. Wenn wir wütend werden, aber diesem Gefühl nicht freien Lauf lassen dürfen, können Informationen (in Form von Spannungen) im Muskel gelagert werden. Verspannung kann so gesehen als unausgelebte Bewegung interpretiert werden (Boadella 1991).

1.2 Grundmotorik

Im Rahmen dieses Buches werden die alltäglichen Bewegungen des Erwachsenen näher beschrieben. Die Beschreibung umfasst: sich wenden, sich aufsetzen, sitzen, sich zum Stand erheben, stehen und gehen. Außerdem gehe ich auf die Bewegungen ein, die ich innere Bewegung nenne, d. h. Atmung und das Zusammenspiel von Gefühlen und Wahrnehmung mit der äußeren, sichtbaren Bewegung. All das zusammen nenne ich Grundmotorik. Es sind natürliche Bewegungen, die im Alltag millionenfach während des ganzen Lebens wiederholt werden. Sie bilden die Grundlage für alle später gelernten motorischen Fähigkeiten. Die Grundmotorik ist größtenteils vererbt und wird mit zunehmender neurophysiologischer Reife sowie sensomotorischem Training und Lernen im Kindesalter verfeinert. Beim Erwachsenen geschieht dies normalerweise ganz automatisch, ohne bewusste Steuerung durch den Cortex.

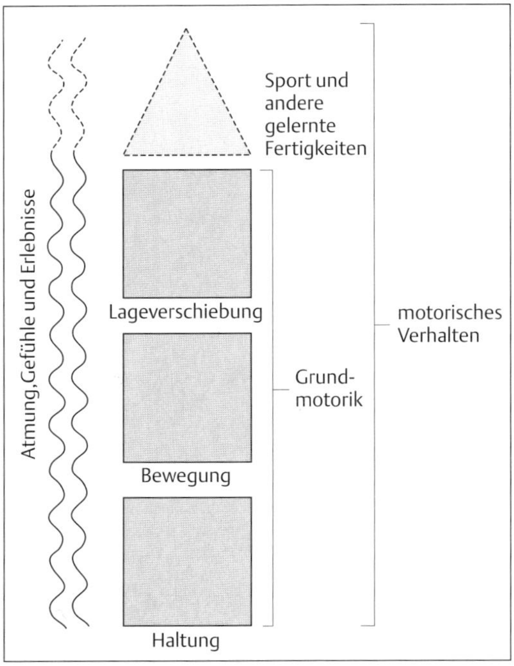

Abb. 1.**1** Verschiedene Qualitäten der Grundmotorik, die einen Teil des motorischen Verhaltens darstellt (nach Kukkonen 1987).

Die finnische Physiotherapeutin Sirkka Kukkonen beschreibt verschiedene Qualitäten motorischen Verhaltens, siehe Abbildung 1.**1**. Die posturale Fähigkeit, die aktive Haltung, beeinflusst die gesamte willkürliche Bewegungsfähigkeit entscheidend und bildet einen der wichtigsten Bausteine der Grundmotorik. Die aktive Haltung geht der Bewegung voraus. Was wir bewusst erleben, ist die veränderte Haltung. Normalerweise nehmen wir die innere Muskelarbeit nicht wahr und können sie ohne Messinstrumente auch nicht beobachten. Die Bewegung dagegen erleben wir, genauso wie wir das Gesprochene hören ohne dabei wahrzunehmen, wie jede einzelne Silbe geformt wird.

Der Zweck der Grundmotorik ist es, die Basis zu liefern für die täglichen Tätigkeiten und Handlungen. Sie ist kein Selbstzweck, sondern ein Mittel um andere willkürliche Bewegungen durchführen zu können, die Wohlbefinden und Gesundheit vermitteln. Wenn man die Gliedmaßen und ihre Muskeln als lebendes Gefühlsorgan betrachtet, statt nur als Ausdruck für physische, mechanische Kräfte, gewinnt man leichter Zugang zu Wahrnehmungen, die mit Raum, Zeit und Sinn verknüpft sind (Engelsrud 1986, 1990). Wichtig für die menschliche Gesundheit ist die Wahrnehmung von Bewegung, Zeit, Sinn und Bewusstsein (Newman 1981). Gewöhnlich wird einem die Bedeutung der Grundmotorik erst bewusst, wenn man durch Schmerzen, Krankheit, Behinderung oder Altern darauf aufmerksam wird (Kukkonen 1987).

Beim Training von Grundmotorik ist es vorteilhafter in Mustern normaler Koordination zu trainieren, statt die Bewegung in kleine Teile von Bewegung und Kraft aufzubrechen.

1.3 Sensomotorische Integration

Der Erwachsene hat einen großen Bestand an gelernten bewussten und unbewussten Körperbewegungen und Gesten, durch die wir kommunizieren und die gedeutet werden können. Bewegung oder fehlende Bewegung sind somit das Resultat einer Menge von Vorbereitungen im Gehirn, respektive geringer oder fehlerhafter Vorbereitungen, die mit den Signalen des Körpers und Signalen aus der Umwelt zusammenwirken. Motorik ist aus neurophysiologischer Perspektive definiert als das Resultat von sensorischer Bearbeitung, Wahrnehmung und Entscheidung sowie Organisation von Bewegungen (Marteniuk 1979).

Diese Koodination und Bearbeitung von Sinneseindrücken, mit dem Zweck der angemessenen Motorik, bezeichnet man als sensomotorische Integration. In Abb. 1.**2** ist eine vereinfachte Übersicht dieses Prozesses dargestellt.

Motorik (lat. movere = bewegen), Wahrnehmung (wahrnehmen und deuten der Umwelt durch die Sinne) und Kognition (Bewusstsein von Gedanken und Beobachtungen) entwickeln sich parallel und führen zu motorischen Fertigkeiten wie z. B. einen Puppenwagen fahren, mit Lego spielen, essen, die Zähne putzen, Rad oder Auto fahren usw. Kognition, denken, dauert länger als Wahrnehmung, da der Bearbeitungsprozess umfassender ist. Wahrnehmung ist innere persönliche Deutung des Individuums und vermittelt direkten Kontakt mit der Umwelt. Der direkte Kontakt zwischen Wahrnehmung und Motorik bietet einen guten Überlebensschutz. Kein Computersystem kann sich mit der Schnelligkeit, mit der das Gehirn die Umwelt erfasst, messen. Dennoch ist die Wahrnehmung nicht biologisch angepasst um die hohen Geschwindigkeiten unserer heutigen Umgebung zu erfassen, meint der Psychologe von Hofsten. Gemäß Gibson (1966) wird jede neue Erfahrung identifiziert und in Relation gesetzt zu früheren Erfahrungen. Ein grundlegendes Prinzip der Wahrnehmung, schon beim Kleinkind, ist es eigene Bewegungen und die Bewegungen anderer in einer dreidimensionalen Welt zu registrieren. Das

Abb. 1.2 Vereinfachtes Bild, das den Begriff sensomotorische Integration illustriert.

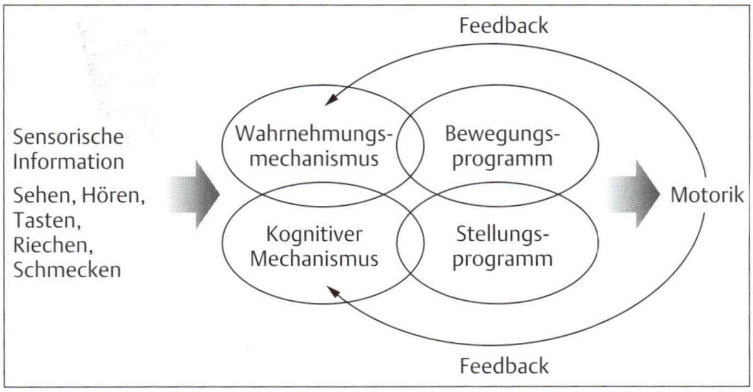

Bewusstsein dagegen ist nicht begrenzt auf drei Dimensionen.

Wichtig ist es die Aufmerksamkeit auf Informationen zu richten, die im Moment relevant sind, diese aufzunehmen und wahrzunehmen. Das Urteilsvermögen entwickelt sich und wird immer differenzierter, je mehr Erfahrungen wir mit unseren Sinnen machen. Der Wahrnehmungsapparat muss flexibel und dynamisch sein um dem physischen und psychischen Überleben am besten zu dienen.

1.4 Sensomotorische Gestalt

Aus körperpsychotherapeutischer Sicht nach Downing ist Bewegung oder Bewegungsarmut eine sensomotorische Gestalt mit fünf Komponenten. Das Modell umfasst Beobachtungen und den Einfluss auf Wahrnehmung und motorischen Ausdruck sowie Sinneseindrücke, welche zusammen das konkrete sensorische Niveau bilden. Außerdem werden Gefühle, Vorstellungsvermögen und die Fähigkeit zu verbaler und kognitiver Bearbeitung erfasst. Diese verschiedenen Faktoren können dem Patienten mehr oder weniger bewusst sein, sie können verstärkt oder abgeschwächt werden, je nachdem, welches Ziel das Training verfolgt. Die Anwendung dieses Modells wird ausführlicher in Kapitel 10 beschrieben.

Das Modell kann aber auch in der Physiotherapie praktisch angewendet werden, weil es das Zusammenwirken des Gehirns mit dem Körper und dem Menschen als Ganzes mit seiner Umwelt widerspiegelt. Wenn ein Patient beispielsweise große Angst davor hat, sich im Bett zu wenden und sich aufzusetzen, ist es wahrscheinlich, dass er zuvor mehrere unangenehme Erlebnisse in einer ähnlichen Situation hatte, vielleicht auf Grund von Schmerz, und diese Erinnerung widerspiegelt sich in der Ausdrucksweise des Körpers. Unter Umständen verschweigt er seine Angst, denn er möchte so trainieren, wie es ihm angeraten wird. Der Körper reagiert mit einer Schutzreaktion, z. B. indem der Patient die Schultern hochzieht, den Atem anhält oder sich am Bett oder an den Händen der Physiotherapeutin festhält. Die Grundmotorik wird gehemmt und der Patient kann keine Fortschritte in seinem Training erzielen, wenn nicht zuerst die Angst eliminiert oder vermindert wird.

1.5 Aufgabe der Physiotherapeutin

Wir können somit den Schluss ziehen, dass es die Aufgabe der Physiotherapeutin ist Grundmotorik zu ermöglichen oder zu begünstigen, da sie dem Streben des Menschen nach Wohlbefinden und Gesundheit dient. Eine Person mit motorischen Störungen, welcher Art auch immer, ist in einer Situation, wo motorisches Lernen erforderlich ist. Die Physiotherapeutin begleitet den Patienten auf diesem Weg. Wenn die Grundmotorik schon während der Kindheit schlecht integriert war, dann im Erwachsenenalter durch einen Verkehrsunfall geschädigt oder durch Krankheit verschlechtert wird, muss sie möglicherweise neu- oder wiedererlernt werden, damit die Person die Voraussetzungen erwirbt um ihre Ziele zu erreichen. In manchen Fällen müssen schlechte Gewohnheiten, z. B. Spannungen, abgebaut werden, damit die Grundmotorik zweckmäßig wird. Kukkonen nennt das weglernen.

Ein Teil unserer Haltungs- und Bewegungsgewohnheiten können mit der Zeit schädlich werden für unsere Gesundheit. Die heutige technisierte Gesellschaft führt immer mehr dazu, dass der Mensch sich nicht mehr so bewegt wie von der Natur vorgesehen. Verschiedene fixierte und kompensatorische Haltungs- und Bewegungsmuster werden zuerst in der Grundmotorik sichtbar. Anschließend können sie sich zu strukturellen

Veränderungen der Bewegungs- und Stützorgane entwickeln. Diese kompensatorischen Haltungs- und Bewegungsgewohnheiten können schon beim Kind fixiert sein. Wenn wir einem Patienten mit unökonomischen Haltungs- und Bewegungsgewohnheiten begegnen, müssen wir in der Zeitdimension zurückgehen um herauszufinden, woher sie kommen. Sie entstehen nicht plötzlich, sondern entwickeln sich über Jahre und Jahrzehnte.

Indem man versteht, wie sich die Grundmotorik entwickelt hat, und wie Körper, Gehirn und Gefühlsleben in allen Stellungen und Bewegungen des Patienten zusammenspielen, kann die Physiotherapeutin eine Basis schaffen um zu verstehen, wie und wo es zweckmäßig ist, Einfluss zu nehmen auf die Bewegungen und Stellungen der Grundmotorik.

Gemäß Kukkonen sind sowohl innere als auch äußerlich sichtbare Bewegungen eine Kraft, die in die Zukunft gerichtet ist. Ich bin der Ansicht, dass Bewegung eine Kraft ist, die einen Zusammenhang sucht und eine Richtung hat. Die menschliche Bewegung ist eine Aktivität, die einen Zweck erfüllt z. B. um einen Gedanken zu kommunizieren oder um eine Arbeit zu verrichten. Wenn diese Kraft gestoppt wird, z. B. durch Angst, Schmerz oder Trauma, sodass die Energie der Bewegung gehemmt wird und der Muskel zu sehr gespannt wird oder nachgibt, muss die Physiotherapeutin da nicht innehalten und dem Patienten dort begegnen, wo die Deutung der Umwelt zu einer versteiften Grundmotorik führte? Meiner Meinung nach gilt dies gleichermaßen für Patienten mit motorischen Störungen, die ihrem posturalen und feinmotorischen Niveau entsprechendes Training brauchen, wie für Patienten mit psychischen Störungen, die den Kontakt zum Erlebnis der psychischen Verdrängung wiederherstellen müssen.

Ich bin davon überzeugt, dass die Physiotherapeutin eine wichtige Funktion erfüllt, um dem Menschen Zugang zu seinen verschiedenen Sinneseindrücken, seinen Gefühlen und Erlebnissen der Grundmotorik zu vermitteln. Das gilt unabhängig von der äußeren Zeitperspektive. Erlebnisse bewegen sich auf einer Ebene, die frei ist von dem, was wir Zeitbegriff nennen. Wo die innere Uhr des Patienten stehen geblieben ist, physisch und psychisch – dort kann die Bewegung in die Zukunft ansetzen. Dann erhält der Mensch auch ein größeres Bewusstsein seiner eigenen Fähigkeiten im Zusammenwirken mit der Umwelt. So besitzt er im eigentlichen Sinne ein Werkzeug um zwischen seinem Willen und dem der anderen unterscheiden zu können und um Ziele für seine Handlungen im Leben zu setzen.

Literatur

Boadella D. Befreite Lebensenergie. München: Kösel; 1991

Engelsrud G. Fysioterapi og kroppsfilosofi. Fysioterapeuten. 1986; 53: 9

Engelsrud G. Kjaerlighed og bewegelsefragmenter till förståelse av fysioterapeutisk yrkesutövelse. Oslo: Diss. Statens Institut for folkhelse, avd for Samfundsmedicin; 1990

Gibson JJ. The senses considered as perceptual Systems. Boston:Houghton-Mifflin; 1966

von Hofsten C. Vad är perception? Zeitschrift Rörelse. 1980; 2

Kukkonen S. Human Movement and Physiotherapy. Lääkintavoimestelija. 1987; 2b (finnische Physiotherapiezeitschrift, Themausgabe auf englisch)

Marteniuk R. Motor skill performance and learning: considerations for rehabilitation. Physiotherapy Canada. 1979; 7: 8

Newman M. Theory Development in Nursing. Philadelphia: F a Davies; 1981

2 Bewegung als Träger von Information und Bewusstsein

Nichts ist so stark wie eine Idee,
deren Zeit gekommen ist.
Victor Hugo

2.1 Bewegung als Information

Bewegung kann als Träger von Information angesehen werden, sei es von der Zelle oder dem Rezeptor aus zum zentralen Nervensystem oder in umgekehrter Richtung (Schmidt 1982, 1999). Die Informationstheorie wurde ursprünglich als mathematische Theorie formuliert, kommt aber auch zur Anwendung um Veränderungen in biologischen und sozialen Systemen zu beschreiben (Rossi 1986). Information gehört definitionsgemäß weder zum Geist noch zum Körper, hat aber Kontakt zu beiden. Sie stellt eine Überbrückung vom Bewusstsein zur Materie dar (Pert 1999). Ein wichtiger Baustein der Informationstheorie lautet: Je unwahrscheinlicher eine Idee oder ein Ereignis ist, desto höher ist ihr Informationswert. Die Zelle, das Organ und das Organsystem des Menschen interagiert mit der Umwelt und der Gesellschaft. Zusammen bilden sie hierarchische Einheiten – Systeme. Dieses Denken stammt aus der Systemtheorie.

Systemisches Denken entstand nach dem Zweiten Weltkrieg in der soziologischen und philosophischen Forschung. Die prominente Persönlichkeit der Systemtheorie war G. Bateson. Information wird verstanden als *Relation* zwischen Sender und Empfänger, wo die Veränderung eines Teils des Ganzen auch die übrigen Teile auf irgendeine Art beeinflusst. So gesehen ist es unmöglich von Information zu sprechen, ohne Zusammenhänge oder Rückkoppelungen, d. h. Feed-backs, zu beschreiben. Abb. 2.**1** veranschaulicht dieses Denken, modifiziert nach Helen Hislops Modell. Die verschiedenen Niveaus bilden zusammenwirkende Prozesse, die gemeinsam ein Ganzes ausmachen. Äußere Bewegung findet sich auf dem Personenniveau. Bewegung ist also Verhalten und soll daher verhaltenswissenschaftlich wie auch naturwissenschaftlich untersucht werden um die unteren Hierarchien zu erfassen. Das Ganze des Systems ist mehr als die Summe seiner Teile. Die Summe der Teile ergibt sich aus der *Interaktion* zwischen den Teilen des Systems, aus der *Geschichte* der einzelnen Teile und/oder des Systems sowie aus dem *Kontext*, d. h. aus dem Zusammenhang, in dem das System wirkt. Kein Teil kann separat beeinflusst werden, ohne dass auch andere Teile eine Einwirkung verspüren. Das Zusammenwirken ist von zirkulärer Natur und wird nicht durch Summation von linearen Ursachenzusammenhängen erzeugt. Das Ganze wird dann qualitativ anders als jeder Teil für sich oder die Summe der Teile. Ein Mensch ist mehr als die Summe von Skelett, Muskeln, Blutgefäßen und Nerven. Solche Muster des Zusammenspiels im „System Mensch" können sich z. B. finden in den verschiedenen Aspekten von Körper und Seele, die im Modell der sensomotorischen Gestalt beschrieben wurden. Die verschiedenen Aspekte sind hier: kognitiv (linke Hemisphäre), bildgestaltend (rechte Hemisphäre), emotional (limbisch, vegetativ), affektmotorisch (willkürliches Nervensystem) und sensorisch (vegetativ) (Wrangsjö 1987).

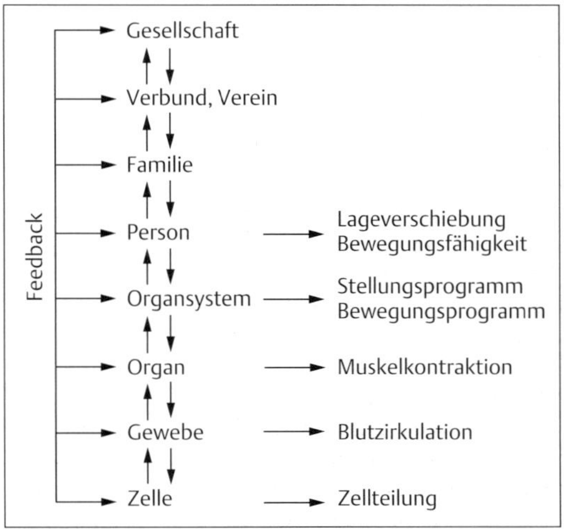

Abb. 2.**1** Der menschliche Organismus besteht aus verschiedenen hierarchischen Systemen, die in einem Bewegungskreislauf zusammenwirken. Der Bewegungskreislauf wirkt wiederum mit der Umwelt zusammen (nach Hislop 1975).

2.2 Bewegung als Bewusstsein

In der Physik ist ein Paradigmenwechsel im Gang, der zugleich andere Wissenschaften beeinflusst (Dossey 1982). Bisher sahen wir die Welt mit einem kausalen Denken von Ursache und Wirkung, wo Bewegung Materie in mathematisch voraussagbarer Bewegung war (Newton'sche Physik). Die Zeit verging in der Vorstellung, dass sie linear fortschreitet. Es wurde vorausgesetzt, dass die Wirklichkeit von außen beschrieben werden könnte und dass das Bewusstsein des Beobachters unabhängig ist von dem, was er beobachtet.

Das neue Paradigma eröffnet eine tief gehende Veränderung im Verständnis von Raum, Zeit, Materie und Bewusstsein, von separaten Gegenständen und ihrem Beobachter, von Ursache und Wirkung. Beim Versuch, die „kleinste Einheit" in der Mikrowelt zu finden, kam man zum Schluss, dass auch die subatomaren Partikel keine separaten Einheiten sind, sondern aus zusammengesetzten Energiemustern in ständiger Bewegung bestehen. Diese Energiemuster innerhalb des Atoms nennt man Quanten. Sie bewegen sich nicht gleichmäßig und fließend, sondern können bei einer gewissen Temperatur plötzlich einen Sprung machen, den so genannten Quantensprung. Die Energie kann niemals verschwinden, nur umgewandelt werden in eine andere Form, z. B. Materie, die gemäß Einsteins Relativitätstheorie verdichtete Energie ist. Eine der Deutungen der Quantenphysik ist die Idee von der Komplementarität (Bohr in Dossey 1982), eine Sowohl-als-auch-Vorstellung. Die Frage stellt sich, ob das Licht (das aus Quanten besteht) eine elektromagnetische Welle ist oder ein Teilchen. Die Antwort ist beides, sowohl Welle als auch Teilchen, je nachdem was man messen möchte, die Position des Quants oder seine Geschwindigkeit (Heisenberg'sche Unschärferelation in Dossey 1982, Capra 1987). Eine Welle breitet sich in alle Richtungen im Raum aus und hat keine feste Lage. Ein Partikel hat eine Masse und eine Lage im Raum. Die Quanten, die in ihrer Eigenschaft als Partikel die materielle Makrowelt aufbauen, z. B. den menschlichen Körper, bilden gleichzeitig das Bewusstsein in ihrer Eigenschaft als Wellen, die zur Mikrowelt gehören (Bohm 1980, 1985, Dossey 1982, Russell 1992). Die Theorie der Komplementarität hat sich zu einer philosophischen Lehre entwickelt über unsere Möglichkeiten, die Wirklichkeit überhaupt verstehen und beschreiben zu können.

Einsteins spezielle Relativitätstheorie sagt aus, dass es nicht die äußeren Handlungen an sich sind, sondern es sind ihre Sinneseindrücke, die uns bewusste Gedanken darüber vermitteln, wie Handlungen in der Zeit angeordnet sind. Das Licht braucht eine gewisse Zeit um unsere Augen zu erreichen, was es unmöglich macht etwas augenblicklich zu erleben. Wir können die Dinge nicht so kennen, wie sie sind, sondern müssen uns an unsere Sinneseindrücke halten. Wir müssen unserer eigenen Konstruktion der „Wirklichkeit" vertrauen. Einsteins Theorie und die Quantenphysik veränderten auf fundamentale Weise den dominierenden Gedanken, dass es eine „objektive" Welt gibt, die man „von außen" messen kann. Das Bewusstsein des Beobachters kann nicht als unabhängig davon betrachtet werden, was er beobachtet (Dossey 1982, Capra 1987, Chopra 1989, Zohar 1990).

In der modernen Physik sind Zeit und Raum Aspekte in einem Raum-Zeit-Kontinuum. Das heißt, dass Gegenstände/Personen, die einmal in sehr engem Kontakt gestanden haben, auf irgendeine Weise in Kontakt miteinander sind, auch wenn sie zeitlich und räumlich voneinander getrennt wurden. Sowohl Zeit als auch Zeitlosigkeit sind wirklich. Sie können als Aspekte der Makro- und Mikrowelt gesehen werden. Der Körper gehört zur Makrowelt und das Bewusstsein zur Mikrowelt (Russell 1992).

Diese neue Denkart ermöglicht es uns beispielsweise ein Rückenleiden zweifach zu beschreiben, einerseits als mechanische Blockierung zwischen zwei Wirbeln, andererseits auch als psychosoziale Schmerzreaktion, wo die Sinneszellen und das Bewusstsein „geladen" sind mit Unlusterlebnissen, wobei die Stärke variieren kann, je nach Persönlichkeit des Patienten, seiner Erfahrungswelt und der Umwelt, in der er lebt. Dies könnte eine Erklärung dafür liefern, warum dieselbe mechanische Behandlung oder Manipulation nicht bei allen Patienten genügt um in das System einzugreifen und bestehende heilende Kräfte freizusetzen. Oder auch, warum bei gewissen Patienten die Blockierung gelöst werden kann, indem man die Unlusterlebnisse mit kreativen Übungen löst, wie z. B. malen, Musik hören oder ein Instrument spielen.

Das neue Paradigma, gekennzeichnet von Zirkularität, Wechselwirkungen und unerwarteten Verläufen (z. T. mathematisch berechenbar durch die Chaostheorie) hat sich in einigen Disziplinen schon durchgesetzt, wie z. B. in der systemischen Therapie und Beratung, in der Hirnforschung, Psychosomatik und in Wettervorhersagen. Die Kernaussage ist, dass nicht alles genau vorhersagbar und messbar, trotzdem aber real ist (Käsgen, Ott-Hackmann 1999).

2.3 Offene und geschlossene Systeme

In dieser neuen Sichtweise wird der Mensch als Teilnehmer in lebenden, biologischen Systemen betrachtet, die u. a. gekennzeichnet sind durch Streben nach Entwicklung und Selbstregulation (Maturana u. Varela 1987). Ein lebendes offenes System (z. B. ein Baum, menschlicher Körper, Arbeitsplatz) braucht äußere Unordnung, Bewegung und Chaos (Kreativität), damit diese innerhalb des Systems in Ordnung und Balance umgewandelt werden können, sog. Selbstregulation. Ein geschlossenes System (z. B. ein Berg, Regal mit Büchern oder eine Treppe) brauchen Ordnung und Stillstand, damit die Stabilität beibehalten werden kann (Vester 1990). In einem offenen System ist das Individuum den Einwirkungen von verschiedenen Faktoren (Stressoren) ausgesetzt. Durch seine Entwicklung hat es gelernt sich durchzusetzen und Strategien zu suchen um die innere Balance trotz des Einflusses mehrerer Stressoren beizubehalten. Das Individuum wahrt seine innere Balance und damit auch seine Gesundheit durch ständige Anpassung an Veränderungen und indem es sich selbst in einen bedeutungsvollen Zusammenhang setzt (Antonowsky 1987). Wenn diese Balance gestört wird durch allzu starke Belastung von außen oder innen und die Person nicht im Stande ist sich daran anzupassen, entstehen Unlustgefühle, Krankheitssymptome und schließlich eine manifeste Krankheit. Oder das Individuum wird sich dessen bewusst, dass etwas schief gelaufen ist und verändert selbst etwas in seiner Art zu leben, zu denken und zu fühlen.

Der Mensch ist so beschaffen, dass er am liebsten das tut, „was er immer getan hat“, also einer gebahnten Spur von Gedanken und Einstellungen folgt. Unter dem Einfluss der humanistischen Psychologie in den 40er-Jahren des letzten Jahrhunderts befasste sich die Forschung immer mehr mit Werten und Einstellungen des Menschen. Daraus entstand einer der Ansätze für systemisches Denken: Die Wirklichkeit ist nicht so eindeutig und jeder Mensch schafft sich seine eigene Wirklichkeit (radikaler Konstruktivismus). Ein System ist im Prinzip *operationell geschlossen*, d. h. die Grundstrategie eines Individuums ist es, dass keine neue Information die Ordnung stören darf. Es wurde festgestellt, dass Personen in variierendem Maß dazu tendieren, geschlossene Systeme in ihren Gedanken und Einstellungen zu bilden. Feste Gedanken und Einstellungen standen im Verhältnis zum Ausmaß an Isolation, Einsamkeit und Hilflosigkeit.

2.4 Bewusstsein der Physiotherapeutin

Für die Physiotherapeutin ist es wichtig sich darüber im Klaren zu sein, wie sie Gedanken und Überzeugungen erworben hat, die ihre Einstellung beeinflussen, was sie als wichtige Bestandteile ihrer Berufsrolle erachtet.

- Hat sie darüber nachgedacht, wie die zwei Paradigmen ihre Art dem Patienten zu begegnen bestimmen?
- Glaubt sie, dass ein Körper nur ein physischer Körper ist, beeinflussbar nur durch physische Methoden?
- Oder denkt sie, dass der Mensch eine Einheit aus Körper, Seele und Geist ist, wo mentaler und emotionaler Einfluss gleich wichtig sind wie physischer, um eine dauerhafte körperliche Veränderung herbeizuführen?
- Sieht sie sich selbst als objektive, außenstehende Expertin für Körperfunktionen oder ist sie eine Fachperson mit Einfühlungsvermögen, die den Patienten eine Zeit lang mit ihrer größeren Kenntnis der Körperfunktionen begleiten darf?

Im alten Paradigma sieht sie den Körper als anatomisches Objekt für ihr physiotherapeutisches Wissen. Wichtig sind diejenigen Fragen, die ihre eigene Denkweise bestätigen. Im neuen Paradigma wird der Dialog mit dem Patienten wichtig um ihm in seiner Vorstellungswelt begegnen zu können. Sie und der Patient stehen in einer kurzzeitigen Beziehung zueinander. Das Problem des Patienten ist gemeinsames Subjekt der Problemlösung, wobei die Physiotherapeutin mehr Fachkenntnisse besitzt. Wie bisher sicher erkennbar, vertrete ich die zweite Sichtweise und werde sie in diesem Buch weiter ausarbeiten.

Die Behandlungssituation ist ein Zusammenspiel zwischen der Physiotherapeutin und dem Patienten. Die Physiotherapeutin ist ein Teil des Lernprozesses des Patienten und sie beeinflusst seine Art, sich bewegen zu können oder die Vorstellung seines Bewegungsvermögens. Die Einwirkung auf die Bewegungen des Patienten kann teils verbal sein, teils nonverbal durch manuelle Behandlung oder durch unterstütztes Bewegen. Um Kommunikation und Lernen zu begünstigen, ist es wichtig, dass sich die Physiotherapeutin bewusst ist über ihr eigenes Verhalten und ihre Tendenzen im Umgang mit anderen Menschen.

Es ist eine Herausforderung für die Physiotherapeutin Referenzrahmen zu finden, die der Praxis Bedeutung verleihen. Gemäß der norwegischen Physiotherapeutin Engelsrud hängt die Qualität

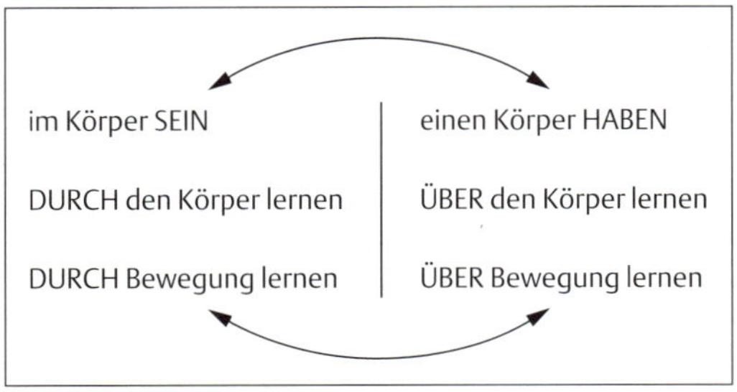

Abb. 2.**2** Das Bewusstsein der Physiotherapeutin über das Zusammenspiel zwischen im Körper sein und einen Körper haben, führt zu verschiedenen Verhaltensweisen gegenüber dem Patienten (nach Engelsrud 1986).

der physiotherapeutischen Arbeit davon ab, dass man Wert darauf legt, dass der Körper durch Bewegung, Handlung und Kommunikation lernt. Die Physiotherapeutin besitzt die Erfahrung, die es ihr ermöglicht andere Menschen durch den Körper zu lehren, komplettiert durch theoretische Kenntnisse des Körpers (Engelsrud 1986). Dies verdeutlicht das Verhältnis von in seinem Körper sein und einen Körper haben (Abb. 2.**2**).

Die norwegische Physiotherapeutin G. Björke hat ein Modell skizziert, wie sich das Verhalten der Physiotherapeutin und ihre Arbeitsgebiete verändert haben im Verhältnis zu Gesundheits- und Krankenpflegeproblemen (Tab. 2.**1**).

Ihr Modell hat ihren Ausgangspunkt in der skandinavischen Physiotherapietradition und erstreckt sich bis in die 80er-Jahre des letzten Jahrhunderts. Ich habe es mit meines Erachtens wichtigen Fragestellungen der 90er-Jahre ergänzt. Es wird deutlich, dass die Fragen zur Natur des Bewusstseins zu einer unausweichlichen verändernden Kraft werden.

- Wie geht der Einzelne mit seinen Erwägungen über sich selbst und über das Leben um?
- Glaubt er an seine eigenen Möglichkeiten oder sieht er sich als Opfer von Umständen?
- Sieht er einen Sinn in dem, was er tut?
- Sieht er einen Sinn im Schaden oder Schmerz, der ihm zugefügt wurde?
- Was lernt er über sich selbst aus dem, was geschehen ist?
- Wie entwickelt sich sein Geist?

Dies sind meines Erachtens die Fragen – gemäß Hislops Modell –, die sich eine Physiotherapeutin gemeinsam mit dem Patienten stellen muss. Eine Folgerung aus dem systemischen Denken ist, dass der Behandelnde sich nicht ausschließlich auf einen einzelnen Körperteil beschränken darf oder auch nur auf das Individuum als separaten Teil, der zu behandeln ist. In diesem Kontext steht auch, dass man die selbstheilenden Kräfte des Patienten stimuliert oder eine Umgebung schafft, welche die Heilung fördert. Die Grundmotorik des Menschen ist wie bereits gesagt ein Mittel um Ziele und Bedeutung in Leben zu erreichen. Gesundheit ist eine kreative Fähigkeit in einem selbstorganisierten System (Antonowsky 1987), wo das Zusammengehörigkeitsgefühl und das Bewusstsein der Bedeutung, Mensch zu sein im Zusammenspiel mit der Umwelt, die wichtigsten Ressourcen ausmachen (Frankl 1982, 1989).

2.5 Dialog und Relation

Der Patient wird sich entwickeln wollen als Antwort auf die Intervention der Physiotherapeutin, wenn sie von den Voraussetzungen ausgeht, die sein Nervensystem, sein biomechanisches und seelisches System aufweisen (Maturana u. Varela 1987). Aber er verändert sich nicht unbedingt nur dadurch, dass die Physiotherapeutin zeigt, wie es geht. Die Physiotherapeutin muss lernen die Sprache zu verstehen, die der Patient benutzt, d. h. Worte, Tonfall, Mimik, Gestik und Bewegungen. Nur so erfährt sie, was er mit seiner Störung der Grundmotorik ausdrückt. Besonders gilt dies, wenn die Betonung auf stressbedingten oder psy-

Tabelle 2.**1** Die Physiotherapie im Verhältnis zu Gesundheits- und Krankenpflegeproblemen und die herrschende Sichtweise auf den Menschen im 20. Jahrhundert (nach Björke 1988)

40er-Jahre	50er-Jahre	60er-Jahre	70er-Jahre	80er-Jahre	90er-Jahre/2000
– Körper	– Körper – Seele	– Körper – Seele – Umwelt	– Körper – Seele – Umwelt – Gesellschaft	– Körper – Seele – Umwelt – Gesellschaft – Wissenschaft	– Körper – Seele – Umwelt – Gesellschaft – Wissenschaft – Bewusstsein und Sinn – Geistigkeit

chologischen Faktoren als Hintergrund für die Störung liegt. Oft muss die Physiotherapeutin als „wohlwollendes Elternteil" agieren und den Patienten in einer ersten Phase anleiten bis zum Punkt, wo er seine Ziele selbst bestimmen kann (Abb. 2.**3**).

Die Analyse und Behandlung, welche die Physiotherapeutin ausführt, ist das direkte Resultat aus dem Dialog, der bei der Begegnung zwischen Physiotherapeutin und Patient entsteht. Es muss ein Kommunikationsverhältnis und eine Beziehung entstehen, wo Informationen in beiden Richtungen fließen, damit die Behandlung einen günstigen Effekt erzielen kann (Jensen 1984, Lundvik-Gyllensten 1999). Das bedeutet auch, dass die Physiotherapeutin von zirkulären Zusammenhängen ausgeht, wo der Einfluss irgendeines Teils das ganze System verändert. Die Methode kann während der Behandlung modifiziert werden, je nachdem was der Patient für Signale aussendet. Es zeigte sich beispielsweise in der Untersuchung von Lundvik-Gyllensten über das Chronic-Fatigue-Syndrom, Fibromyalgie, dass die Fähigkeit der Physiotherapeutin mit dem Patienten interagieren zu können, entscheidend war für das Behandlungsresultat. Das Interaktionsvermögen setzte sich zusammen aus den Komponenten Kontakt etablieren, zuhören, motivieren und den Patienten in die Behandlung involvieren. Es konnte aber auch dazugehören den Patienten anzuregen, psychologische Hilfe in Anspruch zu nehmen. Aber es war jeweils der Kontakt mit dem Körper, der den eigentlichen „Kick" gab um die Suche nach den eigenen Ressourcen aufzunehmen.

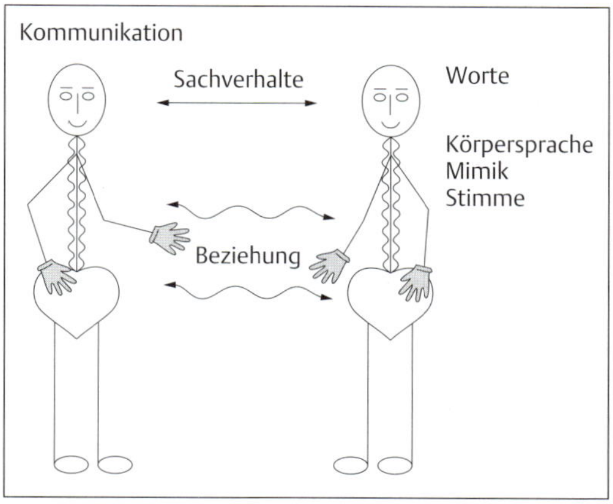

Abb. 2.**3** Der Mensch kommuniziert auf verschiedene Arten, wobei die stärkste Botschaft, die wir empfangen, nonverbal vermittelt wird.

2.6 Bewusstseinserhöhung beim Patienten

Es existieren tausende von korrelierenden Studien, die den Zusammenhang zwischen Einstellungen des Bewusstseins (mind), Stimmungslage und soziokulturellen Faktoren mit körperlichen Krankheitssymptomen bestätigen (Rossi 1986). Die Beschaffenheit dieses Zusammenhangs würde jedoch den Rahmen dieses Buches sprengen. Wir halten fest, dass das Werkzeug der Physiotherapeutin die Stimulation von Bewegungen jeglicher Art ist. Durch bewusst erlebte Bewegung verbessern sich die körperlichen Fähigkeiten. Kraft, Zeit, Form und Gefühl werden bewusst. Indem man die Bewegungsmöglichkeiten wiederherstellt, wird das Selbstvertrauen gestärkt und der Glaube an die eigenen Fähigkeiten und die Zuversicht in die Zukunft verbessert. Ich meine in diesem Zusammenhang alle Formen von Bewegung – ein Atemzug, eine schöne oder unangenehme Gemütsbewegung, entspannende Dehnung im Rumpf, spezifische Mobilisierung zwischen zwei Wirbeln, Verschiebung der Lage im Raum, Bewegung zu Musik allein oder ein Tanz zu zweit. Meine Erfahrung hat gezeigt, dass die hemmenden Kräfte nachlassen, wenn man die gesunden stärkt.

Ein Zweck des pädagogischen Teils der physiotherapeutischen Behandlung ist es meiner Meinung nach den Patienten anzuleiten, auf neue Gedanken zu kommen, an seine Fähigkeiten zu glauben und eine positive und realistische Entwicklung zu sehen beispielsweise für seine Rehabilitierung. Die Hebung des Bewusstseins über das bisherige Vorstellungsniveau hinaus setzt wohltuende und selbstheilende Kräfte frei, ein so genannter Placeboeffekt. Placebo heißt „behagen" und ist ein wirksamer Teil jeder medizinischen Behandlung, ob sie nun physikalischer, psychologischer, chirurgischer oder pharmakologischer Natur ist. Der Grundstein in diesem Prozess ist es, Angst, Unsicherheit und negative Gedanken zu verringern. Die dauerhaften Nachfolger sind Ehrlichkeit, Vertrauen, Zuversicht, Glaube und Hoffnung. Dadurch wird der Patient selbstständiger um Verantwortung für seine Entscheidungen zu tragen. Dies bedeutet, dass die Auswahl der Informationen, die zu ihm einfließen, flexibler wird.

Der Patient erhält die Fähigkeit, sein Selbstbild, seine Wahl- und Entscheidungsalternativen zu deuten, umzudeuten und zu verändern. Er gewinnt Einsicht in seine Verhaltensweisen, sowohl sensomotorisch, emotional als auch kognitiv.

Literatur

Antonowsky A. Unraveling the mystery of health. San Fransisco: Jossey-Bass;1987 (auf deutsch: Salutogenese: zur Entmystifizierung der Gesundheit. Tübingen: Dgvt-Verlag; 1997)

Bateson G. Ökologie des Geistes. Suhrkamp; 1981

Björke G. Changes and challenges in physiotherapy practice in Norway. Physiotherapy Practice. 1988; 4: 105

Bohm D. Wholeness and the Implicate Order. Routledge and Kegan Paul: London; 1980. Unfolding Meaning. Routledge and Kegan Paul: London; 1985

Capra F. Tao der Physik. München: Drömer Knaur; 1984, 1997

Chopra D. Quantum healing. Exploring the frontiers of the body/mind medicine. New York: Bantam Books; 1989

Dossey L. Space, Time and Medicine. Boston and London: Shambhala Publications; 1982 (auf deutsch: Wahre Gesundheit finden. Krankheit und Schmerz aus ganzheitlicher Sicht. München: Drömersche Verlagsanstalt; 1991

Engelsrud G. Fysioterapi og kroppsfilosofi. Fysioterapeuten. 1986; 53: 9

Frankl V. Der Wille zum Sinn. Bern: Hans Huber; 1982

Frankl V. Eigene Notizen zum Vortrag. Stockholm; 1989

Hislop H. The not-so-impossible dream. Physical Therapy. 1975; 10: 1069

Juul Jensen U. Sjukdomsbegrepp i praktiken. Copenhagen: Munksgaard och Esselte Studium; 1984

Käsgen R, Ott-Hackmann H. Ein kleiner philosophischer Exkurs: Wie wird Erkennen unterschiedlich beschrieben? In: Hüter-Becker A. Physiotherapie mit allen Sinnen. Stuttgart: Thieme; 1999

Lundvik-Gyllensten A et al. Interaction between patient and physiotherapist: a qualitative study reflecting the physiotherapist's perspective. Physiotherapy Research International. 1999; 4: 89

Maturana H, Varela F. Der Baum der Erkenntnis. Bern, München, Wien: Scherz; 1987

Pert C. Moleküle der Gefühle. Hamburg: Rowohlt; 1999

Rossi EL. The psychobiology of Mind-Body Healing. New York: Norton and Company; 1986

Russel P. The white hole in Time. London: Harper and Collins Publischer; 1992

Vester F. Unsere Welt – ein vernetztes System. München: dtv; 1990

Schmidt RA. Motor Control and Learning, a Behavioral Emphasis. Champaign: Human Kinetics; 1982 2nd ed. 1999

Wrangsjö B. Körperorientierte Psychotherapie. Stockholm: Natur o Kultur; 1987

Zohar D. The quantum Self: a revolutionary view of human nature and consciousness rooted in the new physics. London: Bloomsbury; 1990

3 Sensomotorische Integration auf verschiedenen Ebenen des Gehirns

Sobald man die ungefähre Natur aller Begriffe erkennt, kann man sie wirklich lieben, denn dann kann man sie zu sich nehmen ohne sich an sie zu heften.
buddhistischer Mönch aus dem Tibet

3.1 Motorische Kontrolle

Dieser Begriff wurde zu einem Sammelbegriff der Neurowissenschaften (Neuroanatomie, Neurophysiologie, Neuropsychologie), Kinesiologie und Biomechanik. Motorische Kontrolle ist das Grundgerüst für das Verständnis, wie Haltung und Bewegung von spinalen Reflexen und der zentralen Steuerung im ZNS reguliert werden. Als Ganzes wiederum wirken sie mit der Psyche und der Umwelt zusammen. Der Begriff entstand Mitte der 60er-Jahre. In diesem Zusammenhang sind Pioniere wie Bernstein, Granit, Eccles und Brooks zu nennen. Diese Wissenschaftler haben alle mitgewirkt, wenn es darum ging, „eine neue multidisziplinäre Bewegungswissenschaft mit großen therapeutischen Möglichkeiten" zu entwickeln (Brooks 1986). Obwohl viel neuere Literatur auf dem Gebiet der motorischen Kontrolle vorliegt, möchte ich doch die emotionale Seite der Motorik betonen, von der das Buch von Brooks auf musterhafte Art und Weise ausgeht. Die Forscher zeigten die Sackgasse der Detailforschung auf. „Nach 40 Jahren intensiver Studien der Funktion und Struktur der Muskelspindel, haben wir immer noch keinen Konsens über ihre Funktion für normale Bewegungskontrolle gefunden" (Gordon 1987). Stattdessen sollte man sich dem „task-oriented approach" (aufgabenorientierte Sichtweise) widmen um zu verstehen, wie das Gehirn Probleme der Bewegungskontrolle löst" (Bernstein 1967). In der Folge *richtete sich das Augenmerk der Forschung vermehrt auf den Lern- und Verhaltensaspekt der motorischen Kontrolle* (Schmidt et al. 1982, Carr u. Shepherd 1982, 1987).

Früher ist man in der physiotherapeutischen Behandlung von Reflexen und hierarchischen Theorien ausgegangen (Sherrington, Jackson, Magnus, deKleijn). Es wurde postuliert, dass übergeordnete Systeme auf hohem Niveau im Gehirn eine inhibierende Kontrollfunktion auf die tiefere reflexgesteuerte Motorik ausüben, die als abnorm angesehen wurde. Großes Gewicht wurde der Stimulation durch eingehende sensorische Information beigemessen, die das normale Bewegungsmuster antreiben sollte. Zwei Annahmen bilden die Grundpfeiler dieser Behandlungskonzepte (Knott, Voss, Bobath): Funktionelle Fertigkeiten kehren automatisch zurück, wenn abnorme Bewegungen inhibiert werden und „normale" Bewegungen fazilitiert werden. Wiederholung dieser „normalen" Bewegungsmuster führt automatisch zu normalen Funktionsvermögen. Die Erfahrung hat aber gezeigt, dass es nicht mit der Realität übereinstimmt.

Motorische Kontrolle besteht aus zusammenwirkenden Faktoren des Körpers, der Sinne und Psyche, die unsere Fähigkeit steuern den Körper oder Körperteile im Raum zu stabilisieren, zu bewegen und willkürliche Bewegungen auszuführen (Brooks 1986, Gordon 1987, Shumway-Cook u. Woollacott 1995). Impulse aus den Sinnesorganen, d. h. Augen, Ohren, Haut, Muskelspindeln, Gelenkrezeptoren, Sehnenorgane, tragen alle zur Wahrnehmung von Bewegung bei und können zu einem sensomotorischen Gedächtnis im Nervensystem führen. Man fand aber heraus, dass

- das ZNS die Fähigkeit zur motorischen Kontrolle auch ohne periphere Sinnesinformationen besitzt, basierend auf Lernen und zentraler Steuerung (Taub u. Berman 1968, Polit u. Bizzi 1979). Daraus schloss man, dass
- es innerhalb des ZNS eine selbstregulierende Funktion für die Motorik gibt.

Der Lernprozess richtet sich selten oder nie auf einen einzelnen Muskel, sondern auf eine Auswahl oder einen zeitlichen Ablauf mehrerer Muskelgruppen, wie z. B. einen Ball werfen, eine Tasche tragen oder ein Hemd zuknöpfen.

Das gesamte Nervensystem arbeitet in einem großen Netzwerk zusammen, wo jeder Teil programmiert ist für seine Aufgabe, sei es von Geburt oder durch späteres Lernen. Jedes Niveau im Gehirn funktioniert wie ein Netzwerk von selbstständigen Untersystemen, die zusammenwirken um auf veränderliche Informationen reagieren und

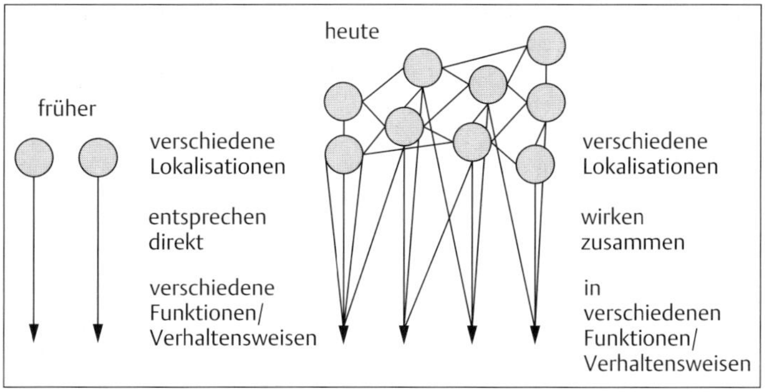

Abb. 3.**1** Früher, bevor sich die Forschung mit motorischer Kontrolle befasste, bestand die Haupttheorie, dass ein lokalisiertes Gebiet im ZNS für eine bestimmte Funktion verantwortlich ist und dass das gesamte Gehirn hierarchisch organisiert ist (Reflexe/hierarchisches Modell). Heute sehen wir durch die moderne neurophysiologische Forschung das Gehirn als Netzwerk von multisensoriellen Synapsenschaltungen auf allen Niveaus (systemorientiertes Modell) an.

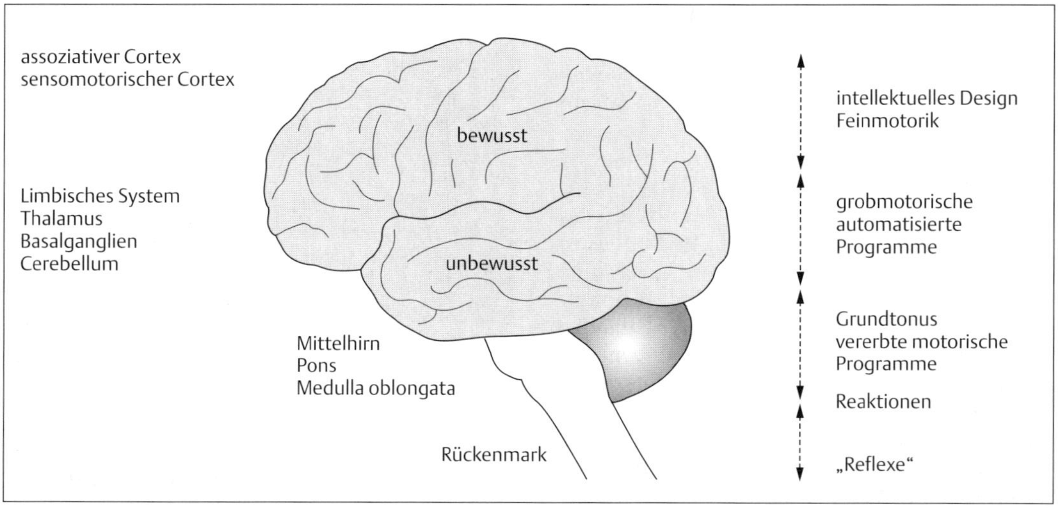

Abb. 3.**2** Schematische Einteilung der motorischen Kontrolle auf verschiedenen Niveaus des Gehirns.

zweckmäßige Bewegung ausführen zu können. Siehe Abb. 3.**1** und Abb. 3.**2**.

Die Zeit vom Gedanken, eine Bewegung beginnen zu wollen, bis zur Ausführung ist sehr kurz. Ein solches „*readiness potential*“ kann im sensomotorischen Cortex bereits 0,8 Sekunden vor der EMG-Aufnahme der ausgeführten Bewegung gemessen werden. 0,3 Sekunden vor dem EMG-Signal wird uns bewusst, dass wir die Bewegung ausführen möchten (Brooks 1986). Der unbewusste Teil des Gehirns hat die Bewegung also schon vorbereitet, bevor wir uns überhaupt bewusst werden, dass wir den Gedanken haben, die Bewegung ausführen zu wollen!

Wenn wir zu stark denken und *wollen*, spannen wir unnötig viele Muskeln an, die Geschwindigkeit verringert sich, weil die Impulse im Cortex registriert werden müssen. Dieses Bild einer Lernsituation haben wir sicher alle schon erlebt.

Motorische und sensorische Bahnen können nicht mehr isoliert betrachtet werden (Moore 1980). Sie beinhalten stattdessen rasch übertragene Information in gegebenen Synapsenschaltungen, die sensorische und motorische Impulse transportieren. Deshalb ist es korrekter, bei allen Fragen, die motorische Kontrolle betreffen, von Sensomotorik zu sprechen.

3.2 Zentrale Programme und Feed-back

Ein zentrales Programm (central pattern generator, CPG) wird definiert als „ein Netzwerk von Neuronen, welche die Fähigkeit besitzen, repetitiven rhythmischen Output zu produzieren, der automatisch und unabhängig ist vom sensorischen Feed-back“ (Grillner 1985). An einem vererbten Bewegungsprogramm wie dem Schluckreflex sind 25 Muskeln in Mundhöhle, Rachen, Speiseröhre und Diaphragma beteiligt. Andere Beispiele vererbter Programme sind Atmungsbewegungen, Augenreflex, Rückziehreflex „withdrawal“ und

Gehmotorik (Fukson 1980, Grillner 1981 in Hirschfeld 1992). Es scheint, als ob es auch ein vererbtes zentrales Vorbereitungsprogramm für motorische Kontrolle von Stellungen und Grundbewegungen im Raum gibt. Dieses Programm reagiert stark auf sensorische Einflüsse aus der Umwelt, besonders während der ersten beiden Lebensjahre (von Hofsten 1980, Thelen u. Kelso 1987 in Horak 1991) und entwickelt sich zu einer immer komplexeren Koordination von motorischen Programmen. Die meisten alltäglichen Bewegungen werden durch zentrale Bewegungsprogramme gesteuert.

Ein oft zitiertes Beispiel für ein zentral organisiertes Programm ist das Schreiben. Es spielt keine Rolle, ob wir mit Kreide auf einer Tafel, mit einem Stift auf Papier oder mit dem Finger oder einem Stock im Sand schreiben, unsere Handschrift bleibt die Gleiche.

Wenn man im Sitzen schreibt, ist nicht nur die schreibende Hand aktiv, sondern auch die posturalen Stellungsprogramme, die den Körper aufrecht halten und Schreibarm und Hand die ausreichende Stabilität geben. Wenn man im Begriff ist einen Ball zu werfen, beugt man kurz die Knie, schwingt den Arm nach hinten und wirft den Ball auf dem Weg nach vorne. Dies ist die so genannte Bewegungsmelodie und stellt eine Vorprogrammierung im Gehirn dar. Ein gut eingeübtes Bewegungsmuster, wie z. B. essen oder sich kämmen, hat eine Bewegungsstrategie, die keine periphere Steuerung mehr braucht. Wenn eine Bewegungskombination gelernt ist, benutzen wir einen automatischen zentralen Plan, der die Bewegungskombination bewerkstelligt, ohne Einfluss der peripheren Sinnesorgane, sofern nicht ein „wichtigerer" Impuls das Programm verändert oder abbricht. Wenn also die Kontrolle in der Hierarchie tiefer verschoben wird, ist sie nicht automatisch zugänglich für Korrekturen. In diesem Fall muss eine Bewusstseinserhöhung entwickelt werden, damit wir z. B. eine zu hohe Spannung oder einen unökonomischen Bewegungsablauf spüren.

Um diese Automatisierung zu ermöglichen, gibt es ein *feedback*, eine efferente Kopie aus den tieferen Niveaus des sensomotorischen Systems, zurück zu den oberen kortikalen Funktionen und zum Cerebellum. Das geschieht also schon bevor eine periphere Rückkopplung von Muskelspindeln, Gelenkrezeptoren und Hautrezeptoren das Gehirn wieder erreicht haben. Bei allen Bewegungen, die das Gehirn voraussehen kann, wird diese schnelle Form der Rückkopplung verwendet. Die Forschung der motorischen Kontrolle hat Begriffe der Informationstheorie wie *closed loop, open loop, feedback* und *feedforward* übernommen (Schmidt 1982). Die Strategie, d. h. das allgemeine Kommando, das aus dem assoziativen Cortex geschickt wird, nennt sich *feedforward* oder *open loop* Mechanismus (Brooks 1986). Der Vorteil ist die Geschwindigkeit, der Nachteil die fehlende Präzision. Peripheres sensorisches *feedback* – der *closed loop* Mechanismus – dauert etwas länger (allerdings nur Millisekunden), ist aber präziser. Da das Gehirn die efferente Kopie des motorischen Programms bereits als Erinnerung gespeichert hat, kann sie während der Bewegung kontinuierlich angepasst werden, je nach Information aus Muskelspindeln, Gelenkrezeptoren und Hautrezeptoren. Bei zielgerichteter geplanter Bewegung verwenden wir gewöhnlich sensorisches Feed-back für die Anpassung von Geschwindigkeit, Richtung und Kraft der Bewegung. Aber wir können sie auch ohne sensorisches Feed-back durchführen, wenn die Bewegung sehr schnell ausgeführt werden muss. Beim Lernen neuer Bewegungen spielt das visuelle Feed-back eine große Rolle, wie auch das taktile, propriozeptive oder kinästhetische (Carr u. Shepherd 1987). Indem der Patient selbst auf Fragen wie, „Wie fühlt sich die Bewegung an? Wie sieht sie aus?", antwortet, schafft er sich seine eigene innere Erinnerung von Lage, Kraft und Geschwindigkeit. Feedback auf diese Art, gekoppelt an Sprechen und innere Gedanken, verstärkt das Lernen (Luria 1973, Carr u. Shepherd 1987).

3.3 Synapsen und Botenmoleküle

Ein Mensch wird mit ca. 10 Milliarden Nervenzellen geboren (Schmidt 1978). Die Verbindungszonen zwischen den Nervenzellen heißen Synapsen und liegen gewöhnlich zwischen Dendrit und Axon, können aber auch zwischen zwei Axonen oder zwei Dendriten vorkommen. Die Neurone sehen aus wie Bäume, die einander entgegenwachsen. Die Äste sind die Axone und der Stamm der Dendrit. In dieser Verbindungszone von ca. einem Fünftausendstel Millimeter wird Information zwischen den Zellen durch die Transmittersubstanz weitergeleitet. Die Forschung seit den 80er-Jahren hat klar gezeigt, dass Informationen im Gehirn nicht nur in den Synapsen, sondern zum größten Teil durch bewegliche Botenmoleküle übertragen werden (Pert 1985). Siehe Kapitel 7 Moleküle, die Information zwischen Körper und Seele vermitteln. Die Botenmoleküle enthalten Information, aber Information gehört definitionsgemäß weder zum Geist noch zum Körper, hat aber Kontakt zu beiden. Sie stellen eine Überbrückung von Bewusstsein zu Materie dar (Pert 1999).

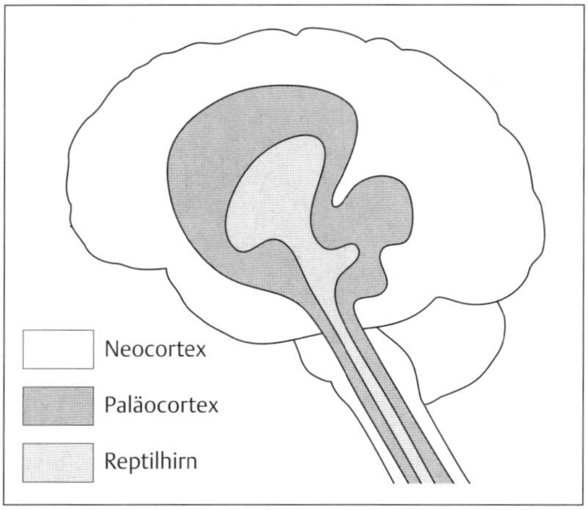

Abb. 3.**3** Das menschliche Gehirn entwickelt sich in drei hierarchischen Stufen von innen nach außen (nach Moore 1980).

3.4 Ontogenetische Entwicklung des Gehirns

Das menschliche Gehirn entwickelt sich beim Fötus in drei Schritten (Moore in Bach-Y-Rita 1980). Die Entwicklung geht von der mittleren Achse, der so genannten neuralen Achse, aus von unten nach oben um sich dann wie ein Blumenkohl von seinem Zentrum aus auszuweiten sowohl im Cerebrum, Cerebellum als auch im Rückenmark. Siehe Abb. 3.**3**. Jeder anatomisch hierarchische Teil enthält somit Elemente aus allen drei Entwicklungsstufen.

3.4.1 Reptilhirn

Das Reptilhirn umfasst Hirnstamm, Formation reticularis und das autonome Nervensystem. Hier sind Schutzreflexe und Reaktionen, die unser Überleben sichern, angesiedelt und die räumliche Orientierung programmiert und kontrolliert. Die Kontrolle erfolt durch das Vestibulärsystem sowie Rezeptoren von Haut und Muskeln im Nacken. Das vestibuläre System schließt vestibulo-okuläre (Auge-Kopf-Koordination) und vestibulospinale Inputs (Kopfkontrolle und infant stepping) ein und ist schon bei Geburt voll ausgebildet (Nashner 1985). Hier ist der Grundtonus gespeichert, der für alle posturalen Reaktionen des Körpers notwendig ist. Die Bahnen verlaufen bilateral, d. h. sie haben sich nicht auf die beiden Hirnhälften aufgeteilt. Die Formatio reticularis im Hirnstamm kann die Grundspannung, den Wachheitszustand und die Reaktionsbereitschaft auf Stimuli für das ganze ZNS regulieren durch das „ascending and descending reticular activation system" (Magoun u. Moruzzi 1949, Pribram 1971 in Luria 1978). Siehe auch das Kapitel 10 Stressreaktionen.

3.4.2 Paläocortex

Dieser Teil funktioniert als Schutzsystem mit einer groben sensorischen Bearbeitung und gefühlsmäßigen Färbung. Hier kreuzen die meisten Bahnen auf die entgegengesetzte Seite, jedoch mit einer Projektion auf derselben Seite. Es gibt vorprogrammierte Nervengebiete für posturale Kontrolle und Grundmotorik. Wenn ein Tier eine ernsthafte Schädigung im Reptilhirn oder Paläocortex erleidet, stirbt es. Es überlebt nicht ohne automatische Regulation von Atmung, Wachheitszustand, Muskeltonus, Timing, posturale Korrekturmechanismen usw. Der Mensch kann in diesem Fall nur durch Maschinen und Menschen, die ihn pflegen, am Leben bleiben.

3.4.3 Neocortex

Der jüngste Teil des Nervensystems, der Neocortex, hat lateralisierte Bahnen, wo die Gehirnhälften die entgegengesetzten Körperhälften steuern. Hier haben die meisten Bahnen direkten Kontakt zwischen höheren und tieferen Zentren und vice versa, ohne zwischengeschaltete Interneurone. Die Neurone sind auch mehr sinnesspezifiziert (Bach-Y-Rita 1980, Luria 1978).

Dieser Teil hat einen größeren Metabolismus und ist anfälliger für Ermüdung. Gleichzeitig ist aber die Blutzirkulation nicht so gut ausgebildet. Weil der Neocortex sozusagen zuäußerst liegt, also am weitesten in der Peripherie, ist er auch am meisten anfällig für Penetration von außen.

Hier werden Feinmotorik und kognitive Funktionen reguliert. Der Neocortex ist aber abhängig von den älteren Systemen, was Grundtonus, posturale Kontrolle, Timing und Koordination der Grobmotorik betrifft.

3.4.4 Kommissuren

Innerhalb und zwischen den verschiedenen „Niveaus" gibt es überall Verbindungen, so genannte Kommissuren. Das Corpus callosum ist das größte Bindeglied zwischen den beiden Hirnhälften. Es erfüllt eine wichtige Funktion, indem der Austausch stabilisierend wirkt auf die Mittellinie des

Körpers. Fast alle Aktivitäten, die wir Erwachsenen ausführen, sei es Klavier spielen, einen Waldspaziergang machen oder Sport treiben, beanspruchen den ganzen Körper. Bei einer Schädigung des Gehirns in einer Hemisphäre verliert die beschädigte Seite meist die Fähigkeit, adäquate Information zur anderen Seite via die Kommissuren zu schicken. Sie kann auch nicht adäquate Informationen der anderen Seite entgegennehmen. Deshalb besteht auch das Risiko von sensorischer Deprivation für die gesunde Hälfte, was alle Niveaus entlang der neuronalen Mittellinie betrifft, wenn nicht in einem frühen Stadium schon ein Training der posturalen Reaktionen und der Grundmotorik eingesetzt wird.

3.5 Limbisches und sensomotorisches Gehirn

3.5.1 Limbisches System

Brooks (1986) beanstandet, dass es wichtig sei, von Gefühlen als Antrieb für das Zusammenwirken von limbischem und sensomotorischem Gehirn. So „wissen" wir Erwachsenen z. B., dass die Herdplatte heiß ist und dass man sich daran verbrennen kann. Die Erinnerung daran, dass der Finger einmal wehgetan hat, und dass wir gelernt haben, sie nicht zu berühren, führt dazu, dass wir unsere Motorik geschickt steuern, damit wir die heiße Platte nicht berühren. Wenn etwas am Körper wehtut, ist es gewöhnlich ein Zeichen, dass wir nicht auf unsere Sinne oder unsere Gefühle gehört haben. Wir haben das sensomotorische Gehirn mithilfe von höheren Zentren benutzt um Bedürfnisse aus dem limbischen ZNS zu unterdrücken. An dieser Stelle scheint es mir wichtig zu betonen, wie verwoben die Hirnfunktionen eigentlich sind. Gefühle, Wahrnehmung, Kognition und Motorik bilden gemeinsam das motorische Programm.

Das limbische System kann als ein „Aufgabensystem" angesehen werden, nicht nur als anatomische Struktur (Brooks 1986). Im limbischen System existieren viele Peptidrezeptoren für Gefühle (Pert 1999). Gefühlsmäßige Antriebskraft kann für Bewegung und Verschiebung via subkortikale Kreise zum Frontallappen und dem assoziativen Cortex generiert werden. Sensorischer Input wird in Beziehung gesetzt mit grundlegenden Bedürfnissen wie Hunger, Durst und Sexualverhalten und im Auswahlprozess wird der Vorzug bestimmten starken gefühlsmäßigen Ereignissen und Erinnerungen, wie z. B. Angst, gegeben. Das limbische System inklusive Hypothalamus ist involviert in Kampf- und Fluchtstrategien, Reifungsprozessen, in Verhalten und Sozialisation.

Das limbische System hat eine sehr wichtige Aufgabe für unser Überleben – aus Erfahrung zu lernen. Je öfter wir eine gewisse Erfahrung wiederholen oder wiederholen müssen, desto mehr setzt sie sich in den limbischen und sensomotorischen Gebieten fest. Die unbewussten Teile des Gehirns können nicht zwischen realer und gedachter Wirklichkeit unterscheiden. Sie reagieren auf äußere und innere Bilder. Sie vergleichen alle neuen Ereignisse mit früheren Erfahrungen wie alte „Erkennungskarten einer Kartothek" und mit ihnen als Anleitung wird die Auswahl für die Reaktion getroffen. Wenn eine Person in einem Reaktionsmuster feststeckt, ist es wahrscheinlich, dass sie ungeachtet der Situation immer noch auf eine „alte Erkennungskarte" reagiert. Dieses innere Bild, das eine große gefühlsmäßige Bedeutung hatte, setzt noch immer eine unbewusste Stressreaktion in Gang. Die innere Uhr hat das Jetzt noch nicht erreicht.

3.5.2 Sensomotorisches ZNS

Die Steuerfunktionen umfassen alle Niveaus von spinalen Reflexen bis zu hohen zielgerichteten Aktivitäten im Cortex. Die Grenze zwischen „Reflexen" und willkürlicher Aktivität ist nicht so scharf wie Reflex- und Hierarchietheoretiker früher annahmen. Ein Reflex wird von Brooks definiert als „mit großer Wahrscheinlichkeit voraussagbare Reaktion auf einen gegebenen Stimulus". Was wir definitiv sagen können, ist, dass diese Reaktion schnell, unbewusst erfolgt, eine kurze Latenzzeit hat und daran erkennbar ist. Der monosynaptische Streckreflex hat eine Latenzzeit von ca. 30 ms. bis zum Rückenmark (Schmidt 1999). Im Gegensatz dazu hat ein Impuls zum Cortex eine Latenzzeit von 85–100 ms. (Tatton, Lee in Brooks 1986).

Brooks teilt die Motorik in ein oberes, mittleres und unteres Niveau ein (Abb. 3.**4**). Das oberste Niveau ist verantwortlich für den übergeordneten Plan der Bewegung. Das mittlere Niveau übersetzt die Information über Richtung, Kraft und Sequenz aus der obersten Ebene in Muster motorischer Programme um. Mithilfe des untersten Niveaus wird schließlich die Bewegung ausgeführt (Abb. 3.**5**). Jedes Programm bildet somit in einem Funktionsgebiet eine selbstständige Einheit, kommuniziert aber ständig mit den anderen Teilen. Das Gehirn scheint sowohl über hierarchisch arrangierte wie auch parallel geschaltete Informationen auf demselben Funktionsniveau zu verfügen – gleichzeitig! (Shumway-Cook, Woollacott 1995)

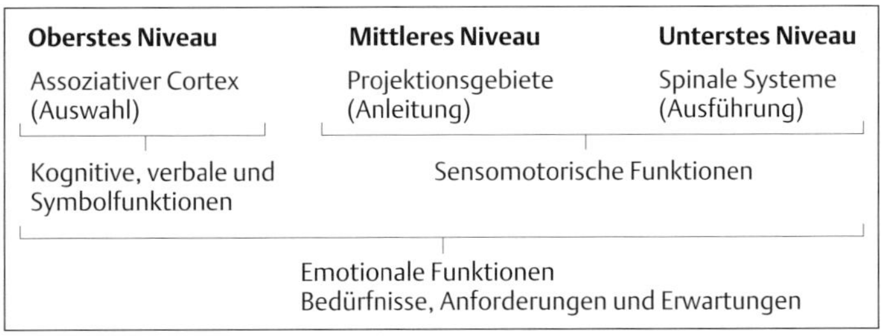

Abb. 3.**4** Die Regelung der Motorik, grob in drei Niveaus eingeteilt.

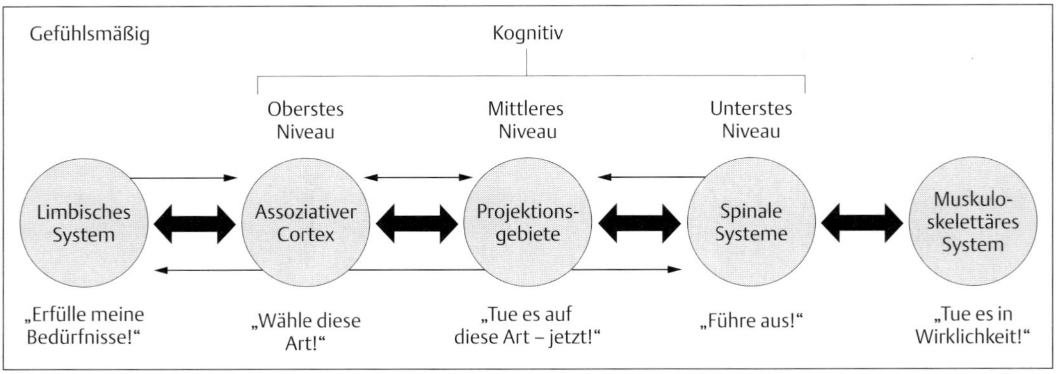

Abb. 3.**5** Schematische Beschreibung des Motivationsfaktors des limbischen Systems zur motorischen Kontrolle. Direkte und indirekte Verbindungen sind durch dicke und dünne Pfeile markiert (nach Brooks 1986).

Oberstes Niveau

Der *assoziative Cortex* verarbeitet Informationen, indem er motorische Strategien formt und die übergeordnete Planung durchführt. Ausgangspunkt sind immer Bedürfnisse oder Informationen aus der Umwelt wie z. B. sehen, hören oder tasten. Der assoziative Cortex hat Verbindung zu praktisch allen anderen Teilen des Gehirns. Die Strategie wird über kortikokortikale Verbindungen (beispielsweise von präfrontalen und parietalen Gebieten) zum Sensomotorcortex und zu anderen Projektionsgebieten wie Cerebellum, Basalganglien oder Thalamus übermittelt.

Mittleres Niveau

In den Projektionsgebieten wird der Plan für die Bewegung in der inneren Welt in Stellungs- und Bewegungsprogramme umgesetzt.

Sensomotorcortex

Im Sensomotorcortex werden hauptsächlich drei Arten von Informationen gesendet und empfangen: Feedforwardinstruktionen für die Motorik, internes Feed-back (efferente Kopie) und externes sensorisches Feed-back. Die Impulse aus dem limbischen System erreichen den sensomotorischen Cortex hauptsächlich durch den assoziativen Cortex.

Vom *primär-motorischen Cortex* gleich neben dem Sulcus centralis verläuft die kortikospinale Bahn (Pyramidenbahn) und Bahnen von den Basalganglien und der Formatio reticularis. Die kortikospinale Bahn ist die einzige absteigende direkte Verbindung ohne Interneurone. Sie koordiniert die Feinmotorik. Der primär-motorische und sensorische Cortex auf der anderen Seite des Sulcus centralis bilden ein Gebiet, das morphologisch eine recht homogene Struktur aufweist. Hier liegen die Pyramidenbahnzellen somatotopisch angeordnet im so genannten Homunkulus. Die Größe der Abbildung im Cortex hängt von der physiologischen Bedeutung ab. Hände, Füße, Zunge und Kehlkopf sind stark innerviert im Verhältnis zu ihrer effektiven Größe und beanspruchen ein großes Gebiet im Homunkulus. Hier gehen keine direkten Impulse aus dem limbischen System ein (Abb. 3.**6a** u. **b**).

Der *Prämotorcortex* ist verantwortlich für die zeitliche Abfolge der Bewegung, die „Bewegungsmelodie“ und für Fluss und Bewegungserleben. Die Informationen fließen hier vor allem zum motorischen Cortex, von wo aus sie zu Hirnstamm und Rückenmark via kortikospinale Bahn und kortikobulbares System weitergeleitet werden (Kandel 1991).

Der *supplementär-motorische Cortex (SMA)* bestimmt Inhibition und Aktivierung der Muskeln und wie oft welche Bewegung ausgeführt werden soll sowie die Geschwindigkeit. Dies wird an den motorischen Cortex geschickt und tiefere Ebenen in der Hierarchie, die – wie wir bereits gesehen haben – Informationen nach oben gesendet haben über die Beschaffenheit der Unterlage, Angst, Freude u. a. Der prämotorische und der supplementär-motorische Cortex stehen in enger Verbindung mit Absichten, die mithilfe der Sprache formuliert werden (Luria 1978, Brooks 1986). Sie bestimmen die Zielgerichtetheit, wovon ein großer Teil aus der Hemmung von Impulsen, die nicht ins beabsichtigte Programm passen, besteht.

Cerebellum

Das Cerebellum koordiniert die posturalen Reaktionen und willkürliche Bewegungen. Es korrigiert Abweichungen in Richtung, Kraft und Geschwindigkeit. Kontinuierlich wird die efferente Kopie mit der Absicht aus höheren kognitiven Teilen verglichen. Informationen fließen sowohl aus dem Cortex als auch aus der Peripherie ein. Direkte Verbindungen bestehen zu Rückenmark, Hirnstamm und Mittelhirn, was bewirkt, dass es ein somatosensorisches Feed-back erwägt und besonders bei der Anpassung an neue Aufgaben durch Gefühle beeinflusst wird. Das Cerebellum vergleicht auch visuelles und vestibuläres Feed-back mit kortikalen motorischen Befehlen (Kandel 1991).

Der Thalamus im Diencephalon ist eine Relaisstation für jegliche sensorische Information in den vielen parallel geschalteten Bahnen von Rückenmark, Cerebellum, Basalganglien und Hirnstamm zum Cortex.

Basalganglien

Die Basalganglien sind zuständig für die Justierung von einfachen und komplexen halbautomatischen gelernten Programmen. Mit den einfachen Programmen wird der Grundtonus für Haltung und Bewegung aufrechterhalten, d. h. eine Stabilisierung der Glieder bei spinalen oder supraspinalen Mechanismen. Die komplexen Programme dienen der Vorbereitung für die Ausführung von Motorik und Verhalten, das gleichzeitig mehrere Aktivitäten beinhaltet, wie z. B. eine Sache mit dem linken Arm machen und mit dem rechten etwas Anderes, während man zur gleichen Zeit geradeaus geht. Hier gilt es; die Bewegungen des Rumpfes, des Auges und der Extremitäten zu koordinieren.

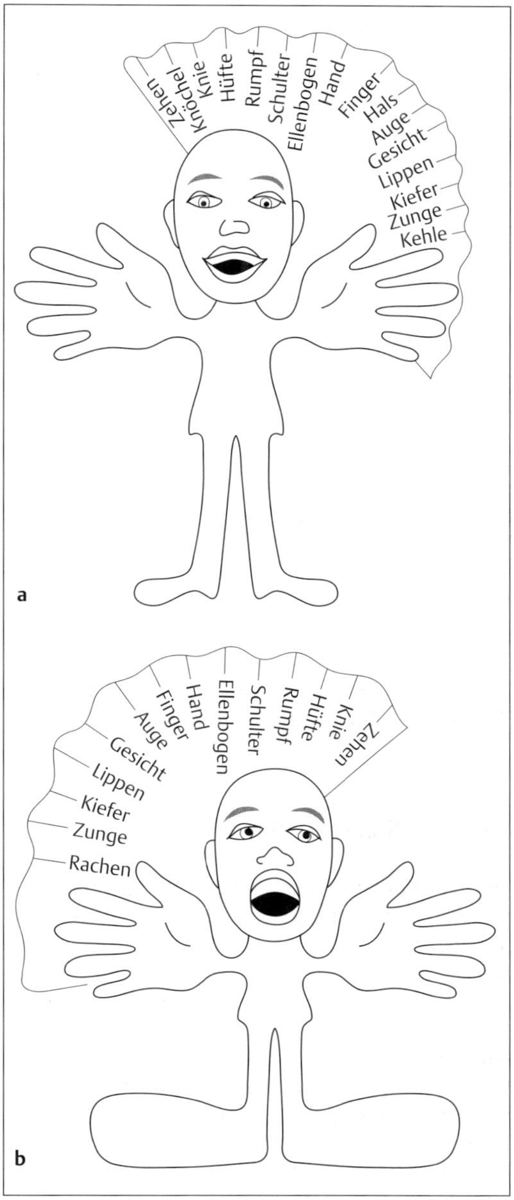

Abb. 3.**6a** u. **b** Homunkulus. **a** Sensorischer Homunkulus: Größe der Körperteile im Verhältnis zum Abbild im sensorischen Cortex. **b** Motorischer Homunkulus: Größe der Körperteile im Verhältnis zum Abbild im motorischen Cortex.

Die Basalganglien bearbeiten Informationen über Kraft, Geschwindigkeit, Richtung von Bewegungen und Stellungen und tragen so zu einer gleichmäßigen Integration von gelernten Programmen bei. Diese Informationen stammen aus dem Cortex und die Aufgabe der Basalganglien ist es v.a. ein Feedforward zu bewerkstelligen. Sie vergleichen auch motorische Programme mit limbischer Information.

Unterstes Niveau

Im Rückenmark werden schließlich die Stellungs- und Bewegungsprogramme in Subprogramme für Länge und Spannungsverhältnisse in den Muskeln übersetzt. Der Winkel der Glieder und damit auch die statische Haltung wird bestimmt durch die Kontrolle von Spannungsverhältnissen von entgegengesetzten Muskelgruppen um ein Gelenk. Länge und Spannung der verschiedenen Muskeln hängen ganz vom Zusammenspiel miteinander ab. Stellungsprogramme werden durch statische Gliedwinkel und muskuläre Steifheit erzeugt, was bewirkt, dass sie beibehalten werden können. Weitere Befehle von höheren Gebieten sind erforderlich um Bewegungsprogramme auszulösen.

Spinale Kreise sind auf ihrem Niveau selbstregulierend, wie z. B. der Flexorreflex oder der Streckreflex. Aber für fast alle Bewegungen ist die *Kraft* des agonistischen und antagonistischen Muskels bereits vor Beginn der Bewegung geplant und „getimt“. Durch Interneurone im Rückenmark werden die motorischen Programme in segmentelle Alpha- und Gammamotoraktivität zu den extrafusalen bzw. intrafusalen Muskelfasern übersetzt. Die intrafusalen Muskelfasern sind zuständig für die Wahrnehmung und Regulierung der Muskelspannung und die extrafusalen sorgen für die Kraftleistung im Muskel.

3.6 Muskuloskelettäres System

Biomechanische Faktoren, v.a. das Länge-Spannungsverhältnis in Muskeln und Gelenken sowie die Möglichkeiten oder Begrenzungen der Umwelt spielen eine bedeutende Rolle für die normale motorische Kontrolle, was frühere Modelle nicht betont haben (Shepherd u. Carr 1982, Horak 1991). Der Begriff motorische Kontrolle kann auf diese Weise eine Brücke schlagen zwischen der traditionellen Einteilung in neurologische und orthopädische Physiotherapie. Sehen wir uns ein Beispiel an:

Eine Person mit Hirnschaden und komplizierten Frakturen in den Extremitäten wird auf einer orthopädischen Abteilung behandelt. Die Physiotherapeutin konzentriert sich auf die Extremitäten, versteht aber nicht, wie wichtig es für die zukünftigen posturalen Reaktionen wäre, die Beweglichkeit zumindest im Nacken und die Koordination der Augen zu trainieren. Die Rückenlage erschwert die Bewegung des Rumpfes, was zur Steifheit der Muskulatur führt, was wiederum die posturalen Reaktionen und die Grundmotorik begrenzt.

3.6.1 Muskelspindel

Muskelspindeln sind millimetergroße Sinnesorgane zwischen den Muskelfasern innerhalb der quer gestreiften Muskulatur. Sie kommen in großer Zahl in der posturalen Muskulatur vor, v.a. im Nacken, in der Extraokular- und Handmuskulatur (Gordon u. Ghez 1991 in Shumway-Cook, Wollacott 1995). Sie tragen zum Lage- und Bewegungssinn bei und sind vor allem dann aktiv, wenn der Muskel gestreckt wird (Gordon u. Ghez 1991 in Schmidt 1999). Die Empfindlichkeit der Muskelspindel wird durch das Gammamotoneuron (efferent) reguliert, das auch Kontakt zum sympathischen Nervensystem hat. Deshalb ist es auch wahrscheinlich, dass psychologische Faktoren muskuläre Spannungs- und Schmerzzustände beeinflussen können durch zentrale und sympathische Einflüsse auf das Gammamuskelspindelsystem (Pedersen 1997). Die Muskelspindel reguliert einerseits die innere Muskelsteifheit, die auf viskoelastischen Eigenschaften beruht und andererseits die reflexmediierende Muskelsteifheit. Die Informationen aus der Muskelspindel werden via primäre (Ia) und sekundäre (II) Muskelspindelafferenzen zum ZNS geschickt. Die sekundären Muskelspindelafferenzen senden Informationen sowohl zu den Gammamotoneuronen in der eigenen Muskelspindel wie zu Gammamotoneuronen, welche die Empfindlichkeit in anderen Muskelspindeln steuern. Durch Reflexschaltungen im Rückenmark sind alle Muskelspindeln des Körpers indirekt miteinander verbunden und können sich dadurch verstärken. Es ist ein direkter Feed-back-Kreis, der sich selbst aufrechterhalten kann, was aber auch zu einem Teufelskreis führen kann, wie z. B. bei Patienten mit chronischem Schmerz (Johansson 1994).

3.6.2 Golgi-Sehnenorgane, Gelenkrezeptoren und Ligamente

Golgi-Sehnenorgane sind kleine, seriell geschaltete Rezeptoren zwischen Muskel und Sehne. Sie sind v.a. aktiv bei der Kontraktion des Muskels (Gordon u. Ghez 1991 in Schmidt 1999). Ihre verschiedenen Rezeptoren können schon sehr kleine Kräfte (kleiner als 1 g), die auf Muskel und Sehne einwirken, fühlen, und darauf reagieren (Honk u. Henneman 1967 in Schmidt 1999). Das Sehnenorgan ist gekoppelt an 3–25 Muskelfasern, nicht an den ganzen Muskel wie man früher glaubte.

Gelenkrezeptoren befinden sich im Gelenk selbst, in der Gelenkkapsel, in Ligamenten und freien Nervenendigungen. Sie messen die Position und Geschwindigkeit einer Bewegung, indem sie registrieren, welche Rezeptoren gleichzeitig aktiv sind. Die Ligamente können die Muskelsteifheit durch Reflexe zum Gammamuskelspindelsystem im Rückenmark vorprogrammieren (Johansson 1994). Wenn wir uns bewegen, registrieren die Ligamente die Kraft in den Gliedern und bestimmen die Steife, die für die aktuelle Motorik notwendig ist.

3.6.3 Hautrezeptoren

Hautrezeptoren bestehen aus:

- *Mechanorezeptoren*, die auf mechanischen Kontakt mit Gegenständen oder anderen Personen reagieren (z. B. eine Massage),
- *Thermorezeptoren*, die auf Temperaturveränderungen reagieren und
- *Schmerzrezeptoren*, die auf potenzielle Schäden in der Haut reagieren.

Diese Informationen können in ganz unterschiedlicher Motorik resultieren, wie z. B. Schutzreflexe (withdrawal), eine behagliche Dehnung oder ein tiefer Atemzug.

3.7 Physiotherapeutische Anwendung

Ein Kennzeichen des ZNS ist es, auf Veränderungen zu reagieren und Zusammenhänge zu schaffen in der sensorischen und perzeptuellen Bearbeitung. Charakteristisch für ein gesundes Nervensystem ist die Fähigkeit zu schneller Variation der motorischen Reaktion, je nach Beschaffenheit von Aufgabe und Umwelt. Abnorme Motorik repräsentiert die beste Zusammenfassung, die das ZNS anhand der geschädigten Systeme vornehmen konnte. Die abnorme motorische Kontrolle ist also nicht direkt nur ein Resultat der Schädigung an sich, sondern wie gut die verbleibenden Subsysteme den Ausfall kompensieren und die Funktion trotzdem irgendwie ausführen können (Gordon 1987, Shumway-Cook, Wollacott 1995).

Mithilfe der Kenntnisse über motorische Kontrolle können die älteren neurofazilitierenden/inhibierenden Behandlungsmethoden mit Konzepten ergänzt werden, die man *task-oriented approach* nennt, d. h. mit einer aufgabenorientierten oder systemorientierten Sichtweise (Horak 1991, Shumway-Cook 1997). In dieser Anschauung werden wichtige Ausgangspunkte hervorgehoben, die gut mit meiner eigenen praktischen Erfahrung übereinstimmen, wie bereits in der schwedischen Auflage präsentiert.

- Es ist wichtig *funktionelle Ziele für die Bewegung zu identifizieren*, nicht nur Bewegungsmuster um der Bewegung willentlich zu trainieren. Das Training soll in einen für den Patienten funktionellen Zusammenhang eingebettet werden, was die motorische Planung des Gehirns und die Fähigkeit ein geeignetes motorisches Programm auszuwählen unterstützt. Die Physiotherapeutin kann z. B. sagen: „ Wenden Sie sich zum Nachttisch", um eine Drehung zur Seite zu stimulieren. Indem man den Patienten selber urteilen lässt (sofern seine kognitiven Fähigkeiten es zulassen), wie die Bewegung sich anfühlt, mit welcher Kraft sie ausgeführt wurde, wird ein bewusstes inneres Feed-back angeregt, wovon man annimmt, dass es schneller zu einer korrekten Automatisierung von Stellungs- und Bewegungsprogrammen führt.
- Weil Bewegungslust von der Beschaffenheit der Umwelt abhängt, ist eine *Interaktion zwischen Individuum und Umwelt* wichtig. Diese Interaktion setzt Strategien für die Bewegung und sensorische Bearbeitung in Gang. Der Patient *wirkt aktiv mit* die motorische Kontrolle beizubehalten. Die Physiotherapeutin kann beispielsweise sagen: „Neigen Sie sich zum Ball" oder wenn der Patient ein herabgesetztes Bewusstsein hat, kann sie ihn auf einer geneigten Ebene liegen oder sitzen lassen um eine Dehnung im Rumpf zu erwirken und grundlegende posturale Reaktionen zu stimulieren. Sie kann ihn bitten einen Gegenstand schräg auf der Seite zu greifen um eine Rumpfrotation anzuregen usw.
- Die Rolle der Sensorik für normale Bewegung ist nicht nur reduziert auf ein Stimulus-Responsemodell. Die Sensorik trägt auch dazu bei, *interne Stellungs- und Bewegungsprogramme im ZNS vorauszusagen und zu adaptieren*. Die spinalen und supraspinalen Niveaus können therapeutisch beeinflusst werden. Alpha- und Gammamotoneurone erhalten Afferenzen von Muskeln, Gelenken und Haut direkt oder via Interneurone, was den Einfluss verstärken oder abschwächen kann, und auf diese Weise das motorische Programm moduliert. Dies geschieht durch Erhöhung oder Senkung der Stimuluseinflüsse durch Druck, Streichen, Klopfen, Dehnung des Muskels, Wärme, Kälte, Vibration oder indem man posturale Reaktionen weckt oder grundmotorische Muster wiederholt. Es scheint, dass die Kreise auf diese Weise moduliert werden, sodass sie Informationen weiter nach oben schicken können, was

Tabelle 3.**1** Modelle der motorischen Kontrolle (nach Hirschfeld 1996)

Modell der Kontrolle	**Reflex/hierarchische Organisation**	**Systemorientierte Organisation (aufgabenbezogen)**
ZNS-Funktion	Kontrollmuskeln und Bewegungsmuster	Problemlösung, Vorhersage und Organisation, um das Ziel in Verhältnis zu physikalischen Gesetzen und Umwelt zu erreichen
Funktionale Einheit	Reflexstufenähnliche Entwicklung von tiefen zu hohen Ebenen	Motorisches Programm
ZNS funktioniert als	Reaktor, Aktivator	Evaluator, Prädiktor, Initiator
Auslöser der Bewegung	Sensorischer Input	Absicht, motorisches Programm, sensorischer Input
Willentliche Bewegung ist	Summe von Reflexen	Vererbte und erlernte motorische Programme
ZNS	Hierarchische Organisation, höhere Zentren kontrollieren tiefere Zentren	Modularer Ansatz, Netzwerk von Subsystemen, dynamische Interaktion zwischen verschiedenen Subsystemen
Läsion/Genesung	Dys-Inhibition von Reflexen auf tiefer Ebene, folgt motorischen Entwicklungsstufen	Aktive Problemlösung, motorisches Lernen, Kompensation
Posturales Gleichgewicht	Aufrechterhalten durch Reflexmechanismen, hierarchisch organisiert, kortikale Funktion	Produkt der Interaktion von vielen Komponenten, organisiert um das grundlegende Ziel, das Gleichgewicht und die Orientierung in der Umwelt beizubehalten
Exzessiver Muskeltonus	Spastizität beruht auf fehlender Inhibition von höheren Zentren des ZNS auf den Streckreflex	Ein Satz von motorischem Verhalten, als resultierende Eigenschaft von vielen interagierenden Systemen, von denen irgendeines gestört sein kann
Behandlungskonzepte	– Fazilitation von „normalen“ Bewegungsmustern mit propriozeptivem Input – Beschränkung auf motorische Aktivitäten als Schutz, damit das ZNS nicht abnormale Bewegungsmuster „lernt“ – Inhibition von anormalem Muskeltonus und primitiven Reflexen	– Der Patient lernt Ziele zu erreichen – Problemlösender Ansatz – Bewegungsanalyse zur Identifikation von funktional kritischen Parametern – Entwicklung von effizienten Kompensationen

wiederum korrekte motorische Programme aufbaut und stimuliert. Jeder Nervenkreis reagiert nach dem selbstregulierenden Muster, nach dem es aufgebaut ist. Besonders wichtig wird die spätere Einsicht bei hirngeschädigten Personen, die keine Ziele für ihre Bewegungen aufstellen können. Die Physiotherapeutin muss wissen, welche motorische Kontrolle sie erwarten kann und den Schwierigkeitsgrad bewusst erhöhen, wenn die aktive Mitarbeit des Patienten wächst. Schnelle Bewegungen regen die spinalen Kreise an und erhöhen den Tonus, langsame oder statische Bewegungen inhibieren die spinalen Kreise, was den Tonus senkt.

Die supraspinale Kontrolle hat eine abwärts gerichtete Kontrolle über afferente Informationen. Dies ist besonders bei Schmerzbehandlungen von Bedeutung, weil sensomotorische und kinästhetische Efferenzen die aufsteigende Information aus den Schmerzrezeptoren modulieren können (Brooks 1986, Johansson 1994, Pedersen 1997). Konkret bedeutet es, dass wohlkoordinierte Bewegungen wie auch das Training von Entspannung das Schmerzerleben modulieren können, was vermutlich eine Erfahrung ist, welche die meisten schon gemacht haben.

Die Tabelle 3.**1** zeigt eine Zusammenfassung der beiden Hauptthesen zur motorischen Kontrolle auf der Grundlage der Reflex-/hierarchischen und systemorientierten Modelle. Sie bilden den Ausgangspunkt für die Sichtweise in den physiotherapeutischen Behandlungen.

Literatur

Bach-Y-Rita R. Recovery of Function: theoretical considerations for brain injury rehabilitation. Bern: Hans Huber Publishers; 1980

Bernstein NA. The coordination and regulation of movements. Oxford: Pergamon Press; 1967

Brooks VB. The Neural Basis of Motor Control. Oxford: University Press; 1986

Carr JH, Shepherd R. A Motor Relearning Programme for Stroke. London: Heinemann Physiotherapy; 1982

Carr JH, Shepherd R eds. Movement Science. Foundation for physical therapy in rehabilitation. London: Heinemann Physiotherapy; 1987

Gordon J. Assumptions underlying Physical therapy intervention: theoretical and historical perspectives. In Carr JH, Shepherd R. Movement Science. Foundations for physical therapy in rehabilitation. London: Heinemann physiotherapy; 1987

Grillner S. Central Pattern generators for locomotion, with special reference to vertebrates. Annu Rev Neurosci 1985; 8: 233–261.

Hirschfeld H. On the Integration of Posture, Locomotion and Voluntary movements in Humans: normal and impaired development. Stockholm: Diss. The Nobel Institute for Neurophysiology Karolinska Institute; 1992

Hirschfeld H. Theories of motor control. Implications for physical therapy. In: Fries W (Hrsg.) Ambulante und teilstationäre Rehabilitation von Hirnverletzten. München, Bern, Wien, New York: W. Zuckschwerdt Verlag; 1996

von Hofsten C. Predictive reaching for moving objects by human infants. J Exp Child Psychol. 1980; 30: 383–388

Horak F: Assumptions Underlying Motor Control for Neurological Rehabilitation. In Proceedings of the APTA II step conference on Contemporary Management of Motor control problems; 1991: 11–27

Horak F: Motor control models underlying neurological rehabilitation of posture in children. In: Forssberg H, Hirschfeld H eds. Movement Disorders in children; Vol. 36. Basel: Karger; 1992

Johansson H. Muskelspolar i Centrum.Schwed. Ärztezeitschrift 1994; 40: 3619–3622

Kandel ER, Schwartz JH, Jessel TM, eds. Principles of neuroscience. 3rd ed, New Yourk: Elsevier; 1991

Luria AR. The working brain. Harmondsworth: Penguin Books; 1978

Magoun und Moruzzi 1949, Pribram K 1971. In: Luria AR. The working brain: Chapt 2. Harmondsworth: Penguin Books; 1978

Moore J. Neuroanatomical considerations relating to recovery of function following brain injury. In: Bach-Y-Rita ed. Recovery of function: theoretical considerations for brain injury rehabilitation. Bern: Hans Huber Publishers; 1980

Nashner LM. Strategies for organizing of human posture. In: Igarashi M. ed. Development of Auditory and Vestibular Systems. Basel: Karger; 1985

Pedersen J. Effects exerted by chemosensitive muscle afferents and muscle fatigue on the gamma-muscle-spindle system and on proprioception. Umea: University Medical Dissertations; New Series no. 496; 1997

Pert C. Neuropeptides and their receptors: a psychosomatic network. J of Immunology. 1985; 2: 135

Pert C. Moleküle der Gefühle. Hamburg: Rowohlt; 1999

Polit A, Bizzi E. Characteristics of motor programs underlying arm movements in monkeys. J Neurophysiol 1979; 42: 183–194

Schmidt RF. Synaptic Transmission. In: Fundamentals of Neurophysiology. New York: Springer; 1978

Schmidt RA. Motor Control and Learning.Champaign: Human Kinetics; 1982, 3rd ed 1999

Shumway-Cook A. Role of the Vestibular System in Motor Development. In: Forssberg H, Hirschfeld H. Movement Disorders in Children. Vol. 36 Basel: Karger; 1992

Shumway-Cook A, Woollacott M. Motor Control. Theory and practical applications. Baltimore: Williams and Wilkins; 1995

Taub E, Berman AJ: Movement and Learning in the absence of sensory feedback, in Freedman SJ ed: The Neuropsychology of Spatially Oriented Behavior, Homewood, IL, Dorsey, 1968: 173–192

Thelen E, Kelso JAS. Self-organizing systems and infant motor development. 1987; 7: 39–65. In Horak F. Assumptions underlying motor control for neurological rehabilitation; 1991: 11–27

4 Posturale Kontrolle

Das einzig Dauerhafte ist Veränderung.
unbekannte Quelle

Im Normalzustand kann und will der Mensch in Bewegung sein. Der Körper soll sein Gleichgewicht behalten, d. h. der Schwerpunkt muss innerhalb der Unterstützungsfläche projiziert werden, gleichgültig welche Ausgangsstellung wir einnehmen. Jede willentliche Bewegung, die ausgeführt wird, wenn der Körper stillsteht oder in Bewegung ist, erzeugt Reaktionskräfte, welche die Balance stören können. Auch eine äußere Kraft, die den Körper anstößt oder eine Bewegung der Unterlage, rufen Reaktionskräfte hervor, die der Körper parieren muss. Im rechts stehenden Fenster habe ich einige Definitionen aufgeführt, um die wichtigsten Begriffe, die ich in diesem Buch verwende, festzuhalten.

Normale posturale Kontrolle (engl. posture bedeutet Haltung) ist das Resultat mehrerer Faktoren (Abb. 4.**1**). Es muss genügend Muskelkraft erzeugt werden, um den Körper aufrecht gegen die Schwerkraft zu tragen, und das innere Verhältnis der Körpersegmente zueinander muss fein justiert werden können. Es muss genügend Gelenkbeweglichkeit vorhanden sein, damit normale Koordina-

Unterstützungsfläche: Die Fläche, die die Kontaktstellen zwischen Körper und Unterlage einrahmen.

Balance: Das Gleichgewicht des Körpers, d. h. die Fähigkeit den Schwerpunkt innerhalb der Unterstützungsfläche zu projizieren.

Koordination: Ein harmonisches Zusammenspiel von Muskeln und/oder Muskelgruppen, um zweckmäßige Muskelkraft, Geschwindigkeit und richtige Sequenz zu erzeugen.

Posturale Kontrolle: Die Art des Nervensystems, mit zweckmäßiger Muskelspannung Muskulatur zu aktivieren in verschiedenen Stellungen oder Bewegungen und bei äußerer Störung die vertikale Projektion des Schwerpunkts innerhalb der Unterstützungsfläche beizubehalten.

Somatosensorisches Feed-back: Propriozeptives, kinästhetisches und taktiles Feed-back aus Gelenken, Ligamenten, Muskeln und Haut.

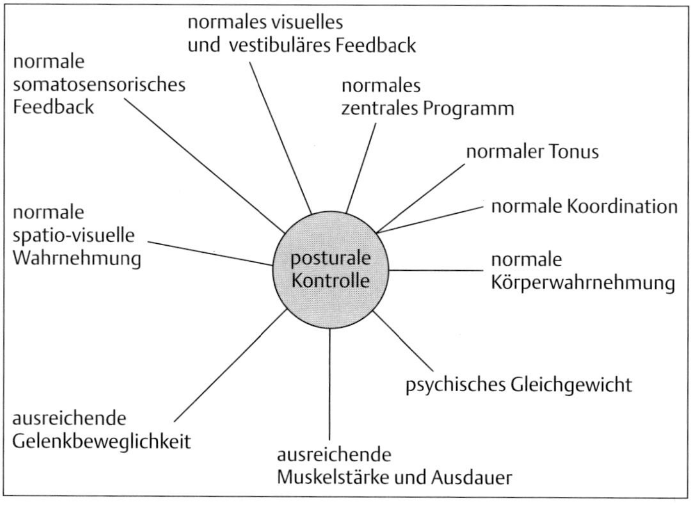

Abb. 4.**1** Voraussetzungen für eine gute posturale Kontrolle (nach Galley u. Forster 1985).

tionen ermöglicht werden. Unsere volkstümlichen Ausdrücke wie „mit beiden Beinen auf dem Boden stehen“ oder „den Boden verlieren“ sagen etwas aus über das psychische Gleichgewicht. Aber konzentrieren wir uns zuerst auf die zentralen Programme und das somatosensorische Feed-back.

4.1 Zentrale Programme und somatosensorisches Feed-back

Das posturale Kontrollsystem verwendet ein internes Körpermodell, ein Körperschema, als Referenz, wenn das Gleichgewicht gestört wird oder wenn wir unsere Lage verändern möchten. Es würde zu viel Zeit in Anspruch nehmen, wenn das ZNS jedes einzelne Körpersegment erfassen müsste; darum ist es in einem zentralen Programm gespeichert (Gurfinkel 1991, Lestienne, Gurfinkel in Forssberg, Hirschfeld 1992). Es scheint, dass dieses Körperschema vererbt ist. Auch Säuglinge von fünf oder sechs Monaten, die bei der Untersuchung nicht selbstständig sitzen konnten (aber einen Stützgurt umhatten, damit sie sich beim Fallen nicht wehtaten), scheinen ein inneres Bild davon zu besitzen, wo sich der Schwerpunkt des

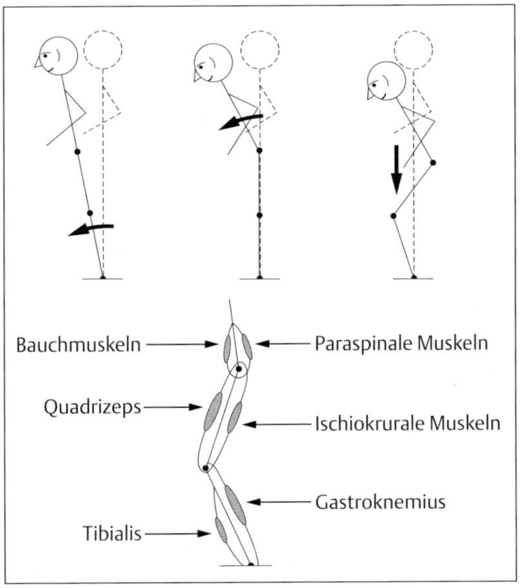

Abb. 4.**2** Wenn der menschliche Körper aus dem Gleichgewicht in Richtung anterior-posterior gebracht wird, beugen sich zuerst die Fußgelenke, dann die Hüftgelenke und danach das ganze Bein. Drei Paar entgegengesetzte Muskelgruppen reichen als ein Minimum um die Balance wiederzugewinnen (aus Nashner u. McCollum 1986).

Körpers befindet, da sie auf Schwerpunktverschiebungen im Sitzen mit einer sehr kurzen Latenzzeit reagieren (Hirschfeld 1992, Brogren 1999).

> Das zentrale Programm gibt richtungsspezifische Antworten in einer bestimmten Kette von Muskeln, ausgelöst durch den Kontakt des Körpers mit der Unterlage (Nashner 1976, 1977, Forssberg 1985, Hirschfeld 1992).

Das somatosensorische Feed-back aus der Unterstützungsfläche stammt aus Rezeptoren der Gelenke, Muskeln, Ligamente und Haut. Es ist wichtig dies zu betonen, weil man früher glaubte, posturale Reaktionen würden v.a. vom vestibulo-spinalen System im Nacken ausgelöst. Dazu möchte ich einige Beispiele anführen:

- Wenn eine Person auf einer beweglichen Plattform steht (mit eingebauten Drucksensoren, die Person hat EMG-Elektroden auf bestimmten Muskeln) und diese Plattform nach hinten verschoben wird, startet die posturale Antwort in den Wadenmuskeln. Sie verläuft von distal-proximal sowohl zu den Füßen als auch zu den Oberschenkeln und zum Rumpf. Nashner nennt dies die *Knöchelstrategie*.
- Wenn eine Person auf einer Platte steht, die kürzer ist als der Fuß, wird bei der Schwerpunktverschiebung die *Hüftstrategie* angewendet. Die Hüfte wird dabei flektiert oder extendiert, je nachdem, ob die Störung von vorne oder von hinten erfolgt. Daraufhin werden die Muskeln der Rumpfes, der Wade oder der Dorsalseite des Fußes aktiviert (Abb. 4.**2**). Je kleiner die Unterstützungsfläche ist, z. B. in diesem Experiment beim Stehen auf einem Klotz von 8 cm Breite 10 cm über dem Boden, desto häufiger reagieren die Versuchspersonen mit der Hüftstrategie um bei Störungen das Gleichgewicht zu behalten. Hier trat jedoch ein Lerneffekt auf, der das Programm modifizierte, sodass sich nach einigen Wiederholungen die Knöchelstrategie zeigte.
- Wenn die posturale Störung ausreichend groß ist, um den Schwerpunkt der Person außerhalb der Unterstützungsfläche zu verschieben, wird die *Schutzschrittstrategie* oder *Steppingstrategie* eingesetzt (Nashner 1989) (Abb. 4.**3**).
- Wenn die Person steht und sich mit einer Hand abstützen kann, geht die posturale Antwort von der Hand aus und die posturalen Antworten in den unteren Extremitäten und im Rumpf werden schwächer (Cordo u. Nashner 1982).
- Wenn die Person mit geraden Beinen auf einer verschiebbaren Plattform sitzt, die nach vorne geschoben wird, geht die posturale Antwort vom Becken aus, das nach hinten gekippt wird

und danach von den Hüftflexoren (Hirschfeld 1992).
- Beim Aufrichten vom Sitzen zum Stehen geht die posturale Anwort vom Becken und anschließend von den Füßen aus (Hirschfeld et al. 1999).

Eine Schwerpunktverschiebung des Körpers im Verhältnis zur Gravitation löst das zentrale Programm unmittelbar durch den somatosensorischen Einfluss aus. Schon 10 mSec. nach einer Störung in der sitzenden Position wie im obigen Beispiel, reagiert der Körper mit einer Beckenkippung. Bei gesunden Individuen ist das posturale Programm unerhört schnell, um das Gleichgewicht im Verhältnis zum Raum zu wahren. Es wird automatisch in Gang gesetzt, ohne dass wir daran denken müssen es zu starten, aber wir können uns auch willentlich und langsamer entsprechend der automatischen posturalen Antworten bewegen.

4.1.2 Vestibuläres Feed-back

Nachdem das zentrale Programm die Balance automatisch und fast gleichzeitig durch Schwerpunktverschiebung wiederhergestellt hat, kommen sensorische Feed-back-Kreise, welche die posturale Antwort feinjustieren, zum Einsatz. Somatosensorische Rezeptoren im Nacken stehen in Verbindung mit dem Vestibulärsystem im Innenohr (Labyrinth und Otolithapparat), Hirnstamm und Cerebellum. Die Aufgabe des Vestibulärsystems ist es, Informationen über Lage und Bewegungen des Kopfes zu liefern sowie sein Verhältnis zum Rumpf. Es reagiert sowohl auf schnelle wie auch auf langsame Veränderung der Position des Kopfes. Wenn Kopf oder Körper bewegt werden, trägt es zur Regulierung des Muskeltonus v.a. in der Antigravitationsmuskulatur bei. Das vestibuläre System hilft eine stabile visuelle Wahrnehmung beizubehalten, wenn die Person oder Umgebung sich bewegt. Es scheint auch, dass das Vestibulärsystem als Referenzsystem dient, das die Antworten anderer Systeme beurteilt, um ihre Fehler zu adaptieren und kompensieren (Forssberg 1987). Abb. 4.**4** veranschaulicht diesen Zusammenhang. Wenn eine unilaterale Störung im Innenohr auftritt, führt sie zu Schwindel, Instabilität und manchmal Übelkeit und die Balance bei Bewegungen wird verschlechtert. Nach einer gewissen Zeit kann das ZNS die Störung auf der einen Seite kompensieren, was ein Zeichen der Plastizität des Gehirns ist (siehe dieses Kapitel). Die Kompensation hängt vom Alter und der Fähigkeit ab Augen- und v.a. Nackenbewegungen zu trainieren (Boive, Ödqvist in Aquilonius 1997).

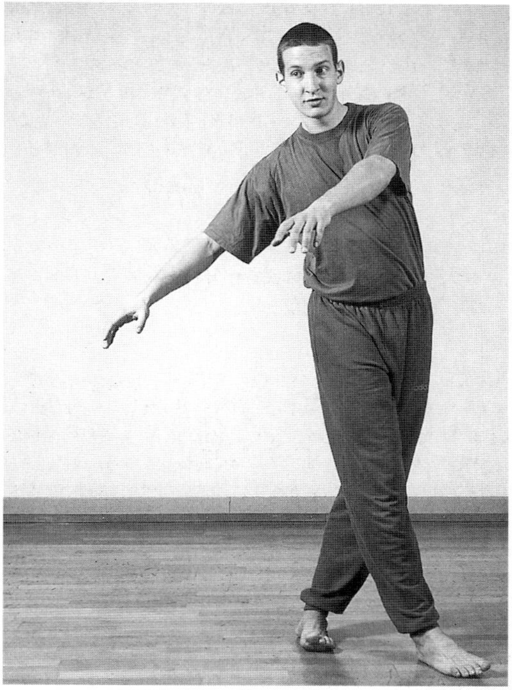

Abb. 4.**3** Beispiel für eine Schutzreaktion. Der Körper nimmt eine neue Gleichgewichtslage ein, hier mit einem Kreuzschritt zur Seite.

4.1.3 Visuelles Feed-back

Visueller Input ist wichtig für die Planung und Justierung des zentralen Programms. Er ist aber nicht notwendig, um die posturale Kontrolle aufrechtzuerhalten, vergleiche dazu blinde Personen oder Personen mit Sehvermögen, welche die Augen schließen. Damit die Augen ein effizientes Feedback geben können, müssen Kopf und Nacken in aufrechter Position stehen. Normalerweise streben wir immer danach, die Augen waagrecht zu halten egal in welcher Ausgangsposition wir uns befinden. Die Orientierung des Körpers im Raum geschieht durch vestibuläres und visuelles Feedback, sodass wir danach streben in vertikaler Stellung zu stehen. Das Labyrinth erhält kein Feedback von den Augenbewegungen. Stattdessen werden im Gehirn visuelle Informationen und Informationen über die Position des Nackens verglichen und verarbeitet. Das Auge hilft uns eine Bewegung zu erkennen, sagt aber nicht aus, wessen/welche Bewegung es ist. Als Beispiel dafür dient die Situation, wenn wir in einem Zug sitzen und der Zug nebenan sich bewegt. Wir haben das Gefühl, dass unser Zug sich bewegt. Das Sehen hat teils ein closed-loop-System, das v.a. Bedeutung

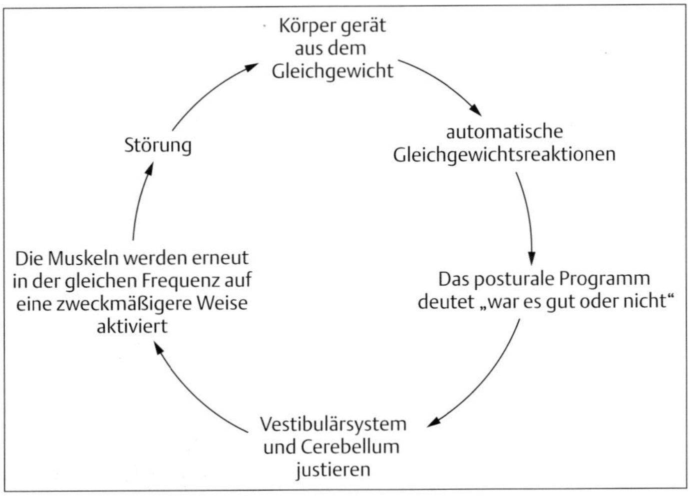

Abb. 4.**4** Illustration des Feedbacks im posturalen System. Der Kreis wird wiederholt, bis die Antwort korrekt ist.

hat bei der Justierung des zentralen Programms, das durch das somatosensorische Feed-back ausgelöst wird; teils hat es ein schnelleres open-loop-System (vestibulo-okuläre Reflexe), was das somatosensorische und vestibuläre System zusätzlich verstärkt.

4.2 Normale posturale Reaktionen

Die Fähigkeiten eines normalen Nervensystems seine posturalen Reaktionen an die Anforderungen der Umwelt und die Art der Aufgabe anzupassen sind nahezu unendlich. Durch sukzessive Feinjustierung optimiert das ZNS seine posturalen Antworten mit dem kürzesten Weg zwischen den Körpersegmenten als Ausgangspunkt und mit der kleinstmöglichen Muskelanstrengung. In stehender oder sitzender Position sind die wichtigen Faktoren dieser Optimierung die Fähigkeit, den Körper um seine Längsachse rotieren zu können sowie die Beweglichkeit des Beckens. Die posturalen Reaktionen wurden im Reflex-/hierarchischen Modell Gleichgewichtsreaktionen (equilibrium reactions) genannt. Ebenso wie andere habe ich mich entschieden diesen Begriff beizubehalten. In Tab. 4.**1** sind die automatischen Gleichgewichtsreaktionen dargestellt. Sie sind nicht Selbstzweck, sondern der Basistonus, der für willkürliche Bewegungen notwendig ist. Posturale Reaktionen und frühe Nackenreflexe sind in ein motorisches Programm integriert um Stärke und Effektivität zu erhöhen. Ein klassisches Beispiel dafür ist die Kombination von asymmetrischen tonischen Nackenreflexen mit der willentlichen Bewegung um einen Ball schräg von hinten über die eine Schulter nach vorne zu werfen (Fukuda 1961).

4.3 Posturales Schwanken

Im Stehen sind die Anforderungen an die posturale Kontrolle groß, weil der Kontakt zum Boden begrenzt ist auf die Füße. Zwischen den Körpersegmenten geschehen kontinuierlich kleine reflexmäßige Bewegungen, welche die Lage des Schwerpunkts justieren, damit das Gleichgewicht beibehalten werden kann. Dieses so genannte posturale Schwanken kann mit einer Druckplatte gemessen werden, die angibt, wie sich das Druckzentrum des Fußes anterior-posterior und lateral-medial zur Unterlage verschiebt. Die Bewegung ist meist sehr klein, ca. 3–4 mm in anterior-posteriorer Richtung und lateral-medial noch weniger. In einem Experiment wurde gezeigt, dass wenn man den somatosensorischen Input vom Knöchel verringerte oder ganz stoppte, z. B. durch ischämische Anästhesie mit einer Blutdruckmanschette, dann das posturale Schwanken nach anterior-posterior zunahm (Mauritz u. Dietz 1980). Das zentrale Programm wird abhängiger von Informationen aus den visuellen und vestibulären Systemen, die längere Latenzzeiten haben.

Bei normalem Stehen liegt die Senkrechtlinie des Schwerpunkts vor der Bewegungsachse des Fußes, was ein vorwärts fallendes Moment im Fußgelenk bedeutet. Das heißt, dass Mm. soleus kontinuierlich und M. gastrocnemius intermittierend aktiv sind während des Aufrechtstehens oder wenn wir uns nach vorne beugen. Wenn wir uns leicht nach hinten neigen, wird schnell der M. tibialis anterior aktiviert. Die Aktivierung der posturalen Muskulatur im Stehen ist in der Abb. 4.**5**, S. 29 dargestellt.

Tabelle 4.**1** Automatische Gleichgewichtsreationen

Ausgangsposition	**Stimulus**	**Reaktion**
Auf dem Bauch oder auf dem Rücken liegend 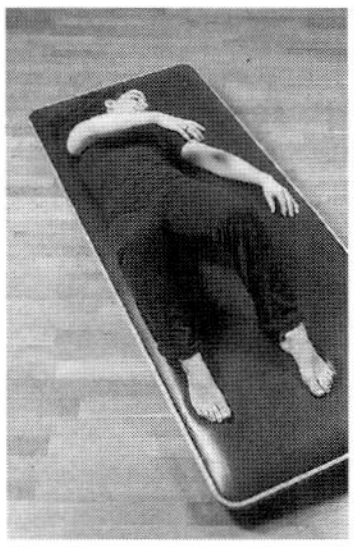	Liegen auf einem Schaukelbrett. Arme und Beine extendiert oder die Beine leicht angebeugt, das Brett seitlich schaukeln.	Lateralflexion von Kopf und Thorax, Verlängerung der am meisten belasteten, unteren Seite.
Auf allen Vieren 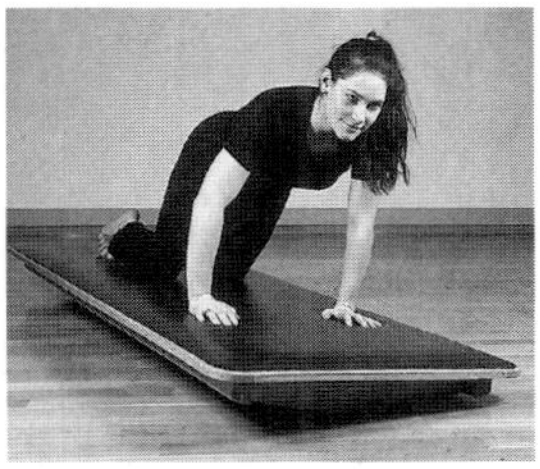	Auf allen Vieren auf dem Schaukelbrett stehen, seitlich schaukeln.	Lateralflexion von Kopf und Rumpf (Verlängerung der am meisten belasteten Seite), Tendenz zu Abduktion-Extension im oberen Arm/Bein.
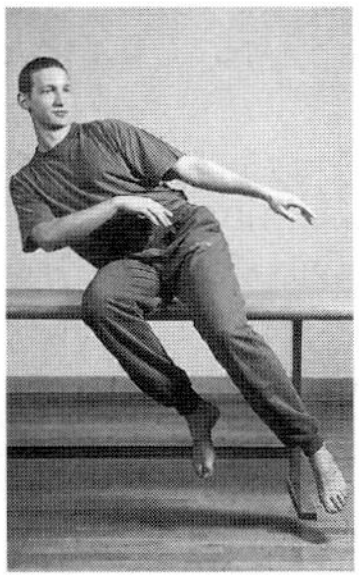	Auf einem Stuhl oder einer Liege sitzend. Gerade zur Seite beugen.	Lateralflexion von Kopf und Rumpf, Verlängerung wie oben Abduktionsflexion im oberen Arm/Bein.
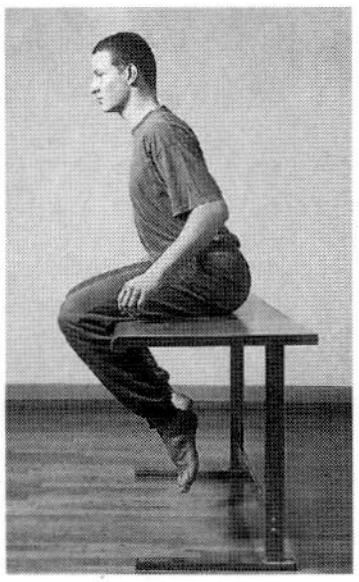	Nach vorne beugen.	Nacken und Rumpf werden extendiert, das Becken nach vorne gekippt, die Arme extendiert, die Knie flektiert.
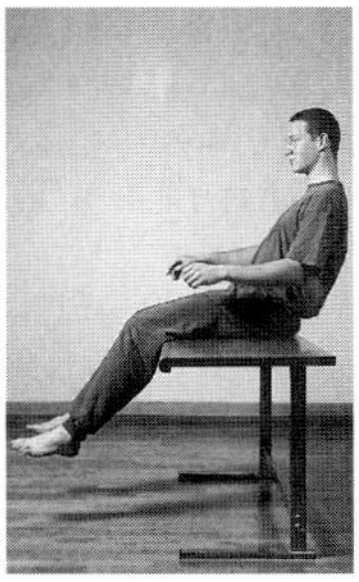	Nach hinten beugen.	Nacken und Rumpf werden flektiert, das Becken nach hinten gekippt, die Arme flektiert, die Knie extendiert.

Tabelle 4.**1** (Fortsetzung)

Ausgangsposition	Stimulus	Reaktion
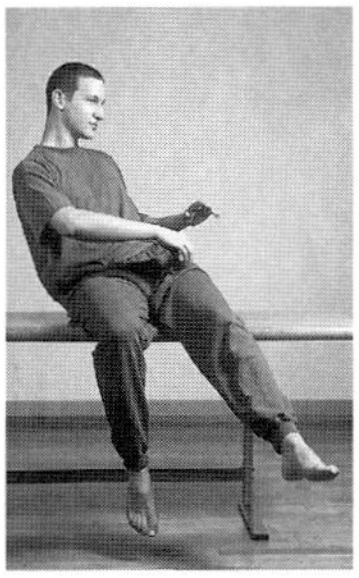	Schräg nach hinten beugen.	Rumpf und Becken wie oben, die obere Hüfte wird flektiert, der Rumpf zum oberen Bein rotiert.
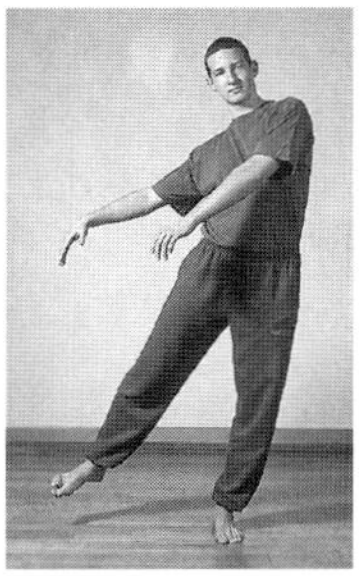	Stehend gerade zur Seite beugen.	Lateralflexion von Kopf und Rumpf, Verlängerung wie oben, Abduktion-Extension des oberen Armes/Beines.
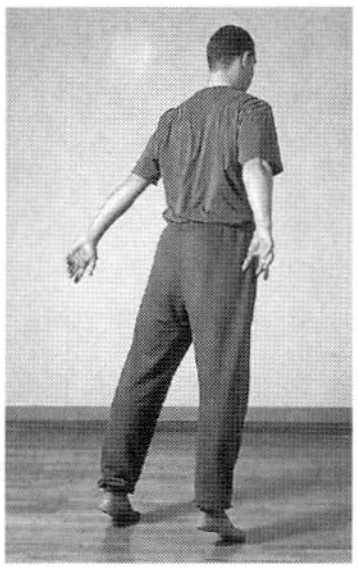	Stehend nach vorne beugen.	Der ganze Körper ist in Extension, Plantarflexion der Füße.
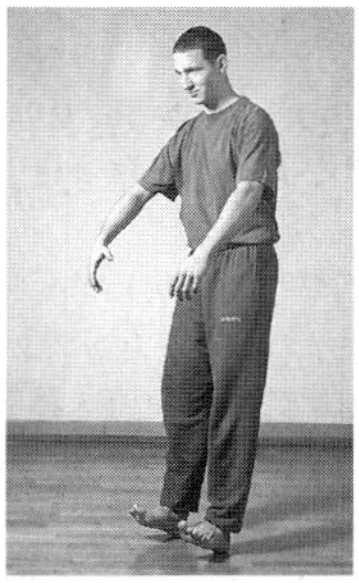	Nach hinten beugen.	Kopf nach vorne, Rumpf in Extension, die Hüften werden flektiert, die Knie in Extension, dorsale Flexion der Füße.
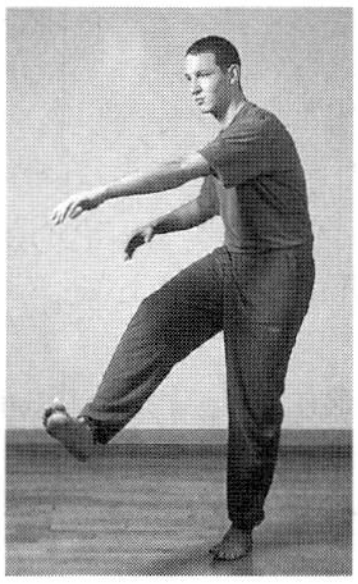	Schräg nach hinten beugen.	Kopf in Flexion, Beckenkippung nach hinten, die obere Hüfte wird flektiert, der Rumpf zum oberen Bein rotiert, das Standbein adduziert und nach innen rotiert.

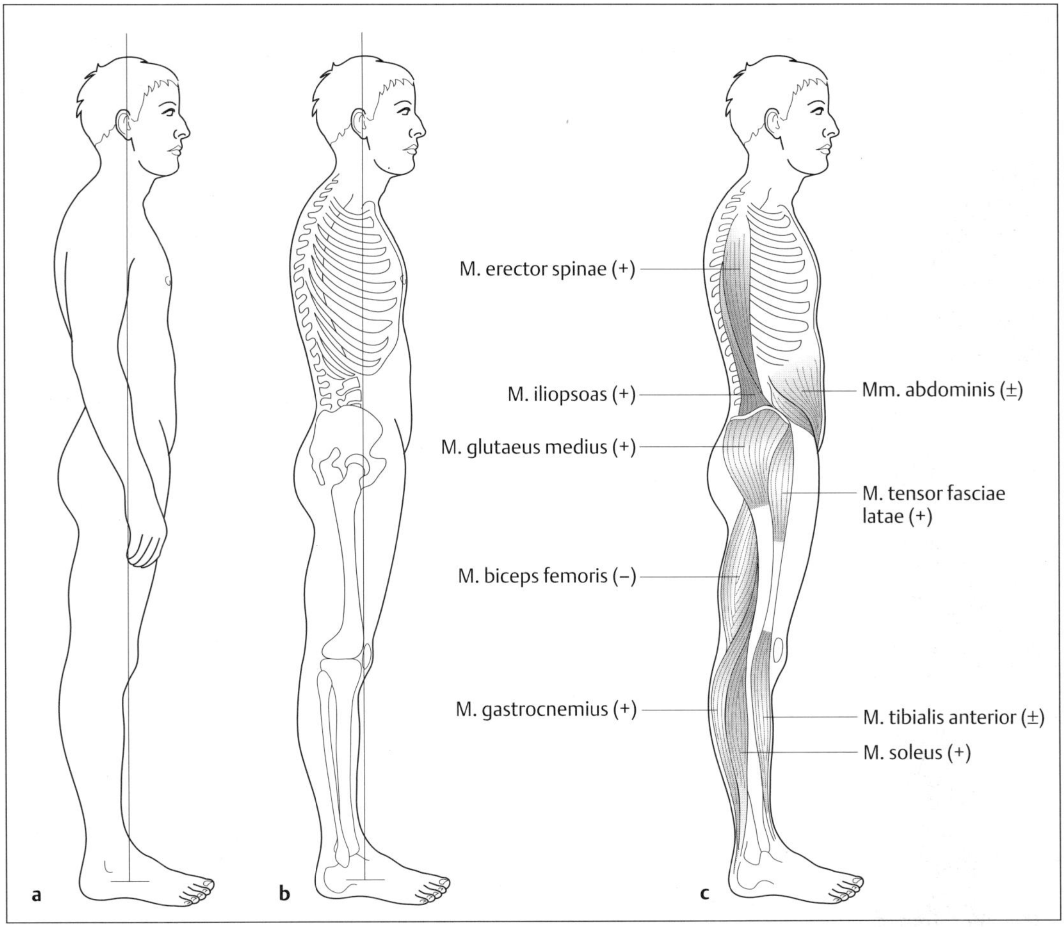

Abb. 4.**5a-c** Grafische Darstellung der idealen Aufrichtung im Stehen (**a** u. **b**), die eine minimale tonische Muskelaktivität (**c**) zur Kontrolle des ruhigen Stehens erfordert (nach Kendell u. Mc Creary 1983).

4.4 Wahl der Bewegungsstrategie

Wenn das ZNS die Geschehnisse in der Umgebung deutet, stellt es im Voraus automatisch den Grundtonus so ein, wie es für willentliche Bewegungen notwendig ist und um die Reaktionskräfte im Körper, welche diese Bewegung auslöst, zu parieren. Man kann dann z. B. ähnliche neuromotorische Prozesse und ähnliche Bewegungsmuster verwenden um eine Zeitung oder einen Stuhl im Stehen zu heben. Durch Erfahrung deutet das Gehirn die Situation so, dass die Arme und die posturale Muskulatur von Beinen und Rumpf automatisch mehr Kraft aufwenden, wenn der Stuhl hochgehoben werden soll. Es gilt also bildlich ausgedrückt nicht ständig zu glauben, dass man eine schwere Bürde durchs Leben tragen muss. Der unbewusste Teil des Nervensystems kann nicht zwischen tatsächlicher und gedachter Handlung unterscheiden – beide ergeben eine motorische Antwort.

Die schrittweise Entwicklung von ein *Ziel für die Bewegung* haben (z. B. einen Stuhl heben) führt zu einer gewissen *Bewegungsstrategie* (Inhibition gewisser Muskeln, Fazilitation von anderen, wie viel Kraft zugeteilt werden soll und wie lange) und löst die Wahl eines bestimmten *Bewegungsmusters* aus (Stellungs- und Bewegungsprogramme), was schließlich in einem *neuromotorischen Prozess* spezifiziert wird (so und so viel Spannung in diesen Muskeln, so und so viel in jenen loslassen). Dieser Ablauf kann mit einer russischen Puppe verglichen werden, illustriert in Abb. 4.**6**, modifiziert nach Gentile 1991.

Die Fähigkeit des ZNS posturale Konsequenzen zu berechnen schon bevor die willentliche Handlung ausgeführt werden soll (feedforward), nennt

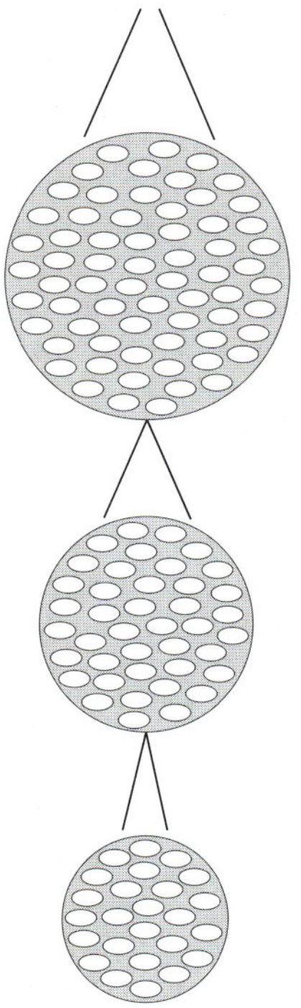

Abb. 4.**6** Beim Ausführen einer Bewegung wird zuerst kortikal ein genereller Plan für die Bewegung erstellt und tiefer in der Hierarchie werden immer spezifischere sensomotorische Nervenkreise für gerade diesen bestimmten Plan ausgewählt (nach Gentile 1988).

sich *antizipatorische posturale Kontrolle* (Woollacott 1984). Die posturale und willkürliche Reaktion wird mithilfe von EMG und Berechnung von Leitungsgeschwindigkeiten gemessen. Wenn eine Person aufgefordert wird im Stehen an einem Griff zu ziehen, werden posturale Muskeln in Beinen und Rumpf in Richtung distal-proximal aktiviert, schon *bevor* die Muskelaktivität im Arm überhaupt initiiert wird. Die posturalen Kontraktionen, die antizipatorisch für die willentlichen Bewegungen aktiviert werden, sind auf die gleiche Art und Weise organisiert wie die posturalen Anworten, die durch Störung der Körperbalance hervorgerufen werden. Wenn die Person sich mit der anderen Hand abstützen darf, geht die posturale Antwort von diesem Arm aus, während es im Bein vollständig verschwindet. Im Sitzen wird die posturale Reaktion von Gesäß und Rumpf ausgelöst und die Beine sind wiederum inaktiv. Wie wir bereits festgestellt haben, hat der Druck gegen die Unterstützungsfläche eine große Bedeutung für die Wahl der Bewegungsstrategie.

4.5 Reaktionszeit

Die Geschwindigkeit und Präzision der Ausführung einer willentlichen Bewegung mit gleichzeitig guter posturaler Kontrolle im ganzen Körper bauen auf früheren Erfahrungen mit der Aufgabe. Je mehr Schritte und Komponenten bei der Bewegungsauswahl nötig sind, z. B. beim Rad oder Auto fahren, Gehen auf unebenem Boden oder auch Angst, dass die Bewegung wehtun wird, desto länger wird die Reaktionszeit für die willkürliche Bewegung. Die Reaktionszeit ist die Zeit, die nötig ist um die eingehende Information zu bearbeiten und um zu entscheiden, welche Bewegung ausgeführt werden soll. Erwachsene, die regelmäßig Sport treiben, haben eine kürzere Reaktionszeit als eher stillsitzende Personen (Spirduso 1985).

Um posturale Kontrolle aufrechtzuerhalten, brauchen wir normalerweise nie zu denken. Erst bei starker Erschöpfung oder ungewohnten Ausgangsstellungen benötigen wir bewussten kognitiven Einsatz. Initial resultiert dies in erhöhter Muskelspannung und vermehrter Müdigkeit als Folge davon.

4.6 Personen mit Schmerzen oder Bewegungseinschränkung

Personen mit chronischen Schmerzen reagieren unabhängig von der Schmerzintensität mit veränderter Muskelspannung. Dies führt zu einer unspezifischen Koordinationsstörung, was die posturale Kontrolle verschlechtert (Johansson 1991). In einer Studie wurden 20 Personen mit chronischen Rücken- und Nackenschmerzen, die seit mindestens sechs Monaten angedauert hatten, mit einer Kontrollgruppe von 15 Personen ohne Schmerzen, verglichen. Die Personen der Kontrollgruppe stimmten mit der ersten Gruppe in Alter und Geschlecht überein und waren weder Elitesportler noch besaßen sie gute Kenntnisse in Bezug auf die Körperwahrnehmung. Die Tests, die am ausschlaggebendsten und schwierigsten waren, sind in den Abb. 4.**8** bis 4.**11** aufgeführt. Es zeigte sich ein signifikanter Unterschied zwischen den beiden Gruppen. Die „Schmerzgruppe" hatte schlechtere Resultate. Die Untersuchung konnte nicht aussagen, ob bereits vor dem Schmerzdebüt eine Störung von Koordination und Gleichgewicht bestanden hatte. Viele der Versuchspersonen wussten schon im Voraus, dass sie Schwierigkeiten mit bestimmten Stellungen oder Bewegungen hatten. Sie hatten wahrscheinlich gelernt, dass ihnen diese Stellung Mühe bereitete, vielleicht weil sie Angst vor Schmerzen hatten. Die Ausdauer in den Tests war bei den Versuchspersonen generell schlechter als bei der Kontrollgruppe. Als Ursache dafür wurde ein gelerntes Angstverhalten vermutet, das akzentuierende Gleichgewichts- und Schutzreaktionen aktivierte. In Johanssons Studie war die Dauer, in der die Personen in einer Stellung verharren sollten, nur 20 Sekunden, aber viele schafften nicht einmal das. In einer Untersuchung von Tropp (1985) an aktiven Fußballspielern war die Zeit auf eine Minute pro Stellung angesetzt. Sämtliche Personen konnten dies leisten.

Die Quelle der Ermüdung in einer Extremität nach entsprechender Muskelarbeit liegt nicht nur in der Extremität, sondern auch im motorischen Programm im ZNS (Rosenbaum 1982). Das gelernte Angstverhalten bei Personen mit chronischen Schmerzen wird zu einem Teufelskreis: Sie glauben, dass eine bestimmte Aktivität den Schmerz auslöst, deshalb vermeiden sie diese. Dadurch erhalten sie ein schlechteres Training ihres inneren sensorischen Referenzsystems für die posturale Kontrolle. Dies beschreiben sowohl Feldenkrais wie Dropsy in ihren Büchern über Körperbewusstseinstraining.

Weil der Patient ständig gewisse Ligamente, Gelenke und Muskeln überaktiviert, wobei andere wiederum unteraktiviert werden, verändert sich die gesamte motorische Kontrolle auf Grund der veränderten Propriozeption (Janda 1984). Dadurch entsteht eine unökonomische Koordination, welche die durch Lernen verfeinerten diagonalen Bewegungsmuster des Körpers nicht ausnutzt. Einige der schwierigeren Tests für die Patienten in Johanssons Untersuchung beinhalteten genau solche diagonalen Bewegungsmuster mit Rotation in Nacken und Rumpf.

Es erfordert ein gut ausgewogenes Verhältnis zwischen Mobilität und Stabilität im Nacken, damit der Tonus im übrigen Körper ausgewogen ist. Ein normaler Tonus setzt auch ständige Kommunikation zwischen den Körperhälften voraus. Stellen wir uns einen Patienten mit einseitigem Schmerz in Schulter, Nacken und LWS vor, eventuell Instabilität zwischen einigen Segmenten und erhöhte Steifheit zwischen anderen. Das Nervensystem, das schwer zu deutende Informationen aus den Rezeptoren erhält, versucht, die Verwirrung zu verringern durch stufenweise Immobilisation. Auf kurze Sicht wird der Schmerz zwar gemindert, aber auf lange Sicht kann es zu sensorischer Deprivation und heruntergesetztem Körpergefühl führen, was an sich wieder Schmerzen hervorrufen kann (Carstenssen 1987).

Gemäß Elert et al. 1989, 1992, welche die Ausdauer und Muskelbelastung bei Personen mit chronischen Schmerzen im M. trapezius untersuchten, also einem nicht-posturalen Muskel, war es die Koordination und nicht die Kraft und Ausdauer, die bei diesen Personen verschlechtert war. Elert fand heraus, dass sich der Muskel zwischen den Kontraktionen nie entspannt, wo er hingegen bei den gesunden Versuchspersonen nahezu zum Ruheniveau zurückkehrt. Die Innervationsschwelle eines straffen Muskels ist gesenkt, was beinhaltet, dass er bedeutend früher und stärker aktiviert wird, als es bei normaler Bewegung zweckmäßig ist. Dem heutigen Wissen über normale Muskelaktivierung zufolge werden die Muskelfasern immer in derselben bestimmten Reihenfolge in jedem Muskel rekrutiert. Wenn ein Muskel *teilweise* gespannt ist, ist nicht der ganze Muskel teilweise gespannt, sondern *einige* Muskelfasern sind *maximal* gespannt. Bei tiefen Belastungsniveaus sind es immer die gleichen Fasern, die aktiviert und damit ermüdet werden.

4.7 Personen mit Schäden im ZNS

Bei Personen mit Schäden im ZNS verlängert sich die Reaktionszeit auf Grund des gestörten sensorischen Feed-backs und die ganze Ausgestaltung des zentralen Programms wird gestört, weil sowohl der open-loop- wie auch der closed-loop-Mechanismus die Informationen nicht richtig senden und empfangen können. Dies zeigt sich in Abweichungen oder sogar Fehlen der posturalen Anworten. Siehe Abb. 4.**7a** u. **b** und die Fallbeschreibungen am Ende des Kapitels. Bei Kindern mit zentraler Parese, die angeborene Schäden im ZNS haben, zeigt es sich, dass viele nie eine reziproke Inhibition der Muskelaktivität entwickeln und damit auch nie eine gut entwickelte Koordination oder Feinjustierung der posturalen Anworten erreichen (Hirschfeld 1992).

4.8 Physiotherapeutische Anwendung

Wenn die Physiotherapeutin die Grundmotorik eines Patienten analysiert, wird es immer deutlicher, wie wichtig es ist seine Fähigkeit zur posturalen Kontrolle in verschiedenen Ausgangspositionen und mit verschiedenen Aufgaben für die willentliche Motorik zu beurteilen.

- Kann der Patient stehen und sich die Haare kämmen? Oder muss er sitzen und den Rumpf abgestützt haben, damit er die Hand über den Kopf heben kann?
- Kann er gehen und ein Glas Wasser tragen?
- Kann er gehen und sich umdrehen?

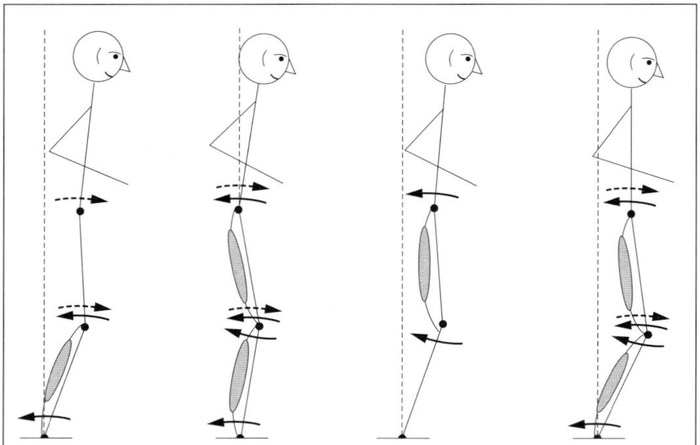

Abb. 4.**7a** u. **b** Posturale Reaktion. **a** Die normale posturale Korrektur bei Vorwärtsbeugung beginnt mit der Aktivierung des Gastroknemius (bei der Stützfläche), was die Knie stabilisiert und die vertikale Stellung des Körpers sichert. **b** Bei einem spastischen Hemiplegiker entsteht eine abweichende Korrektur der Körperhaltung. Die posturale Reaktion beginnt mit Aktivierung der Ischiokruralen (weit über der Stützfläche), was die Knie zum wackeln bringt (nach Nashner, Shumway-Cook u. Marin 1983 in Brooks).

- Kann er weitergehen, während er mit der Physiotherapeutin redet? Oder muss er anhalten?

Solche Frage werden wichtig für die Physiotherapie, wenn man system- und aufgabenorientiert denkt. Adäquater Basistonus und posturale Reaktionen scheinen die Basis zu sein, die dem Menschen Flexibilität und Handlungsbereitschaft gibt um willkürliche Bewegungen mit der kleinstmöglichen Anstrengung durchzuführen. Beim Training der posturalen Kontrolle sollte mehr Betonung auf die antizipatorische, statt nur auf die reaktive posturale Kontrolle gelegt werden. Tägliche Aktivitäten erfordern eine ständige Zusammenarbeit von Balance und Bewegungen aus einer feedforward-Kontrolle.

4.9 Beispiele der Untersuchung der posturalen Kontrolle

Die Untersuchung der posturalen Kontrolle kann mit folgenden Hilfsmitteln durchgeführt werden:
- technische Messinstrumente,
- klinische Beobachtung und Schätzungsskalen.

4.9.1 Messinstrumente

Die gebräuchlichste Methode ist es das posturale Schwanken beim Stehen auf einer Platte mit Drucksensoren zu messen. Das Untersuchungsgerät zeigt an, wie sich das Druckzentrum des Fußes gegen die Platte anterior-posterior und lateral-medial verschiebt. Sie ist an einen Computer angeschlossen, der die totale Kraft der Gravitation und der Körpersegmente ausrechnet, die auf die Platte wirkt. Je größer das Schwanken ist, desto unbeständiger steht der Patient, aber man kann darüber diskutieren, ob es ein Zeichen von guter oder schlechter posturaler *Kontrolle* ist. Die Kombination von Kraftplatte und EMG-Messung liefert ein Verständnis dafür, welche Muskeln in welcher Reihenfolge und auf welche Art und Weise aktiviert werden. Das ergibt eine bessere funktionelle Messung der posturalen Kontrolle.

4.9.2 Klinische Beobachtung

Physiotherapeutinnen verwenden täglich allgemeine praktische statische Balancetests. Außerdem ist es für die Physiotherapeutin interessant, Tests zu finden, welche die *Qualität* der Bewegung anzeigen. Die Qualität ist ein Maß für den Grad an posturaler Kontrolle. Bei langsamer Schwerpunktverschiebung sollte die Person es schaffen mit Gleichgewichtsreaktionen und nicht mit Schutzreaktionen zu reagieren. Bei schneller Schwerpunktverschiebung (durch Einwirken einer äußeren Kraft) sollte die Person Schutzreaktionen verwenden statt Gleichgewichts- oder gar keine Reaktionen.

Balancetests können eingeteilt werden in:
- Fähigkeit zu *statischer* Balance, d. h. Ausdauer in einer Position mit oder ohne visuelles Feedback und mit verkleinerter Unterstützungsfläche sowie

- Fähigkeit zu *dynamischer* Balance, d. h. Balancieren des Körpers bei Bewegung einzelner Körperteile oder des ganzen Körpers im Raum.

Zur besonders wichtigen Fähigkeit der dynamischen Balance gehört es, den Kopf unabhängig vom Rumpf rotieren zu können und den Rumpf unabhängig vom Kopf. Außerdem ist es von Bedeutung die Fähigkeit zur posturalen Kontrolle bei Verschiebung und auf beweglichen Geräten zu beobachten. Wichtig ist es die Beobachtungen zu standardisieren, damit sie unabhängig von Situation und Beobachter übertragen werden können.

Die Tests in den Abb. 4.**8** bis 4.**11** können als Beispiele für dynamische Balancetests erwähnt werden (Johansson 1991).

Ein auf Validität getestetes Instrument für Balance bei älteren Menschen ist von Berg erarbeitet worden und wird in der englischsprachigen Literatur oft angeführt (Berg 1993). Es beinhaltet Tests und Schätzungsskalen u. a. zu den folgenden Funktionen:
- aufstehen (vom Sitzen zum Stehen),
- stehen ohne Stütze,
- vom Stehen zum Sitzen,
- vom Stuhl zum Bett wechseln,
- sich um 360° drehen,
- einen Gegenstand vom Boden aufheben,
- auf einem Bein stehen.

4.10 Fallbeschreibungen

50-jährige Frau, Status post op Bandscheibenschaden L4-L5 vor fünf Jahren, bleibender Schmerz in der LWS, z. T. bis hinunter in die Beine, sie fühlt sich mal besser, mal schlechter.
Posturale Kontrolle: Sie sitzt und steht mit normalen Schutzreaktionen, im Sitzen scheinbar normale Gleichgewichtsreaktionen in alle Richtungen. Genauere Bewegungsanalysen ergeben Folgendes:
- Ihr einziges Bewegungsmuster in der LWS ist die Hyperextension, auch wenn sie sich nach hinten neigt und eine Flexion in der LWS mit nach hinten gekipptem Becken zweckmäßiger wäre.
- Im Stehen schafft sie es nicht, die Mitte wieder zu finden nach langsamen Schwerpunktverschiebungen nach vorne, hinten, seitlich oder diagonal. Sie reagiert stattdessen mit einer Schutzschrittreaktion, obwohl aktive dorsale und plantare Flexion vorliegt.
- Sie schafft Zehenspitzen- und Fersenhebungen 20-mal mit jedem Fuß.
- Sie kann mit guter posturaler Kontrolle auf einem Bein stehen, hat aber Mühe, wenn sie gleichzeitig den Kopf rotieren soll. Nach einigen Kopfdrehungen muss sie den Fuß abstellen.
- Das Gehen vorwärts auf einem Strich auf dem Boden ist normal, beim Gehen nach hinten zwischen zwei Strichen muss sie akzentuierende Gleichgewichtsreaktionen verwenden, schafft den Test aber.
- Beim Schischritt geht sie zuerst im Passgang, korrigiert sich, aber bei jedem Wechsel tritt der Passgang wieder auf und sie gibt auf.

40-jähriger Mann, mit Hirnstammschaden nach einem Autounfall vor drei Jahren. Hat manchmal regelrechte Black-outs, in denen er für einen Moment abwesend ist. Kognitive und emotionale Störungen. Er hat Angst.
- Posturale Kontrolle: Er sitzt ohne Stütze mit guter Kopfkontrolle. Kann selber Rollstuhl fahren. Schutzreaktionen zur Seite im Sitzen sind normal, aber nicht nach hinten, er fällt.
- Gleichgewichtsreaktionen – er hat große Schwierigkeiten mit der Rotation um die Längsachse des Körpers, weshalb eine langsame Schwerpunktverschiebung diagonal nicht durchgeführt werden kann. Bei langsamer Verschiebung nach hinten kompensiert er manchmal mit vorgestreckten Armen, manchmal nicht, den Kopf drückt er nach hinten statt zu flektieren. Er getraut sich nicht, sich nach vorne zu beugen.
- Eine kurze Weile kann er ohne Stütze bei der Liege stehen, nicht aber auf dem freien Boden. Stark erhöhtes posturales Schwanken. Stark verschlechterte Gleichgewichtsreaktionen – beim langsamen Neigen nach hinten reagieren die Dorsalflektoren des Fußes, aber er kann die Bewegung nicht selbst stoppen, sondern ist völlig abhängig von einer Person, die daneben steht und ihn auffängt. Er fühlt nicht, dass er im Begriff ist zu fallen, bevor es zu spät ist.
- Bei langsamem Vorwärtsneigen reagieren überhaupt keine posturalen Muskeln der Füße, er fällt wie ein Baum.
- Bei langsamer Gewichtsverlagerung zur Seite kompensiert er mit Lateralflexion im Rumpf, das Bein reagiert aber nicht.

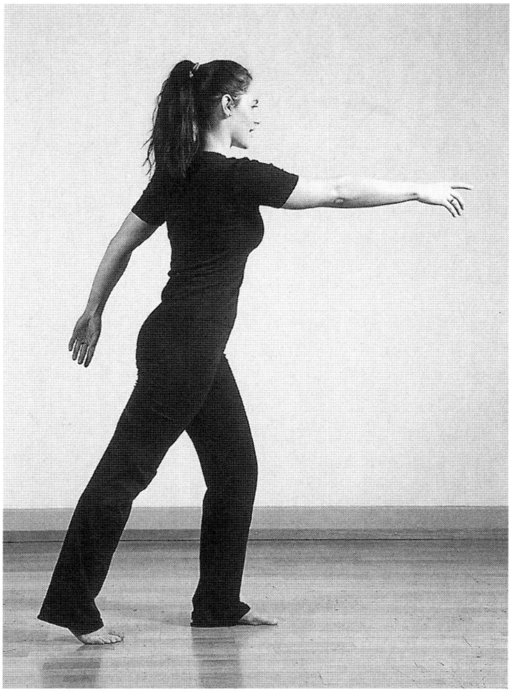

Abb. 4.**8** Der Schischritt, lange Schritte vorwärts und rückwärts mit reziprokem Pendeln der Arme; die Seite 3-mal wechseln.

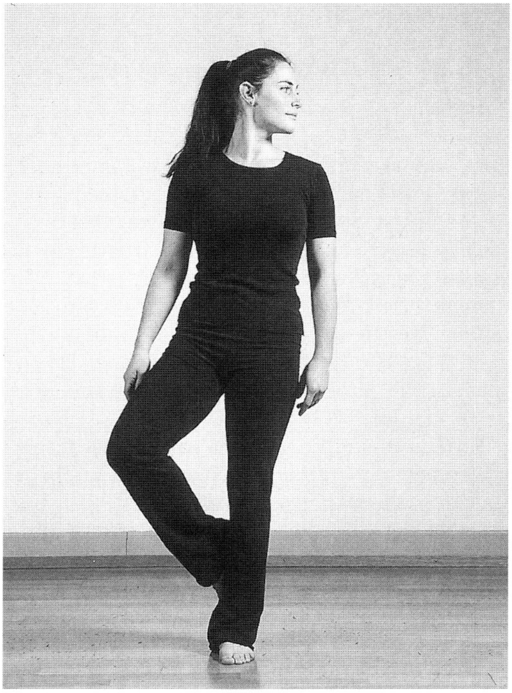

Abb. 4.**9** Auf einem Bein stehen bei gleichzeitiger Kopfrotation von Seite zu Seite.

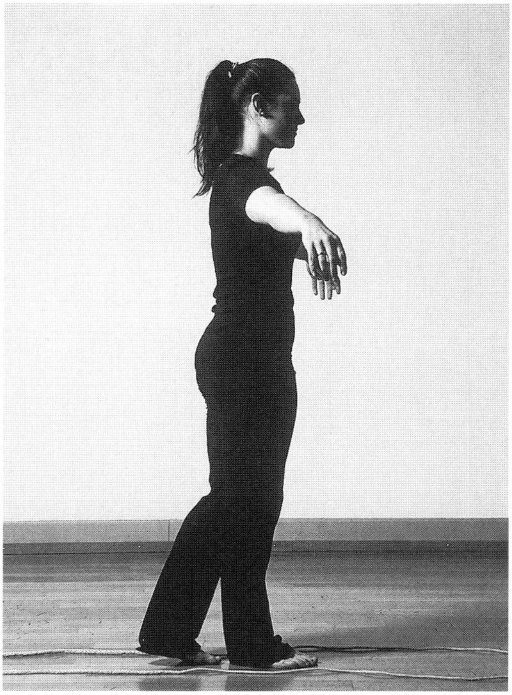

Abb. 4.**10** Fuß um Fuß rückwärts gehen zwischen zwei 4 m langen Strichen, 20 cm zwischen den Strichen.

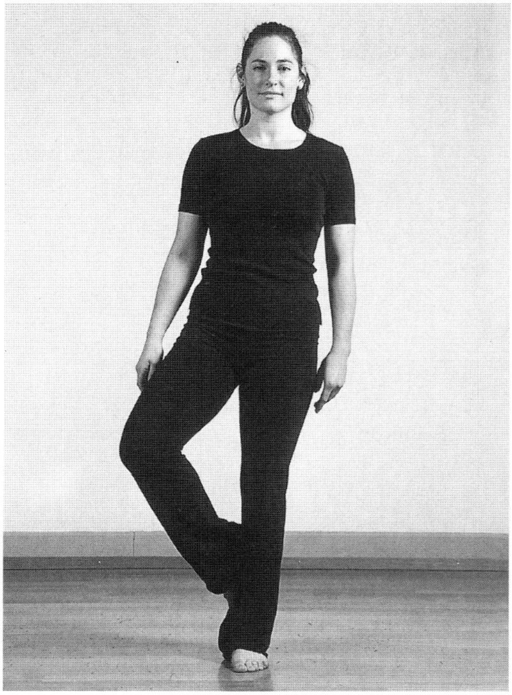

Abb. 4.**11** Auf einem Bein stehen, die Augen offen und geschlossen.

Literatur

Berg K. Measuring balance in the elderly: Validation of an instrument. Diss: Montreal, McGill University; 1993

Boive J, Odqvist L. Yrsel. In: Aquilonius, Fagius. Neurologie. Stockholm: Liber Utbildning; 1994

Brogren E. Postural adjustments in sitting position – effect of development, training and brain lesions. Diss. Stockholm: Istitutionen för kvinnors och barns hälsa. Motoriklab, Astrid Lindgrens Children Hospital; 1999

Brooks VB. The Neural Basis of Motor Control. Oxford: University Press; 1986

Carstenssen B. Bewegelsemönstren og deres betydning. Danske Fysioterapeuter, 1987; 4

Cordo PJ, Nashner LM. Properties of postural adjustment associated with rapid arm movements. J of Neurophysiology. 1982; 47: 2; 227

Elert J et al. Increased EMG activity during short pauses in patients with primary fibromyalgia. Journal of Rheumatology. 1989; 18: 321

Elert J et al. Muscle performance, electromyography and fibre type composition in fibromyalgia and work-related myalgia. Scan.J. Rheumatol. 1992; 21: 28

Forssberg H. Ontogeny of human locomotor control. I. Infant stepping, supported Locomotion and transition to independent locomotion. Exp Brain Res. 1985; 57: 480

Forssberg H. Persönliche Kommentar. Stockholm; 1987

Forssberg H, Hirschfeld H. Movement Disorders in children. Med and Sport Science Vol. 36. Basel: Karger; 1991

Fukuda T. Studies on human dynamic postures from the viewpoint of postural reflexes. Acta Otolaryngol Suppl. (Stockholm) 1961; 161: 1

Galley PM, Forster AL. Balance. In: Human Movement. Sydney: Churchill and Livingstone; 1985

Gentile A. Skill Acquisition. In: Carr, Shepherd: Movement Science. London: Heinemann Medical Books; 1988

Gurfinkel VS. Perceptual and automatic aspects of the postural body scheme. In: Paillard J. Brain and space. NA: Oxford Science Publishers; 1991

Hirschfeld H. On the integration of posture, locomotion and voluntary movement in humans: normal and impaired development. Diss. Stockholm: Nobel Institute of Neurophysiology, Karolinska Institutet; 1992

Hirschfeld H et al. Coordinated Ground Forces exerted by buttocks and feet are adequately programmed for weight transfer during Sit-to-Stand. J. Neurophysiol. 1999; 82: 3021

Janda V. Gestörte Bewegungsabläufe und Rückenschmerzen. Manuelle Medizin. 1984; 22: 74

Johansson C. Jämförelse av postural kontroll hos personer med och utan kronisk smärta fran rygg och nacke. Projektarbete. Forskningsfördjupning i Sjukgymnas-tik, Karolinska Institutet, Stockholm; 1987. (Comparison of postural control in patients with and without chronical back- and neckpain. Proceedings WCPT, London; 1991)

Lestienne FG, Gurfinkel VS. Posture as an organized structure based on a dual Process: A formal basis to interpret changes of posture in weightlessness. Prog Brain Res. 1988; 76: 307

Mauritz, Dietz. Characteristics and Programming of Motor Activity during Posture Control. Prog. Brain Res. 1980; 38: 117–119

Nashner LM. Adapting reflexes controlling the human posture. Exp Brain Res. 1976; 26: 59

Nashner LM- Fixed paterns of rapid postural responses among leg muscles during stance. Exp Brain Res. 1977; 30: 13

Nashner LM. Sensory, neuromuscular and biomechanical contributions to human balance. In: Duncan P. Balance: Proceedings of the APTA Forum. Alexandria VA: APTA; 1989

Rosenbaum D. Selective Adaptation of command neurons in the human motor system. In: Kelso ed. Human motor Behavior: LEA Press; 1982; 166

Spirduso W. Phasical fitness, aging and psychomotor speed. In: Stelmach et al. Sensorimotor deficits related to postural stability. Clinics in Geriatric medicine. 1985; 3: 679

Tropp H. Functional instability of the ancle joint. Diss. Linköping: University of Linköping; 1985

Woollacott M. Preparatory process for anticipatory postural adjustments: Modulations of leg muscles reflex pathways during preparation for arm movements in standing man. Exp Brain Res. 1984; 55: 263

5 Neuropsychologische Aspekte der motorischen Kontrolle

Um zu fragen, muss man wissen wollen,
d. h. wissen, dass man nicht weiß.
H.G. Gadamer

Wir haben Wahrnehmung bereits definiert als Fähigkeit Stimuli aus der Umwelt aufzunehmen, zu deuten und zu identifizieren, indem sie mit früheren Erfahrungen in Relation gesetzt werden.

Kognition ist ein Sammelbegriff für bewusste mentale Prozesse wie Wahrnehmung, Gedächtnis, Problemlösen, Entscheidung und Ausführung einer Handlung. Dazu gehört die Fähigkeit zum Feedback. „Wie wurde das Resultat?" Es besteht ein ständiger innerer Dialog, der das Ziel der Handlung definiert und lenkt, indem er die aktuelle Situation fortlaufend mit dem Plan vergleicht, richtig oder falsch signalisiert und eventuell korrigiert, die Handlung abschließt und vor allem keinen anderen Plan, der inadäquat ist für die aktuelle Situation, stören lässt. Nur ein gesundes Nervensystem kann Vergleiche ziehen zwischen beabsichtigter und tatsächlicher Reaktion. Inhibition unnötiger Aktivität ist also ein wichtiger Teil der kognitiven Prozesse.

5.1 Anwenden des Körpers zum Lernen von Kognition

Durch Einsatz des Körpers in Lernsituationen verstärken wir visuelle und auditive Informationen, meinen Ayres (1998), Frostig (1975), Holle (1988) und Piaget (1991). Es scheint deshalb möglich motorische Fertigkeiten als Hilfsmittel bei kognitivem Lernen und Gedächtnistraining zu benutzen.

Im Folgenden werde ich ein Beispiel aus dem klinischen Alltag anbringen, das mit den Theorien übereinstimmen könnte. Eine Frau von 25 Jahren kam nach einem Autounfall, der v.a. ihre Gedächtnisfunktion gestört hatte, dreimal pro Woche ins physiotherapeutische Training. Vorher war sie direkt nach dem Unfall insgesamt zehn Monate in der Rehabilitationsklinik gewesen. Zweck der Physiotherapie war gemäß Überweisung „v.a. Entlastung der Mutter". Die Patientin konnte sprechen, gehen und laufen, wenn auch mit leichter Tonussteigerung und erhöhter Ermüdbarkeit. Sie hatte Schwierigkeiten mit Bewegungsfluss und -rhythmus, sie hatte keine Übersicht über die Anzahl Male, die sie ersucht wurde, eine bestimmte Tätigkeit auszuführen und merkte nicht, wenn sie sich in der Anzahl irrte. Mit dem Lesen hatte sie große Mühe sowie die Buchstaben *p d* und *b* zu unterscheiden. Nach ein paar Sekunden hatte sie vergessen, was sie gelesen hatte. Sie schien nicht an Körperbewegungen interessiert zu sein und schaute lieber weg, als sich auf die Aufgaben, die ihr gestellt wurden, zu konzentrieren.

Wir gestalteten das Training so, dass sie meine Bewegungen nachahmte und genau aufpassen musste, wie oft ich und danach sie eine Bewegung ausführte. Sie sollte sich auf den Bauch und auf den Rücken legen, sich wenden, Bewegungen mit der linken bzw. der rechten Seite ausführen und die Mittellinie des Körpers kreuzen. Nach acht Wochen Training hatte sie eine deutlich bessere Aufmerksamkeit, sie konnte erkennen, ob sie eine Bewegung richtig oder falsch gemacht hatte und sie konnte auch aus schriftlichen Instruktionen eine Bewegung mit der richtigen Wiederholungszahl selbst ausführen. Der Logopäde, der in diesem Fall für das Training verantwortlich war, konnte berichten, dass die Patientin bedeutend mehr motiviert sei die ihr gestellten Aufgaben durchzuführen. Die Mutter erzählte, dass die Tochter häusliche Arbeiten besser bewältigen konnte. Beispielsweise konnte sie einen Salat machen oder den Tisch decken, was bei ihr früher Verwirrung in der motorischen Abfolge ausgelöst hatte. Ihre motorische Planung hatte sich verbessert. Ihr Freund fand, dass er einen besseren gefühlsmäßigen Kontakt herstellen konnte. Es konnte allerdings immer noch geschehen, dass sie sich auf dem Heimweg von der Physiotherapie in den falschen Zug setzte. Um einigermaßen selbstständig agieren zu können, brauchte sie eine vertraute Umgebung.

5.2 Rechte und linke Hirnhälfte

Die Funktion der beiden Hirnhälften unterscheidet sich betreffend Bearbeitungsstrategie. Der Nobelpreisträger Roger Sperry hat durch seine Forschung in hohem Maße dazu beigetragen, das Interesse für höhere kortikale Funktionen zu vergrößern und zu popularisieren. Natürlich kann man es in Tat und Wahrheit nicht so vereinfacht darstellen, dass die Hirnhälften ganz verschiedene Funktionen erfüllen und normalerweise separat funktionieren könnten. Wenn ein Hirnschaden auftritt oder wenn das Corpus callosum durchgetrennt wurde, treten doch deutliche Unterschiede hervor.

Die linke Hemisphäre führt Analyse und Bearbeitung linear aus, sie erfasst Details, analysiert zeitliche Sequenzen, löst Rechenaufgaben und ist Voraussetzung zum Sprechen. Die rechte Hemisphäre erfasst Gesamtheiten, z. B. Landschaften, Gesichter, Melodien, Symbole, Inhalte eines Satzes und nonverbale emotionale Kommunikation, hat ein gewisses Sprachverständnis auf einfachem konkretem Niveau wie Substantive, ist Voraussetzung zum Singen und hat dabei Zugang zu den Worten des Lieds. Sie erfasst Lage und Funktion der Körperteile und baut die Orientierung im Raum auf.

5.3 Lurias Modell

Der russische Neuropsychologe Luria hat ein dynamisches Modell des Gehirns und seiner höheren Funktionen beschrieben. Er teilte das Gehirn in drei funktionelle Blöcke, dargestellt in Abb. 5.**1**. Die Blöcke sind nicht morphologische Einheiten, sie enthalten sowohl ein- wie ausgehende Bahnen und stehen auf verschiedenen Niveaus in ständiger Verbindung miteinander.

Block I umfasst Hirnstamm, Hypothalamus, Thalamus und Teile des limbischen Systems und ist verantwortlich für den Wachheitszustand und die Reaktionsbereitschaft des Cortex auf äußere und innere Stimuli.

In Block I liegt ein diffus ausgebreitetes Netzwerk, die Formatio reticularis, die sich vom oberen Teil des Rückenmarks bis zum Thalamus mit Verbindungen bis ganz oben im Cortex erstreckt. Durch die Verbindung zum Cortex werden Bewusstsein, Schlaf und Wachheitszustand reguliert. Populär ausgedrückt könnte man sagen, dass die Formatio reticularis die Batterie des Gehirns ist. Gerade wenn der Wachheitszustand zu niedrig ist, können die kognitiven Fähigkeiten eines Patienten schlechter wirken, als sie eigentlich sind. Wachheit kann man durch schnelle abwechselnde Bewegungen stimulieren oder durch Labyrinthstimulierung des Innenohrs, z. B. indem man den Patienten vor der Behandlung auf einen Drehstuhl setzt. Die Verbindung zum limbischen System bedeutet Einfluss von und auf unsere Gefühle und den Gemütszustand bei aller Motorik. In Verbindung mit dem Hypothalamus werden vegetative Funktionen wie Hunger, Durst, Schwitzen und Blutdruck reguliert und in Verbindung mit dem vestibulären System wird die Orientierung im Raum geregelt. Schließlich gibt es noch eine absteigende Verbindung in der retikulospinalen Bahn zu den motorischen Zellen des Rückenmarks, was den Muskeltonus beeinflusst.

Block II setzt sich zusammen aus den hinteren Teilen des Cortex, d. h. Temporallappen, Parietallappen und Occipitallappen. Diese Teile führen räumliche, visuelle, auditive und taktile Analysen durch. Jede Hemisphäre trägt mit ihrer Analyse und Deutung bei, gemeinsam das räumliche Bild des Körpers und seiner Teile im Verhältnis zueinander und des Körpers im Verhältnis zum Raum aufzubauen. Hier kann geeignete Sinnesstimulierung seitens der Physiotherapeutin das Lernen erleichtern.

Block III besteht aus dem Frontallappen und ist zuständig für übergeordnete kognitive Strategien und Ausführung sowie zeitliche Abfolge und ausgeführte Handlung. All dies basiert indessen auf vorbereiteten Informationen aus tieferen Systemen des Gehirns. Block III steht in Verbindung mit den Absichten, die durch die Sprache vermittelt werden, sowohl im inneren Dialog mit sich selbst wie auch in der eigenen, hörbaren Rede mit anderen Menschen. Es kann deshalb nützlich sein, wenn man den Patienten selbst beschreiben lässt, was er tut um eine bessere Kontrolle über die Ausführung der Aufgabe zu erhalten.

Die Blöcke sind nach Luria hierarchisch in drei Zonen eingeteilt. Die Gliederung der Zonen hängt mit dem Aufbau der Zellen zusammen. Das Sinnesspezifische verringert sich von der primären Zone zur tertiären, wohingegen die Komplexität ihrer psychologischen Funktionen ansteigt (Abb. 5.**2**). Was höher kortikal gelegen ist, ist mehr lateralisiert in den Funktionen. Die tertiären Zonen sind die phylogenetisch jüngsten Teile und werden beim Kind zuletzt in die Gesamtfunktion des Gehirns eingegliedert. Deshalb ist die Lateralisierung beim Erwachsenen mehr ausgebildet als beim Kind. Von der primären zur tertiären Zone erhöht sich die Komplexität betreffend

- Zellaufbau,
- Anzahl Nervenverbindungen mit anderen Teilen des Gehirns und damit auch
- die psychologischen Funktionen der Zone.

Die primären Zonen (Projektionsgebiete gemäß Lurias Terminologie) haben direkten Kontakt zur Außenwelt durch das Sehen, Hören, Tasten und Riechen. Man sieht, hört, tastet und riecht etwas, kann diese Kenntnis aber noch nicht für etwas Zielgerichtetes nutzen. Die elektrische Stimulation der primären Zone erzeugt einfache Erlebnisse von Licht, einem bestimmten Ton oder Berührungserlebnisse auf der Haut. Die Zellen der primären Zone sind im Humunkulus somatotopisch aufgebaut.

Die sekundären Zonen (Assoziationsgebiete) haben keinen direkten Kontakt zur Außenwelt, aber zahlreiche Verbindungen zu anderen Teilen des Cortex. Sie stellen Signale aus verschiedenen Gebieten zusammen, analysieren sie und verleihen ihnen den spezifischen Charakter der betreffenden Sinnesmodalität. Beispielhaft dafür ist, wenn eine Person einen Gegenstand, z. B. einen Stift, erkennt und die Hand richtig formt um ihn zu greifen. Abgesehen davon existiert kein Zeichen dafür, den Stift für etwas Bestimmtes gebrauchen zu können. Hier bewirkt elektrische Stimulation Halluzinationen von kombinierten Sinneswahrnehmungen.

Die tertiären Zonen, die zusammen mit der sekundären den assoziativen Cortex bilden, stellen Informationen aus den sekundären Gebieten zusammen und sind zuständig für die übergeordnete zielgerichtete Steuerung von Verhalten. Ein Beispiel: Eine Person, die einen Stift mit dem richtigen Griff der Hand und Finger gefasst hat, verwendet ihn um ein wichtiges Dokument zu unterschreiben, das sie zuerst genau durchgelesen hat um sich zu vergewissern, dass sie richtig handelt, wenn sie das Dokument unterschreibt. Elektrische Stimulation dieser Gebiete erzeugt komplexe Erlebnisse von Erinnerungsbildern und Geschehnissen.

Eine wichtige Funktion der tertiären Zone ist die Inhibition von Impulsen, die für die aktuelle Aufgabe nicht relevant sind. Wir können uns eine digitale Uhr vorstellen, wo alle Striche vorhanden sind um die Zahlen 1 – 10 zu bilden. Um z. B. die Ziffer 4 zu bilden ist es genauso wichtig die Striche auszuschließen, die zu den anderen Ziffern gehören, wie die Striche, die zur 4 gehören, anzuzeigen.

Ein weiteres Beispiel soll die Funktion der drei Zonen veranschaulichen. Eine Person steht vor der Haustüre mit dem Schlüsselbund in der Hand. Sie *sieht* die Schlüssel in ihrer Hand (Zone 1), sie *versteht* zumindest auf einer sensomotorischen Ebene, dass es Schlüssel sind, die sie in der Hand hält, weil sich die Finger entsprechend formen (Zone 2), sie kann den richtigen Schlüssel *auswählen* und verstehen, dass es die *Funktion* des Schlüssels ist, dass man ihn ins Schloss steckt, um die Türe aufzuschließen und sie kann es in der richtigen Reihenfolge tun (Zone 3).

Motorik ist eine Konsequenz von Wahrnehmung, Entscheidung und Organisation von Bewegungen. Bei Störung der neuropsychologischen Prozesse sollten die Physiotherapeutin und übrigen Personen im Umfeld des Patienten versuchen zu verstehen, welcher Teil des Vorbereitungsprozesses der Motorik nicht funktioniert.

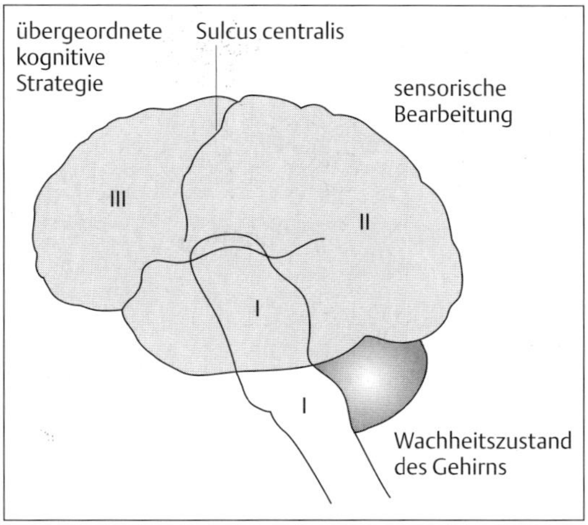

Abb. 5.**1** Einteilung des Gehirns in drei funktionelle Blöcke gemäß Luria (1973).

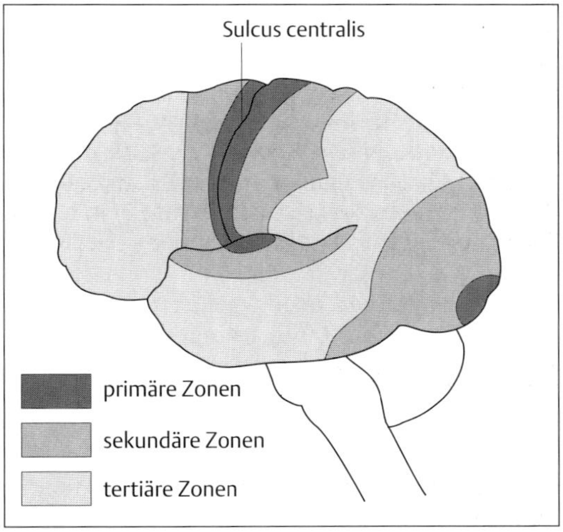

Abb. 5.**2** Einteilung des Gehirns in drei Arten von Zonen gemäß Luria (1973). Die sekundären und tertiären Zonen bilden den assoziativen Cortex.

5.3.1 Wahrnehmung

- Kann der Patient eingehende Signale adäquat deuten?
- Wie sieht die Wirklichkeit des Patienten aus?
- Hat er nur begrenzten Zugang zu Rezeptorinformationen?
- Wie fühlt sich sein Körper an? Schmerzen? Steifheit? Schwäche? Zittern? Angenehm?
- Welche Möglichkeiten glaubt er mit seinem Körper zu haben?

Die Ursache der Störung muss nicht ein Hirnschaden sein. Eine starke Fußgelenksverstauchung kann schon genügen um die zentralen Programme lahm zu legen. Anhaltende Rückenschmerzen verschlechtern die posturale Kontrolle und führen zum Erlernen von Schutzreaktionen, wenn die Unterlage verändert wird. Der Patient hat vielleicht keine genügend gute kinästhetische Wahrnehmung der Bewegung, obwohl die Nervenbahnen intakt sind. Beim Training kann man sich die Kenntnis der Abbildung des Körpers im Homunkulus zu Nutze machen. Zunge, Gesicht, Hände und Füße haben eine überproportional große Projektion im Gehirn. Es ist sinnvoll zu Beginn gerade diese Körperteile bewusst zu machen, zu bewegen und zu visualisieren, wenn die Körperwahrnehmung trainiert werden soll oder wenn übermäßig viel Rezeptorinformation aus schmerzenden Muskeln in Nacken oder Schultern vorliegt. Die Abbildung der Körperwahrnehmung scheint dann auch im Homunkulus besser integriert werden zu können. Feldenkraisübungen und Erdungsübungen beinhalten diese Methodik.

5.3.2 Entscheidung

Kann der Patient entscheiden, welche Motorik welchem Stimulus folgen soll? Grundlage dafür sind Aufmerksamkeit, Entspannung und die Fähigkeit die Umwelt richtig zu deuten. Kann er z. B. einer Instruktion folgen und danach die richtige Körperbewegung ausführen?

5.3.3 Ausführung

- Versteht der Patient, in welcher Abfolge die Bewegung ausgeführt werden soll?
- Haben die Teile des Gesamten einen Zusammenhang für den Patienten?
- Sieht er einen Sinn, eine Funktion in dem, was er tun soll?
- Versteht er z. B., dass der Brief zuerst in den Umschlag gelegt und danach der Umschlag zugeklebt werden soll?

Literatur

Ayres J. Bausteine der kindlichen Entwicklung: Die Bedeutung der Integration der Sinne für die Entwicklung des Kindes. 3. Auflage. Berlin: Springer; 1998.

Frostig M. Bewegungserziehung: Neue Wege der Heilpädagogik. Basel: Reinhard; 1975.

Holle B. Die motorische und perzeptuelle Entwicklung des Kindes. München: Psychologie-Verlags-Union; 1988.

Luria AR. The working brain. London: Penguin Books Ltd; 1973.

Marteniuk RG: Motor skill performance and learning: considerations for rehabilitation. Physiotherapy Canada, 1979: vol 31; 4.

Piaget J. Das Erwachen der Intelligenz beim Kinde. 3. Auflage. Stuttgart: Klett-Cotta; 1991.

Springer S, Deutsch G. Linkes-Rechtes Gehirn. Heidelberg: Spektrum der Wissenschaft; 1987.

6 Sensomotorische Entwicklung und Integration

Erleben ist zu entdecken ist zu verstehen. Und das ist Wissen.
Jean Piaget

6.1 Motorische Entwicklung

Frühere Modelle von motorischer Entwicklung basieren auf der Reifung des Nervensystems, wobei die sukzessive Myelinisierung als wichtiger Faktor angesehen wurde. Man ging davon aus, dass die jeweilige Körperposition sowie die grob- und feinmotorischen Funktionen sich vollständig entwickeln – und die vorangegangene Entwicklungsstufe, die eventuell mit Reflexen verbunden war, sich zurückbildet – bevor der nächste Entwicklungsschritt erfolgt. Systemtheoretisches Denken leugnet nicht das Vorkommen von Reflexen, aber sie werden ganz einfach als eine von vielen Strategien angesehen um Haltung und Bewegung zu beeinflussen.

> Die heutigen Modelle zur motorischen Entwicklung betonen die muskuloskelettären Verhältnisse, abgesehen davon, dass es ein zentrales Programm gibt, das eine richtungsspezifische Antwort für die Grundmotorik gibt. Durch das tägliche multisensorische Zusammenspiel des Kindes mit der Umwelt wird die Koordination dieser Muskelreaktion moduliert und fein geschliffen (Forssberg u. Hirschfeld 1992).

Angeborene und gelernte sensomotorische Strategien gehen nicht nur aus zentralen Programmen und sensorischem Input hervor, sondern entstehen um die Freiheitsgrade im muskuloskelettären System zu begrenzen und um das funktionelle Ziel zu optimieren (Horak 1992, Hirschfeld 1999). Das Kleinkind hat Zugang zu einer sehr großen Variation von Muskelantworten, die noch nicht auf spezifische Verhältnisse in der Umgebung bezogen sind. Nach und nach, vom Alter von 9–10 Monaten bis zum zweiten Lebensjahr, werden die am besten funktionierenden Antworten ausgewählt (Brogren 1999). Das ZNS will nämlich den kürzesten Weg zwischen den Körpersegmenten durch möglichst niedrige Muskelaktivität bahnen um trotzdem das funktionelle Ziel erreichen zu können. Die spontane Motorik des Kindes beinhaltet viel Aktivität sowohl im Agonisten wie im Antagonisten, da die *Integration* des Tonus in verschiedenen Lagen trainiert wird, d.h. ein Koordinationstraining in jeder neuen Stellung. Dies ist ein sensomotorischer wie auch ein psychomotorischer Prozess.

Das Kind interagiert mit der Umgebung, sucht den lustvollen Kontakt zu Mutter und Vater und zu seinem Spielzeug. Ohne diese notwendige liebevolle Interaktion verkümmern die Bewegungslust des Kindes und sein inneres Leben langsam, aber sicher. Diese Tatsache ist durch Forschungsarbeiten belegt, die jedoch außerhalb des Rahmens dieses Buches liegen. Schon sehr bald nach der Geburt wendet sich der Säugling Geräuschen und sich bewegenden Gegenständen zu (von Hofsten 1980). Das Kind fühlt, welche Form ein Gegenstand hat, lernt Distanzen zu beurteilen, vielleicht zuerst dadurch, dass es wehtat, z. B. wenn es aufstand und sich den Kopf an einem Stuhl stieß. Es sieht den Ball und rennt, um ihn zu fangen. Allmählich lernt das Kind die Motorik besser anzupassen, indem es Abstände zwischen Gegenständen und dem eigenen Körper beurteilen kann. Ein motorisches Körpergedächtnis – ein *Körperschema* – hat sich entwickelt und eine motorische Planung wird möglich.

> Durch das körperliche Wachstum verändern sich die biomechanischen Voraussetzungen für Bewegung und es sind v.a. diese, welche die stufenweise motorische Entwicklung fördern, nicht die Steuerung durch Reflexe (Kugler et al. in Horak 1992).

Diese Beschreibung illustriert, wie die Umwelt, die Lust und das muskuloskelettäre Wachstum des Kindes den Ausgangspunkt schaffen für die motorische Entwicklung gemäß dem systemischen Denken. Das Kind hat Erfolg und Misserfolg, geht zurück in der Entwicklung einer gewissen Funktion, wenn eine andere trainiert wird und hat wieder Erfolg usw. (Shumway-Cook u. Woollacott 1985).

In dieser Entwicklung bedeutet Bewegung ebenso unnötige Muskelaktivität zu inhibieren, wie die Bewegung hervorzubringen. Eine Kombination von Stabilität und Mobilität wird angestrebt. Das bedeutet eine motorische Kontrolle des inneren Verhältnisses der Körpersegmente betreffend Sequenz, Kraft und Geschwindigkeit. Es beinhaltet auch die Kontrolle der Körpers, der bei verschiedenen Lageverschiebungen im Verhältnis zum Raum bewegt wird.

Das Kleinkind entwickelt folgende Fähigkeiten:
- Eine Position gegen die Gravitation halten,
- den Schwerpunkt innerhalb der Position verändern, zuerst nur durch Schwerpunktverschiebungen in verschiedene Richtungen, dann zusammen mit bilateralen symmetrischen Bewegungen, verschiedenseitigen Bewegungen und danach reziproke Bewegungen der Extremitäten,
- zwischen verschiedenen Positionen wechseln,
- sich auf ebener und unebener, auf fester oder beweglicher Unterlage im Raum verschieben.

Je mehr mobile Segmente in die Bewegung involviert sind, desto mehr Aufrichtung gegen die Schwerkraft ist erforderlich und desto größer werden die Ansprüche an die posturale Kontrolle.

6.2 Was wird von der posturalen Kontrolle in jedem Entwicklungsstadium verlangt?

Wenn man weiß, wie sich die motorische Kontrolle beim Kind entwickelt, erhält man eine Übersicht über die Teilkoordinationen, die auch beim Erwachsenen mit gestörter Motorik trainiert werden können. Es handelt sich dabei nicht darum, der motorischen Entwicklung wie sie beim Kind abläuft in genau der gleichen Reihenfolge zu folgen. Das zentrale Programm ist bereits ausgebildet, aber die Fragen, die sich die Physiotherapeutin stellen muss, sind: *Wie* ist es automatisiert? Welche Komponenten der posturalen Kontrolle sind eventuell abweichend? (Siehe Kapitel 8 Bewegungsanalyse und Fazilitation von Grundmotorik)

Die meisten Übungsvorschläge für den Erwachsenen werden im Stehen, Sitzen oder auch im Liegen ausgeführt. Durch Variation der Übungen und indem mehr Bedeutung gelegt wird auf Übungen in Bauchlage, im Liegen, seitlichen Liegen und auf allen Vieren, mit Rotationen dazwischen, ergeben sich auch für den Erwachsenen größere Möglichkeiten die unendlichen Bewegungsmöglichkeiten des eigenen Körpers zu entdecken. Räumliche Dimensionen und koordinative Möglichkeiten wie
- auf – ab,
- vorwärts – rückwärts,
- die Stützfunktion der Hand in Kombination mit der Bewegung der Schulter,
- die Koordination von Auge und Hand sowie von Auge und Nacken und
- die Koordination der Zehen und des Beckens

können wieder entdeckt und zu Bewegungsbewusstsein und Bewegungsfreude zusammengefügt werden.

Sophie Levitt (1977) hat einige wichtige „Gedächtnisstütze" der posturalen Kontrolle in jeder Ausgangslage beschrieben. Diese werden am Schluss der entsprechenden Entwicklungsphase zusammengefasst.

6.3 Vergleich der Koordination des Kindes und des Erwachsenen

In den Abb. 6.**1** bis 6.**4** können wir der motorischen Entwicklung des Kindes folgen. Die Beschreibung ist konzentriert auf die Koordination von Schulter und Becken, so wie sie sich durch das Abstoßen mit Hand oder Fuß entwickelt. Die Darstellung baut auf meiner Deutung der Arbeiten von Levitt, Bobath, Hirschfeld und Klein-Vogelbach. Einige Entwicklungsphasen werden gemäß Jandas Überlegungen mit der erwachsenen Koordination verglichen.

Beim Erwachsenen mit lokalen Belastungsschäden scheint das Training von Muskelkoordination und posturaler Kontrolle viel eher ein gutes Rehabilitationsresultat zu liefern, als bloßes Bewegungs- und Krafttraining. Neuere Forschungsarbeiten belegen meine Erkenntnis aus der praktischen Erfahrung. Bei orthopädischer Rehabilitation von Personen mit Kreuzbandschäden wurde das Behandlungsresultat im Vergleich zum traditionellen Bewegungs- und Krafttraining schneller und dauerhafter erreicht, wenn ein grundlegendes posturales Training eingesetzt wurde (Zetterström 1999, Henriksson 1999).

Vojta hat gezeigt, wie man seines Erachtens vererbte Programme hervorrufen kann, um durch diese automatische Haltungs- und Bewegungsaktivität an die posturale Kontrolle und Koordination heranzukommen. Das Programm wird im Liegen ausgeführt und beinhaltet fokussierende Augenbewegungen zur Seite, was Wendungsbewegungen in Rumpf und Extremitäten auslöst. Eine Studie an neurologisch behinderten Erwachsenen erwies, dass sie durch Selbsttraining gemäß Vojta Gewinne in der Koordination erzielen konnten.

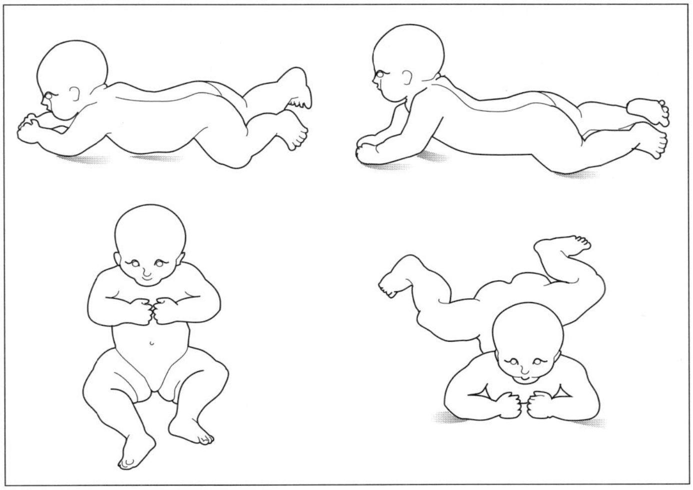

Abb. 6.**1** Posturale Fähigkeit in eigener spontaner Aktivität im Alter von 3–6 Monaten.

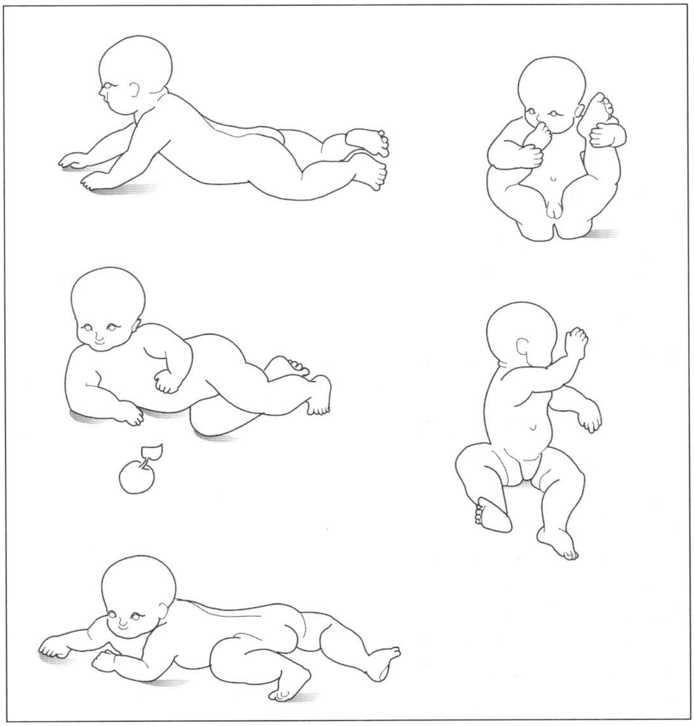

Abb. 6.**2** Posturale Fähigkeit in eigener spontaner Aktivität im Alter von 6–9 Monaten.

Das zeigte sich in neu erworbenen Fähigkeiten, z. B. Kartoffelschälen, Zuknöpfen von Knöpfen sowie verbesserter Atmung und Gang (Bäckström u. Swanberg 1999).

Der tschechische Arzt Janda war mit seinen Überlegungen seiner Zeit voraus: „...(ich) behaupte, dass jede lokale Schädigung mehr oder weniger deutliche Veränderungen der Funktion des gesamten Systems verursacht. Das heißt, dass jede lokale Störung oder Schädigung der Bewegungsorgane zu Kettenreaktionen führt, welche die ganze Motorik betrifft. Auf dem Hintergrund meiner neuen Erkenntnisse darüber, wie das Nervensystem funktioniert, kann dies heute besser verstanden werden“ (Janda 1978 in Korr). Janda hat in seinen frühen Arbeiten der 60er- und 70er-Jahre gezeigt, wie gewisse Muskelgruppen bei Überbelastung oder Schmerz mit Verkürzung und andere wiederum mit Schwächung reagieren (Carstensen 1987, Janda 1984).

In späteren Arbeiten hat er Bewegungsmuster mit EMG an gesunden Versuchspersonen und Per-

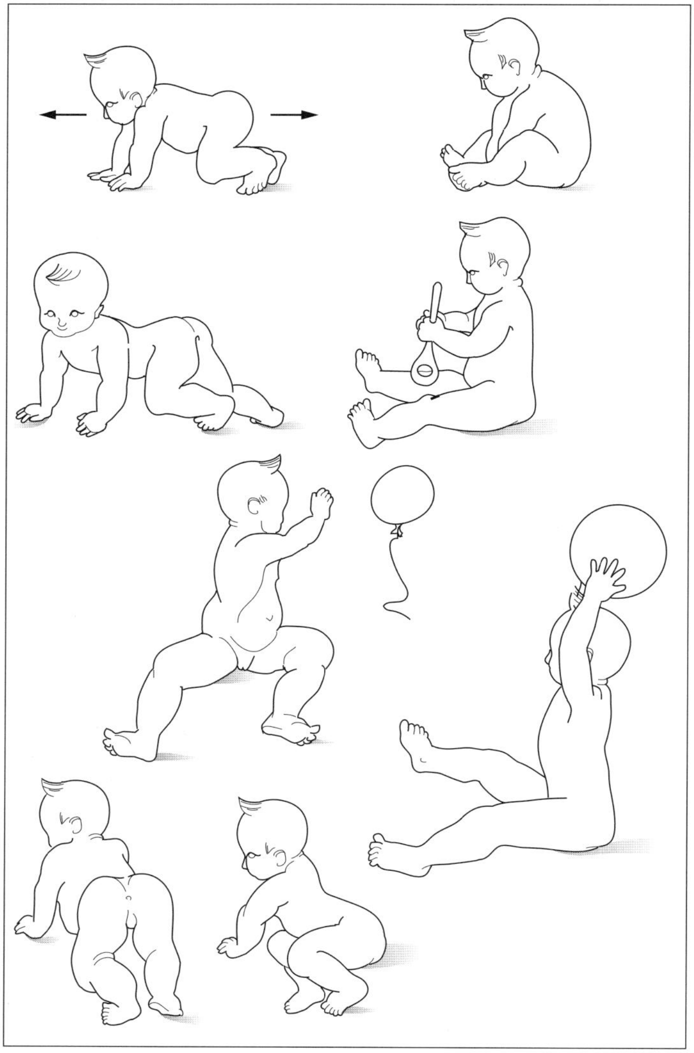

Abb. 6.**3** Posturale Fähigkeit in eigener spontaner Aktivität im Alter von 9–12 Monaten.

sonen mit chronischen Schmerzen in Rücken und Nacken untersucht. Letztere waren jedoch zum Zeitpunkt der Untersuchung schmerzfrei. Die Teilnehmer führten Armabduktion und Hüftextension in der Bauchlage aus. Er fand heraus, dass die gesunden Versuchspersonen zuerst die beabsichtigte Muskelgruppe sowie Rückenmuskeln auf der entgegengesetzten Seite aktivierten, die zweite Gruppe aber Muskeln auf derselben Seite wie die bewegte Extremität. Einige Patienten aktivierten zuerst den M. trapezius auf der gleichen Seite, obwohl die Aufgabe darin bestand, die Hüftextensoren zu aktivieren. Die ganze Koordination der posturalen Funktionen war gestört. Man kann sich gut vorstellen, dass es das Gleichgewicht negativ beeinflusst, wenn die Belastung in der Extremität ausreichend groß ist. Eine lokale Überbelastung eines einzelnen Segments kann dann auftreten, wenn es längere Zeit bestehen bleibt und die komprimierende Kraft ausreichend groß ist.

Eine in diesem Buch aufgestellte *Hypothese* ist, dass die Koordination beim Erwachsenen mit Komponenten aus dem Entwicklungsstadium des Kindes, wo die Tonusnormalisierung des Erwachsenen stehen geblieben ist, trainiert werden kann. Wir denken so, wenn wir mit kleinen Kindern umgehen. Wir verlangen nicht von einem Einjährigen, dass er auf einem Bein stehend einen Ball werfen kann. Wir erwarten nicht vom Dreijährigen, dass er während mehrerer Stunden stillsitzen und einen Vortrag anhören mag. Wir wissen, dass sein Tonus, seine muskuläre Ausdauer und Konzentration nicht reif dafür sind.

Und wer mit einem von Geburt an behinderten Kind zu tun hat, hat gelernt, was er verlangen und ungefähr erwarten kann von der Motorik, damit

Abb. 6.**4** Posturale Fähigkeit in eigener spontaner Aktivität im Alter von 1–4 Jahren.

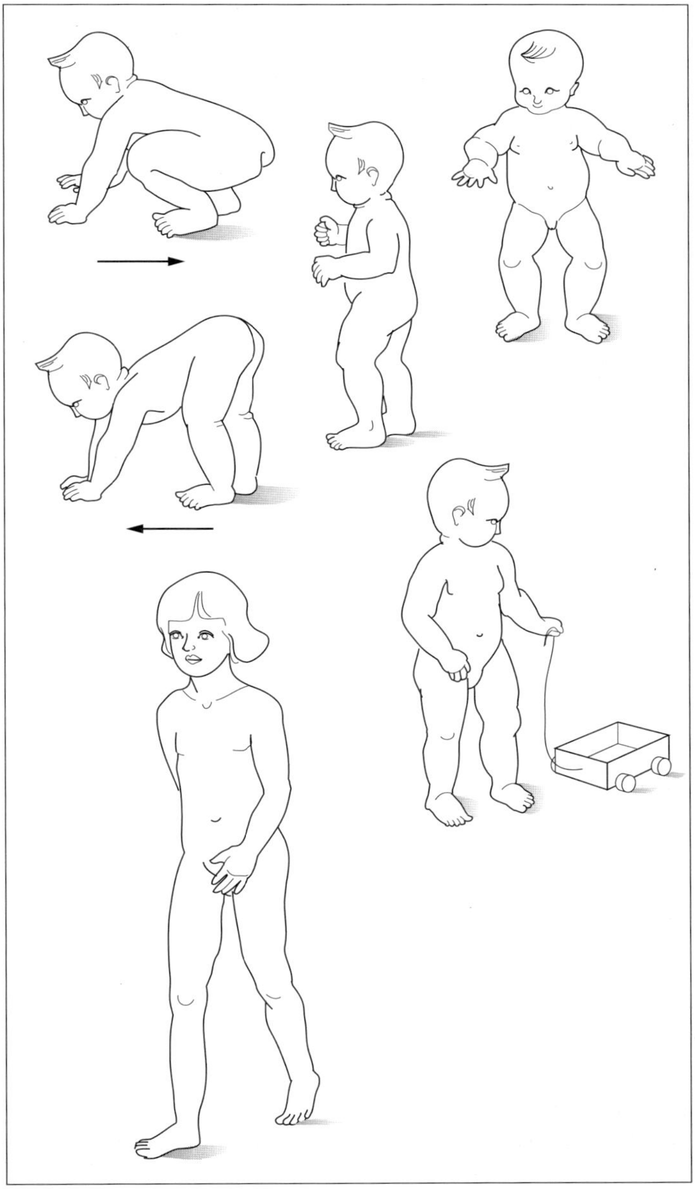

das Kind nicht den Mut verliert beim Lernen. Gleichzeitig braucht es seinem Alter entsprechende psychische Stimulation.

So denken wir innerhalb der psychiatrischen und psychosomatischen Physiotherapie, wo basales Training der Körperwahrnehmung ein grundlegendes Training ist um erhöhte Sicherheit und persönliche Verankerung zu bieten. Wir beobachten die Fähigkeiten des Patienten den Kontakt zur Unterlage in verschiedenen Positionen zu fühlen; Erdung, sich um senkrechte Achse des Körpers orientieren, das Bewegungszentrum des Beckens erleben und den Atemrhythmus im Zusammenspiel mit den Bewegungen fühlen.

So denken wir, wenn wir Patienten mit erworbenen neurologischen Schäden im Erwachsenenalter behandeln. Wir beurteilen ihre Fähigkeit zu posturaler Kontrolle, Tonusnormalisation in verschiedenen Positionen und die selektive willkürliche Motorik mit beibehaltener guter posturaler Kontrolle.

Wenn wir Patienten mit Belastungsschäden in den Bewegungs-Stützorganen begegnen, scheint es günstig die Bewegungen und Stellungen der

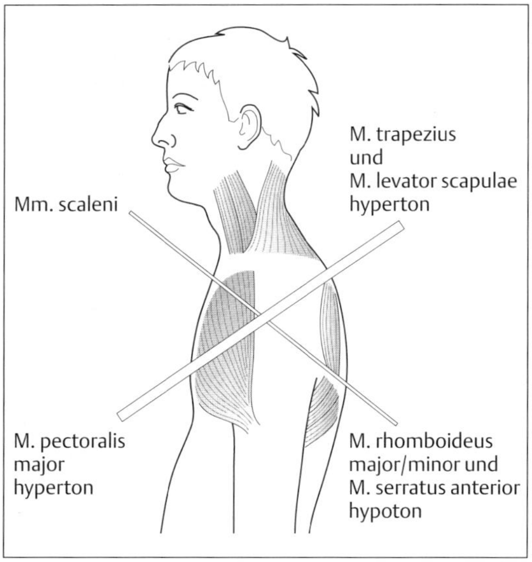

Abb. 6.**5** Gekreuztes Schultersyndrom (nach Janda 1978).

Grundmotorik zu beobachten. Es scheint deshalb günstig, weil erweiterte Kenntnisse über sensomotorische Entwicklung und posturale Kontrolle im Besonderen, verbesserte Behandlungsmöglichkeiten für diese Gruppe von Patienten bietet. Es existieren dazu aber noch zu wenige Forschungsarbeiten, auf die wir uns stützen könnten um diese Annahme zu belegen.

6.3.1 Flexionsmuster

Die Motorik des Neugeborenen ist gebunden an Flexionsmuster. Der Thorax hat eine runde Form, was bedeutet, dass wenn wir das Kind auf den Rücken legen, es dann auf der ebenen Fläche balancierend zu liegen kommt. Das Kind arbeitet mit Bauch- und Halsmuskeln um in derselben Stellung liegen bleiben zu können. Das Becken ist nach hinten gekippt und die Spitzen der Schulterblätter lateral angewinkelt. Die Cavitas glenoidale ist mehr frontal gestellt und der Humerus steht in einer mehr nach innen rotierten Lage als beim Erwachsenen. Das Kind kann sich noch nicht auf die Arme abstützen, da der Extensortonus im Rumpf noch nicht in seine Koordination integriert worden ist.

Gekreuztes Schultersyndrom nach Janda

Die Flexionsstellung des Kindes im thorakalen Rückenabschnitt, welche die Stabilisation der Schulter verunmöglicht, kann mit einem runden Thorakalrücken beim Erwachsenen verglichen werden. In senkrechter Position ergibt dies eine schlechte Ausgangslage für die unteren Skapulastabilisatoren und für die Kraftentwicklung im Arm bei der Bewegung. In vielen Fällen ist sogar eine Flügelskapula zu sehen (häufiger jedoch in Kombination mit einem hyperextendierten oberen Thorakalrücken). Die Schwäche der Schulterstabilisatoren (mittlerer und unterer Trapezius, Serratus anterior und Rhomboideen) und der tiefen Nackenflexoren führt dazu, dass Nacken und Kopf nach vorne geschoben werden. Die gesamte Koordination zwischen Nacken, Schulter und Arm werden verschlechtert. Oft ist auch eine Härte der folgenden Muskeln zu beobachten:
- M. levator scapulae,
- M. scaleni und M. sternocleidomastoideus,
- M. trapezius descendens,
- M. pectoralis major und minor.

Diese Haltung führt zu einer Überbelastung der zerviko-kraniellen und zerviko-thorakalen Übergänge sowie zu verringerter stabilisierender Kraft im gleno-humeralen Gelenk. Janda nennt dies das gekreuzte Schultersyndrom (siehe Abb. 6.**5**).

6.3.2 Extensionsentwicklung

Die Aufrichtungskoordination und die posturale Entwicklung beginnen mit der Extension in der Sagittalebene von der Bauchlage aus. Die Extensionsentwicklung geschieht durch das Heben des Kopfes sowie das Abstoßen der Hände und Füße von der Unterlage. Durch den Druck der Hände gegen die Unterlage werden die Scapulae gegen die Thoraxwand stabilisiert. Während das Kind dieses Abstoßen ständig wiederholt, bewegt sich die Scapula medial gegen die Columna und der Thorax erhält einer ovalere Form. Der Kopf wird in einer Linie mit der Columna aufrecht gehalten. Am Anfang sinkt das Kind wieder auf den Bauch, wenn es gleichzeitig versucht den Kopf zu drehen und die unterarmgestützte Haltung beizubehalten. In der Lage der Scapula gegen den Thorax liegt die Voraussetzung für eine gute Stabilisierung und ein Gegengewicht zur Bewegung des Arms.

Das Kind kann allmählich den Kopf aufrecht halten, den einen Arm bewegen und gleichzeitig den Kopf nach verschiedenen Richtungen drehen. In dieser unterarm- oder handgestützten Lage auf dem Bauch kann das Kind nun Stabilität und Mobilität im oberen Teil des Körpers vereinen.

6.3.3 Bauchlage

In Bauchlage liegt das Kind und trainiert das Abstoßen mit den Füßen und versucht sich auf alle Viere aufzurichten. Dieses Aufrichten geschieht gewöhnlich durch Abstoßen mit beiden Händen, was bewirkt, dass das Gesäß sich aufwärts-rückwärts aufstellt. Es kann auch durch die Amphibienreaktion geschehen, wenn der Kopf zur Flexionsseite gedreht wird, der Arm wird gebeugt und die Hand sich schräg nach hinten abstößt, das Becken nach hinten kippt, was den Impuls zur Hüftflexion gibt, Knie und Fuß werden eingesetzt, die andere Hand schiebt das Gewicht hinüber zu gleichmäßigem Stand auf allen Vieren, wo das Becken in der Neutralstellung steht oder ein bisschen nach vorne gekippt ist.

6.3.4 Auf allen Vieren

Auf allen Vieren schaukelt das Kind vorwärts, rückwärts und seitwärts, hebt den einen Arm, stabilisiert mit dem anderen, hebt ein Bein, bewegt es nach verschiedenen Richtungen, was der anderen Beckenhälfte und Hüfte posturale Stabilisation bietet. Nun hat das Kind eine gute Extension im ganzen Rücken, was die Möglichkeit des Beckens zu vertikaler Lage vorbereitet.

Wichtige Faktoren für eine gute posturale Kontrolle in Bauchlage

Dazu gehören: das Liegen auf dem Bauch, gestützt auf die Unterarme oder Hände, Stand auf allen Vieren, krabbeln und halber Kniestand mit aufgestützten Händen.

- *Kopfkontrolle*: Den Kopf gegen die Schwerkraft halten können und gleichzeitig in alle Richtungen bewegen können, ohne dass Rumpf und Arme sich bewegen.
- *Schulterstabilisation*: Den Körper mithilfe des Schultergürtels aufrecht tragen können, teils bilateral, teils unilateral mit anderer Aktivität im entgegengesetzten Arm.
- *Beckenstabilisation*: Den Körper mithilfe der Muskelaktivität in LWS-Becken-Hüfte aufrecht tragen können, teils bilateral, teils unilateral mit Bewegungen im anderen Bein.
- *Gleichgewichts-* und *Schutzreaktionen* (siehe Kap. 4).
- *Auge-Hand-Koordination*.

Wichtige Faktoren für eine gute posturale Kontrolle in Rückenlage

Dazu gehören: das Liegen auf dem Rücken inklusive Heben des Kopfes, Heben des Beckens bei angewinkelten Beinen und das Aufrichten zum Sitzen.

- *Schulterstabilisation*, um Gegenstände zu bewegen und versetzen: Schultern und Brustkorb stillhalten, wenn ein Arm oder eine Hand bewegt wird oder ein Gegenstand aufgehoben wird.
- Auge-Hand-Koordination.
- *Beckenstabilisation* bilateral: LWS-Becken stillhalten können, aber nicht fixiert, wenn Fuß, Knie oder Hüfte bewegt wird und unilateral, wenn ein Bein in Flexion-Extension, Abduktion-Adduktion bewegt oder nach innen/außen rotiert wird.
- Heben des Kopfes mit zur Brust gezogenem Kinn, diese Position einen kurzen Moment halten können. Den Kopf in alle Richtungen bewegen können, ohne Mitbewegungen von Rumpf oder Armen.
- *Wenden* von Seite zu Seite.
- Aufrichten zum Sitzen: via Seitenlage und gerade noch oben mit stabilisiertem LWS-Becken.

6.3.5 Koordination beim Wenden

Wenn das Kind in Seitenlage platziert wird, will es den Kopf heben um die Augen waagerecht zu halten. Vom Nacken aus wird dann eine Bewegung ausgelöst, die den oberen Teil des Körpers und die Arme in eine Linie mit dem Kopf verschiebt. Das geschieht am Anfang en bloc, geht aber sukzessive in eine Rotation über. In der vertikalen Ebene bleibt diese Blockbewegung während des ersten Jahres erhalten, wenn der Gang noch immer digitigrad ist, d. h. die Zehen werden vor der Ferse abgesetzt. Damit sich das Kind ganz wenden kann, muss die Rotation im Oberkörper von einer Mitbewegung in der LWS gefolgt sein, die wiederum eine Bewegung aktiviert, die versucht, das Becken in eine Linie mit dem Brustkorb und dem Kopf zu bringen.

Beim Erwachsenen mit normaler, voll entwickelter Extensionsfähigkeit des Körpers kann die Wendung auf verschiedene Arten erfolgen, z. B.

- Der Kopf wird angehoben und Kopf, Rumpf und Armen rotieren.
- Von den unteren Extremitäten aus, die Füße stoßen ab, das Becken kippt nach vorne.
- Oberer und unterer Rumpf wird gleichzeitig mit Armen und Beinen ohne Rumpfrotation bewegt.

Wenn das Kind sich wendet, wird die posturale Kontrolle in der Frontalebene durch seitliches Beugen des Rumpfes entwickelt. Es entsteht eine Verlängerung des Rumpfes und Nackens auf der Stützseite und eine Verkürzung auf der unbelasteten Seite. Wenn das Kind auf der Seite liegt, wird die Koordination von verschiedenen Beckenkippungen und Rotation in der oberen und unteren Beckenhälfte trainiert. Durch die Beckenbewegungen nimmt der Bewegungsradius der Beine zu und das Hüftgelenk kann wie vorgesehen als Kugelgelenk genutzt werden.

In der Seitenlage wird eine Beindifferenzierung zwischen oberem und unterem Bein so trainiert, dass das obere eher gebeugt und das untere eher gestreckt wird. Das untere Bein ist das stützende, das obere das bewegliche. Vergleiche Standbein und Spielbein beim Gangzyklus. Wenn das Kind sich auf beide Seiten gleich gut wenden kann, „geht" es sozusagen über die Körpermitte zur anderen Seite.

Wichtige Faktoren für eine gute posturale Kontrolle in Seitenlage

- Verlängerung des Rumpfes auf der Stützseite und Verkürzung auf der unbelasteten Seite.
- *Beckenmobilität* und *-stabilität* in Flexion, Extension und Rotation.
- *Schulterstabilisation* der unteren Schulter, damit gleichzeitiges Stützen auf den Unterarm und Bewegung des oberen Armes möglich wird.

6.3.6 Sitzen

Im Sitzen wird unter Belastung das Kippen des Beckens nach vorne trainiert. Dies ist eine Voraussetzung für das Aufrichten zum Stand. Hier wird die posturale Kontrolle durch Rotation zwischen den Körpersegmenten in vertikaler Lage entwickelt.

Zuerst kann das Kind sitzen und symmetrische, bilaterale Bewegungen mit den Armen ausführen, z. B. mit beiden Händen auf den Ball vor sich schlagen. Danach kann der eine Arm reglos sein, während der andere die Bewegung ausführt, eine unilaterale Bewegung. Allmählich werden reziproke Bewegungen möglich; beide Arme bewegen sich, aber in verschiedene Richtungen, z. B. einen Ball schräg nach vorne werfen – nach rechts mit der rechten Hand, während der linke Arm sich nach hinten bewegt um ein Gegengewicht zur Bewegung zu bilden.

Wichtige Faktoren für eine gute posturale Kontrolle im Sitzen

- *Kopfkontrolle* in vertikaler Lage. Der Kopf soll in Position gehalten und in alle Richtungen bewegt werden können, ohne Mitbewegungen von Rumpf und Armen.
- *Schulterstabilisation*, damit Arm und Hand in normaler Auge-Hand-Koordination in alle Richtungen verwendet werden können.
- Balancieren von Rumpf und Becken in aufrechter Stellung gegen die Oberschenkel, sitzen können mit vertikal gestelltem Becken über horizontal gestellten Oberschenkeln.
- Normale *Gleichgewichts-* und *Schutzreaktionen* in alle Richtungen.

6.3.7 Stehen

Im Stehen werden genau wie in den übrigen Positionen Gewichtsverlagerungen in verschiedene Richtungen trainiert um eine Kombination von Stabilität und Mobilität zu erreichen. Die Auge-Hand-Koordination wird geübt.

6.3.8 Gehen

Das Kind hat in den ersten beiden Lebensjahren einen sog. digitigraden Gang, d. h. der ganze Fuß wird abgesetzt oder die Zehen vor der Ferse. Die Bewegung wird von Hüfte und Becken ausgelöst und sieht wiegend aus. Später wird der plantigrade Gang entwickelt, was bedeutet, dass die Ferse zuerst abgesetzt und das Gewicht nach vorne über den Fuß gerollt wird (Forssberg 1983).

Beim normal entwickelten Erwachsenen beginnt der Gangzyklus mit Gewichtsverlagerung zur Stützseite und Abstoßen von der großen Zehe, was eine fortlaufende Rotation des Körpers in extendierter Lage bewirkt. Der Gang des Menschen mit alternierenden Beinbewegungen in aufrechter Stellung ist nur möglich dank der Rotation in der longitudinalen Achse. Ohne diese Rotation wären wir abhängig von einem eher vogelähnlichen Hüpfen oder einem Wiegen nach vorne. Das Skelett hat sich während der Entwicklung zur für den Menschen typischen nach innen geneigten Stellung von Femur zum Hüftgelenk geformt, was bewirkt, dass der Fuß nahe der Mittellinie platziert wird. Die Rotation in der Körperlängsachse wird ermöglicht.

Im Fuß geschieht eine Pronation und Plantarflexion, wodurch die Innen- und Außenrotation des Hüftgelenks während des Abrollens stimuliert wird. Diese Kraft führt das Spielbein einen Schritt nach vorne. Die Außenrotation der Hüfte des Spielbeins ist eine funktionelle Anpassung an die Innenrotation der Hüfte des tragenden Beines und hilft zusätzlich das Bein nach vorne zu treiben. Die Beckenhälfte des Spielbeins wird im Verhältnis zum Raum nach vorne rotiert und die Beckenhälfte des Standbeins wird nach hinten rotiert. Die Rotation des Thorakalrückens ist eine Fortsetzung der Innenrotation der Standbeinhüfte. Diese Rotation ist jetzt in entgegengesetzte Richtung zum Becken umgekoppelt worden und ist im Grunde eine Gleichgewichtsreaktion. Die Armbewegungen folgen der Rotation des Oberkörpers und sollen die Gehbewegung nicht vorwärts treiben. Beim ipsilateralen Aufsetzen der Ferse ist der Arm nach hinten gestellt, beim kontralateralen Aufsetzen der Ferse wird er nach vorne geführt.

Gekreuztes Hüftsyndrom nach Janda

Wenn das Becken nach hinten gekippt ist, sind keine langen Schritte möglich, vergleiche die beiden Abb. 6.**6a** u. **b**. Die Hüftextensoren können das Ileum nicht nach vorne ziehen und den Femur im Schritt nach hinten ziehen. Oder umgekehrt – wenn die Hüftextensoren schwach sind, vermögen sie es nicht, das Ileum nach vorne zu ziehen und der Schritt wird kurz.

Der Körper wird nicht genügend über den Femur extendiert, der auch nicht voll extendiert wird. Diese Haltung wird in Kombination mit straffen Hüftflexoren und lumbalen Streckern und schwacher Bauchmuskulatur beobachtet. Im lumbalen Teil können die hyperaktiven Muskeln zu Irritation in den periartikulären Strukturen wie Ligamenten und Faszien führen. Schwäche des M. glutaeus medius wird mit angespannten M. quadratus lumborum, M. tensor fascia lata und/oder Hüftadduktoren kompensiert. Im Stehen beinhaltet eine übertriebene Kippung des Beckens nach vorne oder hinten kompensatorische Veränderungen in übrigen Teilen des Körpers um das Gleichgewicht gegen die Schwerkraft zu halten. Man hat also jeden Grund um bei Nackenproblemen auch die Koordination weiter unten sowohl in der LWS-Becken-Hüfte wie auch im Fuß zu analysieren. Diese gestörte Koordination nennt Janda das gekreuzte Hüftsyndrom (Abb. 6.**7**).

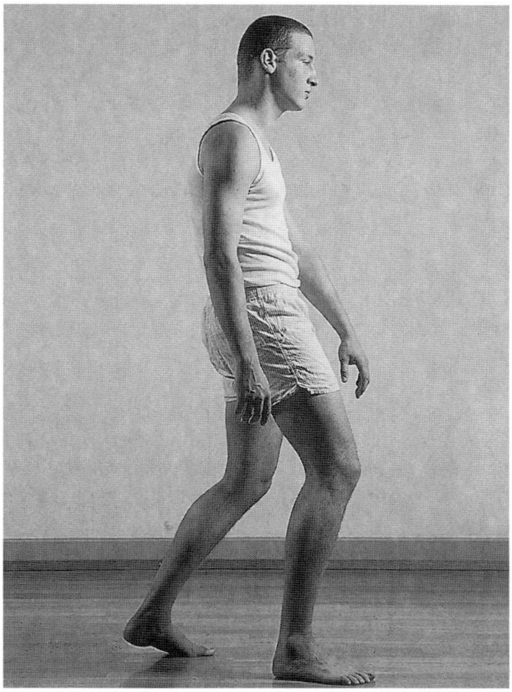

a

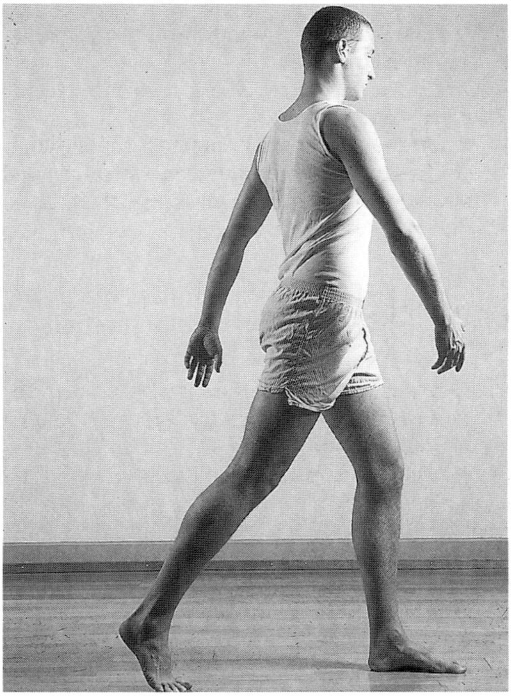

b

Abb. 6.**6a** u. **b** Mit nach hinten gekipptem Becken kann der Schritt nicht seine volle Länge erreichen. Bei einem langen Schritt kann der Körper voll rotiert, der Rumpf extendiert werden und die Arme können der Rotation des Oberkörpers folgen, dank der Kippung des Beckens nach vorne.

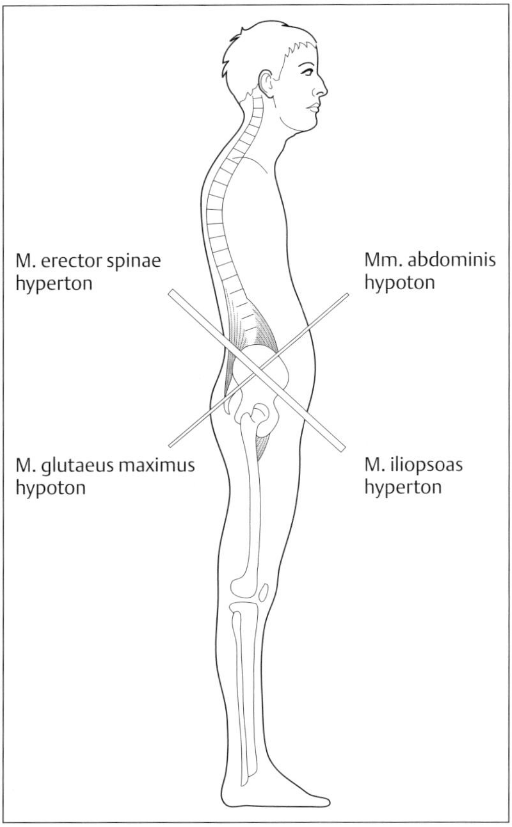

Abb. 6.**7** Gekreuztes Hüftsyndrom (nach Janda 1978).

Wichtige Faktoren für eine gute posturale Kontrolle im Stehen und Gehen

- Vertikale *Kopfkontrolle*, der Kopf soll in Position gehalten und in alle Richtungen bewegt werden können, ohne Mitbewegungen von Rumpf und Armen.
- Balancierung des Beckens in vertikaler Stellung gegen extendierte Oberschenkel und extendierten Rumpf.
- Extendierte Knie, die Hüften in einer Linie mit den Füßen.
- *Gleichgewichtsreaktionen* in alle Richtungen unter Beibehaltung des Fußkontakts auf beiden oder auf einem Bein. Gewichtsverlagerungen in alle Richtungen und in allen Segmenten im Verhältnis zueinander. Z.B. eine Tasche in der einen Hand halten und das Gewicht automatisch mehr auf die entgegengesetzte Seite verlagern ohne den Körper zu beugen; auf einem Bein stehen und die vertikale Linie des Körpers beibehalten.
- Kontrolle über die Schwerpunktverschiebung in anterior-posteriorer Richtung um die Gehbewegung in Gang zu setzen (Propulsion) und zu stoppen (Retropulsion). Diagonale Schwerpunktverschiebung wie beim Abrollen mit den Zehen, was bei genügender Kraftentwicklung nach oben eine Rotation in der Längsachse des Körpers bewirken soll. Kontrolle von lateralem Schwanken von Fuß zu Fuß. Wendung.
- *Tilt reaction*, d. h. die am meisten belastete Körperhälfte inkl. Nacken, geht in Verlängerung. Z. B. stehen auf einer nach unten-rechts geneigten Fläche, gibt eine Verlängerung der rechten Körperhälfte.
- *Schutzreaktionen*, *Schutzschrittreaktionen* zur Seite, nach hinten und nach vorne, *Fallschutzreaktionen* mit einer Hand gegen eine nahe gelegene Wand oder einen Gegenstand.

6.4 Sensorische Integration bei Kindern und Erwachsenen

Sensorische Integration bedeutet Sinneseindrücke zu einer Einheit zu sortieren und koordinieren (Ayres 1988). Wenn wir z. B. eine Orange schälen, fühlen wir die Form der Orange, sehen ihre Farbe und wir können auch riechen, um welche Frucht es sich handelt. Störungen der sensorischen Integration führen zu einer Art „Verkehrsstau" von Eindrücken.

Das Kind baut eine innere Begriffswelt auf, mit der alle neuen Eindrücke verglichen, gedeutet und kategorisiert werden. Je mehr sich die motorische Kontrolle des Kindes verbessert, desto weitere und kompliziertere Erfahrungen werden ausgehend vom Gefühl des Körpers möglich. Unsere Auffassung von uns selbst, die Ich-Identität, hat ihren Ursprung im Körper und vom Körper aus wird unsere sensomotorische Gestalt aufgebaut. Wenn das Kind älter wird und die Welt zu sich genommen hat, werden die sensomotorischen Prozesse durch psychische und soziale ersetzt. Die kindlichen Erfahrungen können abstrahierender werden (Piaget 1968).

Ein kleines Kind fängt einen Ball nur mit einem begrenzten Bewegungsrepertoire. Alle Bälle scheinen aus der gleichen Richtung zu kommen und dieselbe Geschwindigkeit zu haben. Der Erwachsene hat gelernt zu deuten, mit welcher Kraft der Ball geworfen wurde, wo der Werfer platziert ist und kann somit sich selbst an eine günstige Stelle platzieren, vielleicht die Knie beugen um dem Rumpf und der Koordination der oberen Extremitäten eine bessere Stabilität zu geben. All dies geschieht beim Erwachsenen unmittelbar, automatisch und ohne dass er an das *Wie* denken muss.

Kinder reden über Erfahrungen ausgehend von Körperbewegungen und was sie durch die Augen gesehen haben. So zeichnete z. B. ein bewegungsbehindertes Kind nach einer Turnstunde, was es beim Fußballtraining erlebt hatte. Die Zeichnung stellte Gras, Ameisen und rennende Beine dar. Seine Kameraden hatten das Tor, die Kinder, die einander den Ball zuspielten und das ganze Fußballfeld gezeichnet. Da seine Grundmotorik sehr begrenzt und die Kopfkontrolle schlecht war, wurde auch seine Erfahrungswelt begrenzter als die seiner Kameraden.

Die Physiotherapeutin und andere Menschen in der Umgebung des Patienten müssen sich im Klaren sein, ob die Worte, die sie benutzen, eine körperliche Entsprechung in der Vorstellungswelt des Patienten haben. Weiß er, wo das rechte Bein und der linke Arm ist, nicht nur, wenn er sie sieht, sondern auch, wenn er die Augen schließt und aufgefordert wird mit der linken Hand das rechte Knie zu berühren? Haben Richtungsbegriffe wie vor, nach, hinter, unter, über, links und rechts eine Relevanz für ihn? Kann er Töne, Gegenstände, bestimmte Bewegung unterscheiden und zum entsprechenden Zeitpunkt richtig auswählen?

In gewisser Weise können wir alle in Stress-Situationen Schwierigkeiten mit der Sinnesintegration bekunden, wenn viele Dinge gleichzeitig geschehen. Meist ist dieser Zustand aber vorübergehend und wir können uns wieder entspannen, sowohl körperlich als auch psychisch. Aber für einen Patienten mit Störungen der integrativen Funktionen scheint das Problem darin zu liegen, dass dieser „Stresszustand" normal ist für ihn. Er kann nicht „aus seinem Körper steigen", er ist in diesem Körper mit Störungen der Körper- und Raumwahrnehmung. Er kann vielleicht nur sehr wenige Tonnuancen erfassen, kann Schwierigkeiten mit Figur-Grund-Wahrnehmung haben, d. h. dass er nicht zwischen Gegenstand und Hintergrund unterscheiden kann. Eventuell hat er sogar Mühe, das taktile Erlebnis der Kleider auf dem Körper auszuschließen. Eine kleine Falte gegen die Haut kann unerhört irritieren und die ganze Aufmerksamkeit auf sich lenken.

Eine weitere äußere Belastung bewirkt dann, dass der Patient wirklich stressempfindlich wird und mit konstantem erhöhtem Spannungszustand, psychisch wie physisch, reagiert, was seinerseits wieder als Schmerz aufgefasst werden kann. Das Körperbild wird gehemmt.

6.4.1 Sensorische Deprivation

Unser Nervensystem ist jedoch abhängig von Sinneseindrücken in genügendem Maß, damit die psychische Balance beibehalten werden kann. In den 50er-Jahren des letzten Jahrhunderts wurde eine Untersuchung an vollkommen gesunden Medizinstudenten durchgeführt, die freiwillig am Experiment teilnahmen. Sie wurden mit einer Augenbinde, Gehörschutz, dicken, gepolsterten Handschuhen und einem Schutz auf den Füßen versehen. Damit wurden sie in einen dunklen, schalldichten Raum gesetzt und die Versuchsleiter beobachteten die Reaktionen. Sie standen mit den Versuchspersonen via Mikrofon in Verbindung. Nach einem Tag musste der Versuch auf Grund von starken Halluzinationen bei einigen der Teilnehmer abgebrochen werden. Dieses klassische Experiment ist ein Beispiel für die sog. sensorische Deprivation, eine Verarmung an Sinneseindrücken. Sie verursacht, dass das Gehirn sich nicht im Hier und Jetzt orientieren kann, „sodass der Körper nicht verankert wird, wo er ist. Vergleiche einen Krankenhaussaal in einer orthopädischen oder neurochirurgischen Klinik! Die Zimmer sind häufig weiß, kahl mit wenig räumlichen Orientierungspunkten.

6.5 Untersuchung der sensomotorischen Integration

Für die klinisch tätige Physiotherapeutin ist es wichtig, einfache, praktische Methoden zu finden um die sensomotorische Fähigkeit des Patienten einzuschätzen. Es wird als bedeutsam erachtet die Qualität in der Fertigkeit des Patienten zu finden, d. h. wie er vorgeht um die Aufgabe zu lösen. Hier wird eine grobe Einteilung gemacht in Patienten mit und ohne ZNS-Trauma im Erwachsenenalter.

6.5.1 Bekanntes ZNS-Trauma beim Patienten

Zuerst wird die sensorische Fähigkeit untersucht. Hat der Patient überhaupt eine physische Möglichkeit, Druck, Berührung, Schmerz, Lage und Bewegung der Körperteile zu fühlen und erleben? Diese bilden die Basis, damit das Gehirn die Information deuten und zu einem Wahrnehmungsvermögen zusammensetzen kann. Was geschieht, wenn sensorische Information beide Körperhälften gleichzeitig erreicht? Kann der Patient dies auch fühlen oder, was nicht ungewöhnlich ist bei Hemiplegikern, nur auf der gesunden Seite? Wenn die

Seiten einzeln untersucht werden, kann dies jedoch sehr gut wahrgenommen werden.

Grober sensomotorischer Test

Wenn der Patient einen schweren Hirnschaden erlitten hat, bewusstseinsgeschränkt ist und eine Aphasie hat, kann ein einfacher Test folgendermaßen durchgeführt werden. Nehmen Sie einige Gegenstände, die Sie in der Nähe finden, z. B. einen Ball, einen Stift, eine Zahnbürste, einen Schlüssel und geben Sie sie dem Patienten der Reihe nach. Beobachten Sie, ob sich die Hand entsprechend formt. Fragen Sie dann, was man mit den Dingen machen kann und beobachten Sie, ob er den Ball rollt, mit dem Stift schreibt, die Zahnbürste zum Mund führt und die Hand dreht, als ob er ein Schloss öffnen wollte. Fragen Sie dann, was z. B. ins Badezimmer gehört und lassen Sie den Patienten den richtigen Gegenstand aussuchen. Vergleiche dazu Lurias Modell in Kapitel 5.

Körperbild (body image) und Körperschema (body scheme)

Eine der wichtigeren Funktionen, die es für die Physiotherapeutin zu untersuchen gilt, ist die Körperauffassung, hier aufgeteilt in Körperbild und Körperschema (Siev u. Freishtat 1976). *Körperbild* ist die visuelle und mentale Vorstellung des Körpers. Es ist die mentale Repräsentation, die Gefühle und Gedanken über den Körper ausdrückt. *Körperschema* ist die rein körperliche Vorstellung über die Lage des Körpers und der verschiedenen Körperteile im Verhältnis zueinander. Um Schäden in Körperbild und Körperschema zu beschreiben, werden Begriffe wie Asomatognosie, halbseitiger Neglect und mangelnde Diskrimination rechts/links verwendet.

Eine Person mit *Asomatognosie* hat Schwierigkeiten mit ihrem Körperschema. Sie hat Mühe, ihre eigenen Körperteile im Verhältnis zueinander zu orientieren und verwechselt vielleicht ihre Körperteile mit denen der Physiotherapeutin. Bitten Sie den Patienten mit der Hand auf verschiedenen Körperteilen zu reiben und ihre Namen zu nennen. Bitten Sie den Patienten, Körperstellungen und Bewegungen, die Sie selber ausführen, nachzuahmen, z. B. rechte Hand auf das linke Knie, rechte Hand auf die rechte Schulter. Bitten Sie den Patienten, die Körperteile, die Sie mit einem Ball auf seinem Körper berühren, zu benennen. Bitten Sie den Patienten ein Puzzle zu legen, das einen Menschen darstellt.

Ein Patient mit halbseitigem *Neglect* missachtet in hohem Maße alles, was z. B. links der Körpermitte ist. Er rasiert vielleicht nur die rechte Gesichtshälfte oder vergisst den Ärmel der linken Seite. Möglicherweise geht er auf der linken Seite gegen Gegenstände, die ihm in den Weg kommen oder fährt mit dem Rollstuhl gegen den Türrahmen. Eventuell isst er sogar nur vom Teil des Tellers, der sich rechts der Körpermitte befindet. Bitten Sie den Patienten, ein Haus, eine Blume oder ein Bild eines Menschen zu zeichnen, das Sie zuerst gezeichnet haben. Zeichnet er das ganze Bild oder nur den rechten Teil? Bitten Sie den Patienten, nach links zu schauen und streichen Sie mit der rechten Hand den linken Arm. Beobachten Sie, ob er mit dem Blick der Bewegung folgt oder ob er abwesend wegschaut. Bitten Sie den Patienten z. B. einen Ball links neben den Körper zu legen. Gelangt er dorthin oder nur zwischen die Knie?

Eine Person mit Schwierigkeiten linke und rechte Körperhälfte zu unterscheiden kann auch Mühe haben überhaupt das Konzept links und rechts zu verstehen. Lassen Sie den Patienten Bewegungen nachahmen, fühlen wo Sie drücken, genau wie bei der Asomatognosie. Gibt er konsequente oder rein zufällige Anworten? Scheint der Patient in die richtige Richtung zu schauen oder wirkt er abwesend?

Schwierigkeiten mit räumlichen Relationen

Die betreffende Person hat Probleme bei der Raumwahrnehmung und mit Abständen zwischen Gegenständen oder zwischen sich selbst und zwei oder mehreren Gegenständen. Wichtige Begriffe sind Figur-Grund-Wahrnehmung, Formkonstanz oder Wahrnehmungskonstanz, Positionen im Raum, räumliche Relationen, konstruktive Apraxie, Kleidungsapraxie und Probleme mit Tiefen- und Distanzsehen.

Ein Patient mit Schwierigkeiten der *Figur-Grund-Wahrnehmung* hat häufig Mühe, sich lange zu konzentrieren und wird leicht abgelenkt. Es kann schwierig sein den Kamm auf dem Nachttisch zu finden, das weiße Hemd gegen das weiße Leintuch oder die Bremse am Rollstuhl. Bitten Sie den Patienten das (weiße) Handtuch auf dem (weißen) Leintuch zu ergreifen, oder einen Ball mit der gleichen Farbe wie die Liege. Sammeln Sie viele verschiedene Dinge auf einem Haufen und zeigen Sie dem Patienten den Gegenstand, den er herausholen soll. Legen Sie ihn dann in den Haufen zurück und bitten Sie den Patienten ihn herauszusuchen. Beobachten Sie, wie er vorgeht.

Eine Person mit Schwierigkeiten mit der *Formkonstanz* hat Mühe ein und dasselbe Objekt aus verschiedenen Winkeln gesehen wieder zu erkennen. Lassen Sie den Patienten sagen, welchen Gegenstand Sie ihm zeigen, z. B. verschieden große Plastikringe horizontal und vertikal gesehen. Eine Person mit Schwierigkeiten mit der Raumwahrnehmung hat Probleme, auf – ab, innen – außen vor – hinter und links – rechts zu unterscheiden. Es ist schwierig für ihn die Position seines Körpers oder von zwei oder mehreren Objekten im Verhältnis zueinander zu unterscheiden. Bitten Sie den Patienten, sich hinter, links, vor den Ball zu setzen. Lassen Sie den Patienten Gegenstände nach Ihren Richtungsangaben platzieren oder nachahmen, wie Sie sich im Verhältnis zum Objekt platziert haben. Scheint er bei sich zu überlegen, muss er lange nachdenken, merkt er, wenn er etwas falsch macht, korrigiert er sich? Oder macht er irgendetwas und sieht gleichgültig aus?

Eine Person, die *Tiefe und Distanz* falsch beurteilt, kann Mühe haben, Treppen zu steigen oder auf Böden mit Schachbrettmuster zu gehen oder kann Angst haben, wenn sie auf einer Behandlungsbank oder hohen Matte liegt oder sitzt. Wenn der Patient gehen kann, machen Sie ihm einen Hindernislauf mit verschiedenen Gegenständen und beobachten Sie, wie er die Füße platziert. Lassen Sie ihn tasten und visuell beurteilen, wie groß der Abstand zur Kante ist. Bitten Sie ihn, sein Glas Wasser bis zur selben Höhe wie Ihr Glas zu füllen.

Apraxie bedeutet Unvermögen, gelernte sinnvolle Bewegungssequenzen aufzuführen. Der Patient hat keinen sensorischen oder motorischen Schaden, auch keine Ataxie, Aphasie, Agnosie oder Demenz. Apraxie ist eine Kombination von Schädigungslokalisationen, die sich bei Links- oder Rechtsläsionen verschiedenartig ausdrücken, zusammen mit visuellen und spatialen Problemen in verschieden hohem Maße.

Verschiedene Formen der Apraxie sind konstruktive und ideomotorische Apraxie sowie die Kleidungsapraxie. Bei der konstruktiven Apraxie hat der Patient Schwierigkeiten verschiedene Formen und Perspektiven zu konstruieren, sodass sie zusammenpassen. Die *ideomotorische Apraxie* führt zu Schwierigkeiten Bewegungen auf Kommando nachzuahmen, auch wenn die Person in einer spontanen Situation dieselbe Bewegung problemlos ausführt. Für eine Person mit *Kleidungsapraxie* ist es schwierig sich selbst anzukleiden. Sie kann keinen Zusammenhang sehen zwischen der Form der Kleidungsstücke und dem Körperteil, das dort hineinpasst. So kann z. B. der Arm im Hosenbein oder der Fuß im Kragen landen.

Primäre physiotherapeutische Ziele und Methodik des sensomotorischen Trainings

Die primäre Zielsetzung für die Physiotherapeutin bei der Untersuchung und beim Training von Personen mit Störungen der sensomotorischen Fähigkeiten ist es, die Körperwahrnehmung, Raum- und Zeitwahrnehmung zu stimulieren. Das Training muss dort beginnen, wo der Patient ist, d. h. bei seiner Deutung der Wirklichkeit. Die Ansprüche können von dort aus langsam gesteigert werden. Die generelle Methodik bei diesem Training kann folgendermaßen beschrieben werden:

- Ruhige Umgebung, genügend Zeit.
- In einer realistischen, praktischen Situation trainieren. Soll der Patient lernen selbst mit dem Rollstuhl von seiner Abteilung zum Speisesaal zu fahren, soll das Training auch dorthin verlegt werden.
- Auf Fehler hinweisen, aber auch ermuntern. Ein wichtiger Teil ist es dem Patienten bewusst zu machen, ob er sein Ziel erreicht hat oder nicht.
- Auch andere Sinne und Funktionen stimulieren, als nur die geschädigten. Wenn der propriozeptive Sinn sehr stark geschädigt scheint und der Patient vielleicht aus diesem Grund die eine Seite mehr belastet, kann ein für ihn positives Lautsignal die Bewegung leiten.
- Kompensationstricks vermitteln, wie z. B. den Kopf drehen um sich die linke Seite bewusst zu machen, den linken und rechten Ärmel (Innenseite) mit verschiedenen Farben versehen oder einen roten Strich auf die graue Rollstuhlbremse kleben, wenn er sonst grau ist.
- Seien Sie konsequent im Team. Viele verschiedene Botschaften verwirren den Patienten und reduzieren die Lernmöglichkeiten.
- Angehörige informieren und unterstützen. Der Patient ist nicht dumm, es hemmt ihn Irritation zu zeigen, diese Probleme gehören zum Krankheitsbild.

6.5.2 Erwachsene ohne ZNS-Trauma, aber mit Koordinationsstörungen

Auch ohne eigentliches ZNS-Trauma können Störungen der Körper- und Raumwahrnehmung vorkommen. Wie wir wissen, verändert sich bei längerer Bettlägerigkeit kombiniert mit Stress die ganze Wahrnehmung der Umgebung. Für jemanden, der liegt, bedeutet „nach oben" etwas anderes im Verhältnis zum Körper, als für jemanden, der steht. Auf Grund der Plastizität des Gehirns kann die räumliche Orientierung auch beeinflusst werden. Der Erwachsene, der Schmerzen hat, kann in seiner Muskulatur so angespannt sein, dass es für ihn unmöglich ist zwischen verschiedenen Sinneseindrücken zu unterscheiden. Alles, was das Bekannte und Vertraute verändert, bedeutet für ihn Schmerzen. Hier werden andere Begriffe verwendet, als für den Erwachsenen mit Hirnschaden. Taktile und kinästhetische Wahrnehmung, Körperwahrnehmung sowie auditive Wahrnehmung werden im Folgenden beschrieben.

Eine Person mit Schwierigkeiten in der *taktilen Wahrnehmung* ist entweder überempfindlich für Berührung oder fühlt den Kontakt zur Unterlage nicht bzw. die Hand, die über den Körper streicht. Bitten Sie den Patienten mit Worten zu beschreiben, was er körperlich fühlt. Hat er Worte dafür? Wie ausdrucksvoll sind diese? Möchte er den Kontakt lieber loswerden? Bekommt er Angst und möchte lieber etwas anderes machen?

Eine Person mit Schwierigkeiten in der *kinästhetischen Fähigkeit* hat Probleme die Bewegung der Körperteile im Raum und im Verhältnis zueinander zu erfassen. Lassen Sie den Patienten Bewegungen ausführen, die im alltäglichen Leben nicht so automatisiert sind. Feldenkrais- und Eutonieübungen beinhalten viele solcher Bewegungen, die uns die Möglichkeit geben „die gleiche Bewegung auf verschiedene Arten" zu erleben. Kann er sich auf die Aufgabe konzentrieren? Sind die Bewegungen, die er fühlt, differenziert oder grob? Grobe Bewegungen sind symmetrisch mit Kraft, z. B. beide Arme werden über den Kopf gehoben, wie beim Gewichtheben. Differenzierte Bewegungen sind reziprok mit sehr wenig Kraft, z. B. das Kippen des Beckens nach vorne mit der einen Beckenhälfte und mit der anderen nach hinten, während die Arme nach oben und unten bewegt werden. Wird er im Laufe der Bewegung immer entspannter oder spannt er sich noch mehr an?

Eine Person mit Schwierigkeiten der *Körperwahrnehmung* muss die Körperteile sehen um eine Bewegung vollführen zu können. Bitten Sie den Patienten die Bewegungen auch mit geschlossenen Augen zu machen. Er wird leicht zerstreut und sagt etwas wie „... ja, ich war ja noch nie gut im Turnen". Er hat Mühe die Mittellinie zu kreuzen, z. B. die Hand von lateral links nach lateral rechts führen ohne sich selbst entlang der Linie zu bewegen oder mit der linken und der rechten Seite verschiedene Dinge ausführen (zweiseitige Koordination) wie beim Hüpfen. Lassen Sie ihn verschiedene Körperteile platzieren, z. B. die rechte Hand auf das linke Ohr oder den Daumen und gespreizten Finger auf die Nase und die andere Hand neben die erste. Bitten Sie ihn ihre Körperstellungen nachzuahmen.

Muss er sich konzentrieren und lange anspannen?

Übt er einige Male, bis es geht?

Oder gibt er nach dem ersten Versuch auf?

Mit Störungen der Körperwahrnehmung gehen häufig auch Balancestörungen einher. Lassen Sie den Patienten die Tests aus Kapitel 4 Posturale Kontrolle durchführen.

Eine Person mit Schwierigkeiten in der *auditiven Wahrnehmung* kann Mühe haben verschiedene Töne im Behandlungsraum zu unterscheiden. Oder es ist schwierig für den Patienten den Inhalt der Worte körperlichen Funktionen zuzuordnen, besonders wenn die Instruktion lang ist und Worte beinhaltet, an die er nicht gewöhnt ist. Geben Sie ihm eine Instruktion mit mehreren motorischen Ausdrücken und Richtungsbegriffen und eine mit nur wenigen Worten. Sehen Sie einen Unterschied in der motorischen Ausführung? Es ist eine sehr grobe Methode, die viele Fehlerquellen beinhalten kann, aber wenn der Patient verschiedene Ausgangsstellungen nachahmen und Bewegungen gut fühlen kann und trotzdem noch Probleme damit hat Instruktionen zu folgen, kann es eine Möglichkeit sein die auditive Wahrnehmung gekoppelt an die Motorik zu trainieren. Nahe liegend wären z. B. das Training von verschiedenen Rhythmen, Zählen der Wiederholungsanzahl einer Bewegung oder ein Hindernislauf nach gegebener Instruktion.

6.6 Fallbeschreibungen

6.6.1 Patient mit traumatischem Hirnschaden

30-jähriger Mann, der sich nach einem Verkehrsunfall eine Contusio cerebri, Subduralhämatom und als Folge davon Bewusstseineinschränkungen zugezogen hat, kommt fünf Wochen nach dem Trauma auf die Rehabilitationsabteilung.

Fünf Wochen nach dem Unfall

Michael ist bewusstseineingeschränkt, versteht aber Instruktionen und sucht Blickkontakt. Er kann nicht sprechen, speichelt. Kann Stuhlgang und Urin nicht kontrollieren. Kann nicht sitzen oder stehen ohne Stütze. Verringerte Kopfkontrolle. Hat selektive Grob- und Feinmotorik im rechten Arm und der gleichseitigen Hand sowie in den unteren Extremitäten bilateral. Der linke Arm kann in beginnenden Massenbewegungsmustern bewegt werden. Hypotoner Grundtonus. Dysmetrie in allen Bewegungen. Sensomotorische Integration: M. formt Hände und Finger adäquat beim Entgegennehmen eines Stifts, Balles und Glases. Auf die Frage, wozu diese Dinge verwendet werden, zeigt er, dass er versteht, indem er zu schreiben beginnt, den Ball wirft und das Glas zum Mund führt.

Kommentar: Gehen Sie davon aus, dass der Bewusstseingeschränkte alles versteht, was Sie sagen, bis das Gegenteil bewiesen ist. Jeder Mensch in dieser Situation *will* sich verständigen und der Umgebung zeigen, dass seine intellektuelle Kapazität besser ist als die Motorik.

Physiotherapeutisches Training: Um uns ein Bild zu schaffen, wie dieser Mann vor dem Unfall ausgesehen hatte, bat ich seine Freundin um ein Foto. Ich sah einen meiner Meinung nach ansprechenden Mann mit wachen, warmen Augen und sportlich, leger gekleidet. Dieses Bild, das auf seinem Nachttisch aufgestellt wurde, unterschied sich deutlich vom Bild, das wir täglich in der Abteilung, in der Gymnastik oder in der Ergotherapie von ihm erhielten. In unserem Inneren hatten wir nun eine Vision davon, was vielleicht wieder möglich sein konnte. Im physiotherapeutischen Training lag die Betonung auf Kopfkontrolle, axiale Aufrichtung, Symmetrie zwischen linker und rechter Körperhälfte. Wenden/rollen, sich aufrichten zum Sitzen und Stehen, einige Schritte gehen mithilfe von zwei Personen. Sensorische Stimulation, z. B. über verschiedene Körperteile, v.a. den linken Arm, streichen mit einer weichen Bürste oder Stoffstücken von verschiedener Qualität. Ferner Bilder von seiner Freundin, von der Wohnung, von Arbeitskollegen sowie Musik, die er mochte.

Zweck: Fazilitation der Grundmotorik, einen adäquaten Grundtonus und posturale Reaktionen ermöglichen, verbessertes Körperbewusstsein und räumliche Orientierung stimulieren.

Acht Wochen nach dem Unfall

Kann ohne Stütze sitzen. Gute Kopfkontrolle, aber der Rumpf folgt, wenn der Kopf im Sitzen oder Stehen rotiert wird. Im Liegen macht sich eine Flexionstonuserhöhung auf der linken Seite bemerkbar, wenn der Kopf nach rechts rotiert wird. Adäquate, aber verlangsamte posturale Reaktionen im Sitzen. Kann einige Schritte gehen, wenn eine Person um sein Becken herum stabilisiert. Die selektive Motorik ist in den oberen Extremitäten unverändert. Er ist aggressiv, beißt und schlägt. Kann immer noch nicht sprechen.

Kommentar: Es ist verständlich, dass ein Patient in dieser Situation ungeduldig und ängstlich wird – er kann nicht sprechen, weiß nicht, wie lange dieser Zustand andauern wird, er befindet sich in einem Vakuum, kann sich gegenüber der Umgebung nicht mitteilen, außer in einem On-off-Effekt: zufrieden sein oder Aggressivität zeigen. Als Teammitglied *muss* man verstehen, dass diese Aggression ein gutes Zeichen von *eigenem Willen* ist und sie darf *nicht* mit *Beruhigungsmitteln unterdrückt* werden. Leider werden nur allzu viele potenziell rehabilitierbare Menschen nach einem Verkehrsunfall als Pflegefälle in einer psychiatrischen Klinik verwahrt. Der Grund sind unsere, d. h. bei Ärzten, Physiotherapeuten und Krankenpflegern mangelnden Kenntnisse über sensomotorische Integration und Neuropsychologie.

Physiotherapeutisches Training: Betonung von Kopf- und Rumpfbewegungen unabhängig voneinander, selektive Motorik in den Extremitäten unter Beibehaltung der Rumpfstabilität. Training im seitlichen Liegen, auf allen Vieren, im Kniestand, im Sitzen und Stehen sowie wechseln zwischen Positionen auf fester Unterlage und beweglichen Geräten.

Zweck: Feinjustierung von Tonus und Koordination der Grundmotorik, Steigerung der Kraft durch Training auf beweglichen Geräten, Fazilitation von selektiver Motorik um in Aktivitäten des täglichen Lebens selbstständiger zu sein.

Zehn Wochen nach dem Unfall

Geht eine kurze Strecke ohne Stütze. Hat sich selbst auf Video gesehen. Adäquate emotionale Reaktion. Weint. Beginnt, zum Hier und Jetzt der Situation zurückzukehren, mit einzelnen erschreckenden Erinnerungsfragmenten. Erlebt sich selbst eingeklemmt. Schreit. Wir lassen ihn sich abreagieren auf einem Ergometerrad zu dröhnender Diskomusik im Walkman. Beginnt einige Worte zu sprechen. Die Stimme heiser und flüsternd, das zeigt bestehenden Kranialnerveneinfluss. Erinnert sich an Geschehnisse des Vortags. Wird ruhiger.

Kommentar: Nach dieser Erfahrung beginnt M. aus der posttraumatischen Amnesie zu kommen, dem Gedächtnisverlust, und fängt an sich im Hier und Jetzt orientieren zu können und zu sortieren, was geschehen ist und was jetzt vorgeht. Wenn wir ihn fragen, woran er sich aus dem Training erinnert, lassen wir ihn dies in Worten wiederholen, die er sagen kann, manchmal mit dicken Kreiden zeichnen und immer selbst mit einem größeren Wortschatz, aber mit einfachen Worten, bekräftigen, was wir gemacht haben.

Physiotherapeutisches Training: Betonung der selektiven Motorik im Sitzen, v.a. Feinmotorik mit beibehaltener guter Stabilisation in der Schulter. Koordination von großen Körperbewegungen; stehen und sich verschieben zwischen halbem Kniestand und Stand und fester Unterlage und beweglichen Geräten, auf einen niedrigen Schemel steigen. Selektive Motorik zwischen Nacken und Rumpf. Geht mit Gehwagen selbst in der Abteilung.

Zweck: Erhöhte Ansprüche an die posturale Kontrolle in variierenden Ausgangsstellungen sowie feinmotorische Kontrolle mit beibehaltener Stabilität in der posturalen Muskulatur.

14 Wochen nach dem Unfall und später

Geht selbst zur Abteilung bzw. zum Gymnastikraum. Gewisse Unbeständigkeit bei Wendungen und schnellem Gang. Kurze Schrittlänge bilateral. Kurzes und manchmal nicht vorhandenes Abstoßen mit den Zehen in der Abrollphase. Gegenrotation Thorax-Becken wird kleiner. Kann auf einem Bein stehen. Kann nicht auf einem Bein stehen und gleichzeitig den Kopf rotieren. Selektive Motorik jetzt auch in linkem Arm und linker Hand. Wird zu weiterem Training am Wohnort entlassen.

Kommentar: Wenn der Patient in seinen primären ATL (Aktivitäten des täglichen Lebens) selbstständig geworden ist, ist es eine wichtige Fortsetzung der Rehabilitation für den Hirngeschädigten, dass er nach Hause in seine Wohnung zurückkehren kann. Weiteres physiotherapeutisches und ergotherapeutisches Training, evtl. auch bei einem Logopäden, wird empfohlen.

Physiotherapeutisches Training: Fazilitation des Gehens ohne Hilfsmittel. Betonung auf posturalem Training und Gehkoordination auf fester Unterlage und beweglichen Geräten. Hindernislauf. Tischtennis. Allmählich Badminton. Aufforderung, Arm/Hand links in so vielen alltäglichen Momenten wie möglich zu benutzen.

Zweck: Weitere posturale Feinjustierung. Erhöhte Selbstständigkeit in allen Lageverschiebungen in und außerhalb des Krankenhauses, ganz unabhängig bei feinmotorischen Griffen.

Nachkontrolle in der Rehaklinik sechs Monate und ein Jahr nach dem Unfall

Nach sechs Monaten geht M. mit unbedeutendem Hinken im linken Bein und steifem Becken links, was der rechten Seite eine verschlechterte Rotation verleiht. Leichte Dysmetrie im Rumpf bei schnellem Gang. Nach einem Jahr besteht diese Asymmetrie immer noch beim schnellen Gang. M. joggt vorsichtig im Wald, ist Langlauf gefahren. Fährt Bus zur alten Arbeit, wo er jetzt vier halbe Tage die Woche arbeitet. Er hat Mühe mit der Figur-Grund-Wahrnehmung, wenn er müde wird. Er hat eine auditive Wahrnehmungsstörung, was bedeutet, dass es schwierig ist für ihn zwischen Tönen von rechts oder links und nah und fern zu unterscheiden. Seine Stimme ist noch immer schwach, aber wohlartikuliert.

Kommentar: M. hat einen gewissen übertriebenen Optimismus, was seine Situation betrifft. Kann seine Möglichkeiten nicht realistisch beurteilen. Das Verhältnis zu seiner Freundin ist in die Brüche gegangen. M. ist zu seinen Eltern gezogen. Es erfolgte keine weitere psychologische Behandlung nach dem Aufenthalt in der Rehabilitationsklinik. Man kann sich fragen, wie eine psychologische Verarbeitung der Lebenssituation sein soziales Leben verändert hätte. Eine solche therapeutische Verarbeitung ist meiner Meinung nach ein großes vernachlässigtes Kapitel bei vielen Personen nach einem traumatischen Hirnschaden.

6.6.2 Patient mit Rückenbeschwerden

Axel, 44 Jahre alt, kommt von der ambulanten Abteilung der Rehaklinik. Er hat Rückenbeschwerden, die ihn während der letzten zehn Jahre geplagt haben. Aus der physiotherapeutischen Untersuchung geht hervor, dass Axel einen hypotonen Grundtonus, vermindertes Körpergefühl und eine unzureichende Koordination hat. Er antwortet mit Schutzschrittreaktionen bei leichtem Stoß diagonal in verschiedene Richtungen. Er legt sich auf den Bauch, wenn man ihn bittet sich auf den Rücken zu legen. Er beugt das ganze Bein, wenn er den Fuß beugen soll. Er kann die Mittellinie nicht mit den Armen kreuzen, wenn er im Stehen hüpfen soll. Den Schischritt kann er nicht ausführen – es wird nur ein Passgang und er entschuldigt sich mit „Ich hatte schon immer Mühe mit dem Turnen". In groben Krafttests hat er wenig Ausdauer.

In der Ergotherapie wurde festgestellt, dass er große Schwierigkeiten in der räumlichen Vorstellung hatte, wenn er einen Holzlastwagen nach Vorlage zimmern sollte. Er sagt, er habe mehr Schmerzen im Rücken, wenn er die Übungen einige Male gemacht hat, aber im Übrigen hat er immer Schmerzen.

Axel hat während ca. 20 Jahren als Lastwagenfahrer gearbeitet und seine Arbeit tadellos erledigt. Als er „anfing eine Brille zu benützen" (gemäß eigener Aussage), kamen die Rückenschmerzen. Er konnte keine langen Strecken mehr fahren wie früher und er hatte Angst seine Arbeit zu verlieren oder „getadelt" zu werden. Axel ist sehr pflichtbewusst und genau in der Erfüllung seiner Aufgaben. Auf die Frage, was zum jetzigen Zeitpunkt die Schmerzen besser oder schlimmer macht, antwortet er, dass sie sich verschlimmern, wenn er mit dem Lastwagen lange Strecken fahre. Und dies, obwohl er das letzte Jahr krankgeschrieben war! Seine innere Uhr ist zu der Zeit stehen geblieben, als die Schmerzen anfingen und den größten Teil seines Bewusstseins einnahmen. Fragen zu den Schmerzen bezieht er immer auf den Beruf, der einen großen Teil seiner Identität ausmachte.

Unsere Deutung seiner Problematik war, dass er, bereits durch die private Stituation überlastet und müde, zusätzlich der Veränderung durch die Brille ausgesetzt war, sodass er sich bis zum Äußersten anspannte. Der größte mimische Muskel – die Rückenmuskeln – hielten dem Druck nicht stand. Seine ganze primäre Problematik kam zum Vorschein, die sich auf dem sensomotorischen Niveau als gestörte Körperwahrnehmung, gestörte Koordination und posturale Kontrolle bemerkbar machte.

Physiotherapeutisches Training: Körperwahrnehmung, viele Erdungsübungen, Training auf Trampolin, Balance- und Koordinationstraining – ohne und mit Hilfsmitteln wie medizinischer Trainingstherapieausrüstung, Konditionstraining.

Zweck: Durch sensomotorisches Training soll Axel einen realeren Kontakt zu seinem Körper finden, positive Erlebnisse davon erhalten sowie die muskuläre Ausdauer in der posturalen Muskulatur erhöhen und die Kondition verbessern.

Bei Entlassung, nach vier Wochen in der Rehaklinik

Axel schafft den obigen Koordinationstest und kann die verlangten Körperpositionen einnehmen. Er muss sich jedoch konzentrieren, nachdenken, wie er es machen soll. Er kann sie nicht automatisch, mit der Aufmerksamkeit auf die Umgebung durchführen. Beim Krafttest ist die Ausdauer immer noch niedrig. Die Kondition ist verbessert. Er klagt nicht über Schmerzen während des Trainings. Auf die Frage „Wie viele Prozent besser fühlst du dich nach deinem vierwöchigen Aufenthalt hier?", antwortet er: Eigentlich überhaupt kein Prozent, ich habe immer noch Schmerzen wie früher.

Kommentar: Axels physische Fähigkeit sowie sein Körpergefühl hat sich etwas verbessert, aber es hat zu keiner Veränderung in seinem Erlebnis von sich selbst geführt. Wahrscheinlich braucht es ein längeres Training in Kombination mit veränderten psychosozialen Voraussetzungen, was in der kurzen Zeit in der Rehaklinik nicht möglich war.

Literatur

Ayres J. Sinnenas Samspel hos barn. Stockholm; Psykologiförlaget:1988 (auf deutsch: Bausteine der kindlichen Entwicklung: die Bedeutung der Integration der Sinne für die Entwicklung des Kindes. Berlin: Springer; 3:e Aufl; 1998)

Bäckström B, Swanberg K. Proceedings WCPT, Japan; 1999

Brogren E. Postural adjustments in sitting position – effect of development, training and brain lesions. Diss. Stockholm: Institutionen för kvinnors och barns hälsa. Motoriklab, Astrid Lindgrens Childrens Hospital; 1999

Carstensen B. Bewegelsemönstre og deres Betydning. Danske Fysiotherapeuter. 1987; 4

Forssberg H, Hirschfeld H eds. Movement Disorders in Chrildren. Med Sport Sci. Basel: Karger; 1992; 36: 160

Henriksson M. Rehabilitaiton and Evaluation after Cruciate Ligament Injury. Linköping: Diss. Institutionen för nervsystem och rörelseorgan. Hälsouniversitetet; 1999

von Hofsten C. Predictive reaching for moving objects by human infants. J Exp Child Psychol. 1980; 30: 383–388

Horak F. Motor Control models underlying neurological rehabilitation of posture in children. In: Forssberg H, Hirschfeld H eds. Movement Disorders in Chrildren. Med Sport Sci. Basel: Karger; 1992; 36: 160

Hirschfeld H. Motor learning and physical therapy. In:Gross-Selbeck G (Hrsg) Aktuelle Neuropädiatrie. Ciba-Geigy; 1996

Janda V. Muscles, central nervous regulation and backproblems. In: Korr (Hrsg.) The neurobiological mechanism in manipulative therapy. New York; Plenum Press: 1978

Janda V. Gestörte Bewegungsabläufe und Rückenschmerzen. Manuelle Medizin. 1984; 22: 74

Kugler PN, Kelso JA. On the control and coordination of naturally developing systems. In: Horak F. Motor Control models underlying neurological rehabilitation of posture in children. In: Forssberg H, Hirschfeld H eds. Movement Disorders in Children. Med Sport Sci. Basel: Karger; 1992; 36: 160

Piaget J. Das Erwachen der Intelligenz beim Kinde. 3.e Aufl. Stuttgart: Klett-Cotta; 1991

Levitt S. Treatment of Cerebal Palsy and motor delay. Oxford: Blackwell Scientific Publications; 1977

Shumway-Cook A, Woollacott M. Motor Control. Theory and practical Applications.Baltimore: Williams and Wilkins; 1995

Siev E, Freishtat B. Perceptual Dysfunction in the adult stroke patient. Verlag Charles B Slack Inc; 1976

Zetterström R. The injured anterior cruciate ligament and neuromuscular rehabilitation. Lund: Diss. Institutionen för rörelseorganens sjukdomar, avdelningen för sjukgymnastik, Lund Universität; 1999

7 Motorisches Lernen

Was man gerne macht,
macht man in der Regel gut.
japanisches Sprichwort

Schmidt (1982) definiert motorisches Lernen als

„eine Serie von Prozessen, die zu Übung und Erfahrung assoziiert werden, die zu relativ bestehenden Veränderungen der motorischen Fertigkeiten führen".

Wir haben in den vorhergehenden Kapiteln gesehen, dass sich Lernen selten oder nie auf eine einzelne Muskelgruppe richtet, sondern auf das Ziel der Bewegung, sodass das gesamte motorische Programm oder Kombinationen von Programmen, die für die Situation passen könnten, kodiert werden können.

Schmidt beschreibt in seiner Schematheorie vier verschiedene Quellen als Voraussetzung für motorisches Lernen. Fehlt eine der Informationsquellen, wird das Gelernte weniger gut im Gedächtnis verankert (Schmidt 1982, 1999).

1. Gegebene Voraussetzungen für den Beginn der Bewegung, z. B. Abstand zu einer anderen Person, zu einem Korb oder das Gewicht eines Gegenstands.
2. Koppelung an bereits gespeicherte Informationen für ein ähnliches motorisches Programm.
3. Feed-back von den Sinnesorganen über die Konsequenzen der ausgeführten Bewegung: Wie fühlte sich die Bewegung an, wie sah sie aus, wie hörte sie sich an usw.?
4. Das Resultat der Bewegung: Wie gut stimmte die tatsächliche Bewegung überein mit der beabsichtigten, z. B. landete der Ball im Korb?

Diese Informationen werden in einem *Recall Schema* gesammelt, das eine neue, ähnliche Bewegung produzieren kann sowie in einem *Recognition Schema*, das Vergleiche anstellt und v.a. sensorische Konsequenzen der Bewegung auswertet.

Das wichtigste Kennzeichen des ZNS ist es auf Veränderungen zu reagieren. Äußere und innere Zustände werden miteinander verglichen und motorische Berechnungen werden angestellt um Länge und Spannung der Muskeln zu justieren, wodurch das motorische Programm aufgebaut wird. Wiedererlernen von Bewegungen kann nur stattfinden durch aktive Teilnahme und gerichtetes Bewusstsein auf das Ziel für die Bewegung und die Bewegungsausführung (Schmidt 1982, 1999). Wenn man dem Patienten Kenntnisse vermittelt über Anfang und Ende der Bewegung, über Kraft, Geschwindigkeit und Richtung, scheint es ihm leichter zu fallen, sich bewusst zu korrigieren und selbst die Berechnung für die Bewegung anzustellen, sodass Energieverbrauch und Muskelspannung möglichst gering sind, auch bei hoher Geschwindigkeit der Bewegung.

Motivation, Wachheit, Konzentration und ein gewisses Maß an Selbstvertrauen sind Schlüsselwörter für ein gutes Resultat beim Lernen. Wir lernen, wenn wir etwas tun und wir können etwas nur so gut ausführen, wie wir es gelernt haben. Je bewusster wir während des Lernens sind, sprich aufmerksam unter Entspannung, desto deutlicher wird das innere Körperbild und desto leichter werden die Bewegungsprogramme automatisiert (Feldenkrais 1981).

Der Patient braucht Ermunterung und ständige konkrete Erfahrungen seiner Kompetenz. Es scheint sehr wichtig, dass das Training in einer für ihn möglichst stimulierenden Umgebung stattfindet. Wünschenswert wäre eine solche Umgebung innerhalb des Krankenhauses zu bieten nicht nur auf physio- und ergotherapeutischen Abteilungen, die zwischen acht und fünf geöffnet sind. Kleine, einfache Mittel können viel bringen, z. B. den Patienten sich um die Pflanzen kümmern lassen, ein Haustier in der Abteilung haben oder jeden Tag lustige Filme im Fernsehen oder auf Video zeigen.

7.1 Kurz über das Gedächtnis

Der Neurophysiologe Lashley führte in den 30er-Jahren des letzten Jahrhunderts Experimente an Tieren durch, im Glauben, er könne feststellen, wo im Gehirn das Gedächtnis lokalisiert ist. Lashley trainierte die Versuchstiere und schädigte danach selektiv bestimmte Teile ihrer Gehirne, in der Annahme, er könne früher oder später den Teil des Gehirns, wo das Gelernte gespeichert war, schädigen oder wegschneiden. Die Leistung der Tiere ließ etwas nach, aber es gab keine Möglichkeit das Gelernte zu entfernen, wenn er nicht tödliche Hirnschäden verursachen wollte. Dieses und andere Experimente zeigen, dass das Gedächtnis keine bestimmte Lokalisation hat, sondern ein funktioneller Begriff ist um Ordnung zu schaffen, wenn wir Vergangenes beschreiben und was wir gelernt haben (Schmidt 1999). In der Literatur wird das Gedächtnis in Primär-, Sekundär- und Tertiärgedächtnis eingeteilt. Es wurde vorgeschlagen, dass Hippocampus und Amygdala der Sitz des Kurzzeitgedächtnisses oder Primärgedächtnisses sind. Es verschwindet jedoch, wenn nicht genügend Interesse, Motivation und Wiederholungen bewirken, dass es als Programm in verschiedenen Teilen des ZNS manifestiert wird.

Im Kurzzeitgedächtnis werden neue Informationen bis zu 60 Sekunden lang gelagert. Ein Beispiel dafür ist eine Telefonnummer, die wir gerade nachgeschlagen haben: Die erste ist vergessen, sobald wir die nächste heraussuchen.

Lernen geschieht nur, wenn die Impulse zum Langzeitgedächtnis, Sekundärgedächtnis, übertragen werden können. Die Verweildauer kann einige Minuten bis einige Jahre betragen. Einige Beispiele:
- Einen Ort suchen, den man schon einmal besucht hat,
- Tanzschritte, bei denen man etwas im Gedächtnis kramen muss, bis die Füße sich bewegen, wie sie sollen,
- oder ein Klavierstück, das man viele Male üben muss, bis es „in den Fingern sitzt".

Das Lernen hat sich gefestigt, wenn es ins Tertiärgedächtnis des Langzeitgedächtnisses übertragen werden kann. Es ist gut eingraviert im ganzen Organismus und kann augenblicklich erinnert werden, z. B. unser Name, unsere Körperform oder ob wir wissen, wie Bewegungen, wie sich auf einen Stuhl setzen oder Rad fahren auszuführen sind. Vielleicht kann man sagen, dass dort unsere innerste Identität sitzt – das, was die Basis für unsere Wirklichkeitsauffassung ausmacht.

7.2 Plastizität des Gehirns

7.2.1 Synapsen

Im Gehirn gibt es schätzungsweise 10 Trillionen Synapsen. An jede Nervenzelle können tausende von Synapsen gekoppelt sein. Dies ermöglicht eine Schwindel erregend große Zahl von Kombinationen zwischen den verschiedenen Nervenkreisen im Gehirn.

„Der Effekt der Synapsen kann so modifiziert werden, dass sie, wenn sie regelmäßig verwendet werden, Impulse adäquater und verlässlicher übertragen, als wenn sie selten oder nie gebraucht werden. Auf Grund dieser Plastizität, d. h. die Reorganisation der Kontakte des Neurons im Verhältnis zueinander, scheinen die Synapsen beim Lernen und Gedächtnis mitzuwirken." (Schmidt 1978)

Je größer das Bedürfnis der Bewegung ist, wie z. B. sich gegen Schmerz oder Bedrohung schützen oder bei Lust und Freude, desto schneller werden die Verhältnisse zwischen den Neuronen reorganisiert. Man hat herausgefunden, dass der Mechanismus des Lernens in den Synapsen der einfachen Nervenkreise (z. B. im Flexorreflex) derselbe ist wie beim Lernen in verschiedenen Netzwerken von Neuronen im ganzen Gehirn (Kupfermann 1991). Aus dieser Perspektive kann jede neue Situation als Lernsituation betrachtet werden, in welcher der Verkehr zwischen den für dieses Ziel aktiven Synapsen gebahnt wird. Der Unterschied in der Gedächtniskapazität liegt in der physiologischen und psychologischen Fähigkeit, Informationen von Kurzzeit- ins Langzeitgedächtnis zu übertragen.

7.2.2 Moleküle, die Informationen zwischen Körper und Seele vermitteln

Anhand der Kenntnisse aus der reflexhierarchischen Sicht auf das Gehirn glaubte man, dass die Impulsübertragung im zentralen und peripheren Nervensystem eine elektrische Übertragung ist, die über den synaptischen Spalt in die eine oder andere Richtung und auf eine mehr oder weniger voraussagbare Weise erfolgt. Heute fangen viele Forscher an diese Übertragung größtenteils als biochemische Rezeptorübertragung von Botenmolekülen zu sehen, die ein Signal über Aktivität/Inaktivität in einer langen Kettenreaktion an sensorische Schaltstellen im Zellnetzwerk Gehirn-Körper-Gehirn senden. Über die Synapsen laufen gemäß umstrittener Angabe „schätzungsweise weniger als 2% der neuronalen Kommunikation! (Herkenham in Pert 1999)

Die Botenmoleküle bestehen aus Steroiden wie Progesteron und Östrogen, Neurotransmittern wie Acetylcholin und Noradrenalin sowie Peptiden, von denen es mehr als 50 gibt, u. a. Endorphin, Insulin und Bombesin. Forschungsergebnisse der 70er-Jahre des letzten Jahrhunderts und später belegen, dass Körperzellen, also nicht nur Nervenzellen, die Möglichkeit haben, Informationen in sog. molekularen Schlüsseln, durch Bindungen an den Rezeptor, sog. Liganden, zu produzieren, zu senden und zu empfangen. Die Bindung kann in beide Richtungen zwischen Körper und Gehirn und untereinander auf lange Distanzen im Körper geschehen (Pert u. Ruff in Rossi 1988, Pert 1999). Hier kommunizieren Gehirn, Lymphsystem und endokrines System miteinander. Die Immunzellen stellen die gleichen Stoffe her, von denen wir wissen, dass sie im Gehirn Gemütszustände kontrollieren, z. B. Endorphin. Immunzellen können also auch Stimmungen regulieren. Zellen, welche die gleichen Peptide wie die Gehirnzellen produzieren, gibt es auch im Knochenmark, wo die Immunzellen „geboren" werden. Pert konnte in Laborversuchen die Rezeptoren auf der Oberfläche der Immunzellen isolieren, die aus winzigen Aminosäuren bestehen. Man kann das molekulare Gewicht der Rezeptoren bestimmen, ihre chemische Natur und auf diese Weise herausfinden, um welchen Rezeptor und welchen Liganden es sich handelt. Oft werden die Rezeptoren als Schlüssellöcher beschrieben, obwohl sie in ständiger Bewegung sind. Wenn der richtige Schlüssel, der richtige Ligand, ins entsprechende Schlüsselloch passt – die Übertragung ist hier höchst spezifisch –, erst dann werden Informationen tief in die Zelle hinein vermittelt, was eine verblüffende Wellenbewegung in Gang setzt; das Molekül ändert die Form und reorganisiert sich. Jedes Molekül funktioniert nur mit einem bestimmten Rezeptor, genau wie ein Schlüssel, der nur in einen Typ Schloss hineinpasst. Pert konnte nachweisen, dass die Peptide Erlebnisse vom Körper zum Gehirn übertragen und vice versa und uns eine mentale Erfahrung von Gefühl, Gefühlen, Schmerzen, Erinnerungen und Lernen geben. Die Peptide vermitteln nicht nur das Gefühl, sondern erzeugen auch eine entsprechende motorische Verhaltensweise durch die chemische Kettenreaktion in Gehirn und Körper.

Die Forschung liefert uns eine Basis um „Hardware" wie Peptide und Stresshormone mit „Software" wie Gefühlen und Erinnerungen zusammenzufügen. Hier ziehe ich Schlussfolgerungen für die Grundmotorik. Wenn z. B. eine Person Angst hatte, wenn sie sich im Bett umdrehte, weil sie einen fürchterlichen Schmerz im Rücken fühlte, ist es möglich, dass diese Erfahrung die „molekularen Schlüssel" für genau diesen Teil der Grundmotorik abschaltete. Das nächste Mal, wenn die Person sich wenden will, werden andere Bewegungskombinationen zu den motorischen Zellen durchgelassen und diese lernen ein neues Bewegungsmuster, wenn es genügend oft wiederholt wird. Gemäß dieser Sicht liegt das Lernen sowohl in den Zellen des Körpers wie auch des Gehirns. Je größer der Bedarf des Lernens ist um sich in der Umwelt orientieren zu können, desto schneller wird ein neues Muster gelernt.

Die Forschungsresultate sind, trotz ihrer wissenschaftlichen Unantastbarkeit, immer noch ein heißes Diskussionsthema unter Neurowissenschaftlern, von denen einige das Nervensystem lieber als elektrisches System sehen möchten. Besondere Schwierigkeiten bereitet ihnen der Gedanke, dass dieses chemische Informationssystem eindeutig älter ist als das menschliche ZNS. Beispielsweise wurden Peptide wie Endorphin (körpereigenes schmerzhemmendes Opiat) und Insulin schon im Inneren des einzelligen Tieres Tetrahymena entdeckt (O'Neil in Pert 1999). Pert zieht den Schluss, dass dieses psychosomatische Netzwerk von Sensor- und Gefühlsmolekülen eine entscheidende Rolle in der Evolution von Einzellern, Tieren und Menschen gespielt hat und dass es ein Beweis für die Einheit allen Lebens ist.

7.3 Sensomotorisches und limbisches Lernen

Brooks ist gemäß meinen Studien der Neurophysiologe, der auch die Bedeutung des Gefühls für motorische Kontrolle und Lernen betont. Viele Studien über motorisches Lernen gehen von einer behavioristischen Perspektive mit ihren Wurzeln im Stimulus-Response-Denken aus, was man dann an die modernen Theorien über aufgabenorientierte Sichtweisen anzupassen versuchte. Deshalb beziehe ich mich immer noch gerne auf Brooks. Er unterscheidet zwei Arten von Lernen:

- Erstens ein schnelles Lernen nach plötzlicher Einsicht, das gefühlsmäßig stark geladen ist. Hier geschieht eine Koppelung vom limbischen System zum sensomotorischen System. Im limbischen System liegt wie erwartet die größte Ansammlung von Peptidrezeptoren im ZNS (Pert 1999). Das Erlebnis kann ausgedrückt werden als „Hurra/Oh, ich habe es geschafft, wie lustig/schwierig es doch war! Au, da muss ich aufpassen."
- Der zweite Typ von Lernen ist langsamer und erfordert mehrere Wiederholungen. Er ist un-

abhängiger von Energie des limbischen Systems und engagiert nicht so viele Teile des assoziativen Cortex, deshalb sind viele Wiederholungen nötig. Dieses Erlebnis kann ausgedrückt werden als „Ich muss üben, üben, üben, mit Geduld und Ausdauer."

7.3.1 Lernen, übertragen auf die Alltagssituation des Patienten

Es muss unterschieden werden zwischen motorischer Ausführung – Performance – und motorischem Lernen. Gemäß dem Reflex/hierarchischen Modell schien es, als ob die Fähigkeit einer Physiotherapeutin zur guten Ausführung der Behandlungstechnik manchmal wichtiger sei, als dass der Patient wirklich etwas während der Behandlung gelernt hat. Nehmen wir einmal die Idee von den reflexinhibierenden Mustern (RIM) gemäß Bobath. Die Fähigkeit des Patienten eine Bewegung in der reflexinhibierenden Stellung auszuführen wurde als Zeichen von Gesundung nach der Schädigung angesehen, bedeutete aber lediglich, dass er das machen konnte, was die Physiotherapeutin verlangte. Wenn der Patient sich von der Behandlungsliege erhob und davonging, löste er die Aufgabe – d. h. zu gehen – jedoch anders. Denn sein zentrales Programm hatte inzwischen gelernt, welches die beste Kompensationsstrategie ist um zu gehen.

Eine Übertragung, *Transfer* oder *Carry-over* von der Trainingssituation zum Alltag des Patienten im Krankenhaus und später zu Hause ist wichtig (Shepherd u. Carr 1982). Ihr *Motor relearning program* baut auf zwei Erfahrungen:

1. Wenn die Fähigkeit, eine spezielle motorische Handlung, wiedererlangt werden soll, muss genau diese Handlung trainiert werden.
2. Der Erholungsprozess ist abhängig davon, womit sich das Individuum in seinem Leben beschäftigt hat und von seinen Erfahrungen nach der Schädigung.

7.4 Sinn und Einsicht – Zielbild

In Tierversuchen konnte gezeigt werden, dass motorische Kontrolle und das Lernen einer motorischen Fertigkeit wie essen oder einen Schalter betätigen, sodass eine Lampe leuchtet, rasch erhöht werden, wenn das Tier Einsicht gewinnt in das Verhalten und den Zusammenhang, in dem es steht (Taub 1980). Eine bewusste Korrektur erfolgt leichter, was die Präzision der Bewegung schnell heraufsetzt. Einsicht hat also nicht nur psychologische Bedeutung, sondern erhält eine rein motorische, physiologische Konsequenz.

„...das menschliche Gehirn, Nervensystem und Muskeln funktionieren wie ein sehr komplexer Servo-Mechanismus, d. h. ein automatischer, zielsuchender Mechanismus, der seinen Weg zum Ziel lenkt, indem es Feedbackdaten und gespeicherte Informationen verwendet, die automatisch den Kurs korrigieren, wenn es notwendig ist. Wir programmieren das eigentliche Ziel ein und verlassen uns danach auf unseren automatischen Servo-Mechanismus. Ob wir Erfolg oder Misserfolg haben, hat deshalb zu einem großen Teil mit dieser Programmierung des Ziels zu tun." (Uneståhl 1983)

7.4.1 Geschlossene und offene Fertigkeiten – closed skills, open skills

Wenn die Situation vorher bekannt ist, wie z. B. sich die Haare kämmen, braucht die Aufmerksamkeit nicht so stark auf die Signale der Umgebung gerichtet zu werden. Das gelernte motorische Programm organisiert sich selbst und das Individuum kann sogar problemlos die Augen schließen während der Bewegung. Eine solche Bewegung vermag von Mal zu Mal in einer konstanten Umgebung die gleiche zu bleiben und wird *closed skill*, geschlossene Fertigkeit genannt (Schmidt 1982, 1999). Man kann die Aufmerksamkeit auch auf etwas außerhalb der eigentlichen Motorik richten, z. B. stricken, während man vor dem Fernseher sitzt.

Andere Voraussetzungen herrschen, wenn sich die äußere Situation während der Stellung oder Bewegung verändert, z. B. Auto fahren auf der Autobahn oder ein Ballspiel spielen. Die neuromotorischen Prozesse müssen dann das Muster wechseln, was einen neuen Entscheidungsprozess bedeutet. Bei jeder Veränderung wird ein neues Bewegungsmuster generiert um sich den veränderten Bedingungen der wechselhaften Umgebung anzupassen. Diese Fertigkeiten nennt man *open skills*, offene Fertigkeiten (Schmidt 1982, 1999). Im Gedächtnis werden nicht Informationen über jedes einzelne Bewegungsmuster gespeichert. Vielmehr scheint es, dass das Gehirn lernt im Gedächtnis zu behalten, wie man die Bewegung am besten variieren kann, im Verhältnis zu möglichen Veränderungen in der Umwelt. Geschicklichkeit bedeutet dann die starke Fähigkeit des Gehirns, vorauszusehen, welche Veränderungen im Zusammenhang mit den zum Zielbild gehörenden Bewegungen eintreffen können (Gentile 1988).

Dies hat Konsequenzen dafür, wie die Physiotherapeutin und andere in der Umgebung des Patienten sich ihm nähern. Vor Beginn der Bewegung müssen wir den Patienten deutlich darüber informieren, was ausgeführt werden soll und zu welchem Zweck, d. h. wir müssen dem Patienten ein Zielbild geben. Das Zielbild soll jedoch nicht so exakt sein, dass es persönliche, individuelle Deutung ausschließt. Das hebt die Motivation und verleiht der Aufgabe Bedeutung. Scheint das Zielbild davon abzuweichen, was wir vorgeschlagen haben, ist es von großer Bedeutung herauszufinden, wie das eigene Zielbild des Patienten aussieht.

7.4.2 Neulernen, Wiedererlernen und Weglernen

Kukkonen unterscheidet zwischen Neulernen, Wiedererlernen und Weglernen.

- *Wiedererlernen* heißt, solche Fertigkeiten lernen, die bereits einmal automatisiert waren, aber durch Schädigung verloren gegangen sind, z. B. sich im Bett wenden, gehen oder rennen.
- *Neulernen* bedeutet solche Fertigkeiten zu lernen, die nie früher automatisiert waren, z. B. lernen, mit Krücken zu gehen oder mit den Händen Rollstuhl fahren.
- *Weglernen* heißt lernen gewohnte unnötige Bewegungen oder Spannungen abzubauen, z. B. eine Bewegung mit weniger Kraft ausführen, als man früher für nötig glaubte. Im Gegensatz zum Verlernen ist es ein bewusster und aktiver Prozess. Verlernen verläuft dagegen passiver und unbewusster.

7.4.3 Gelerntes Nicht-Anwendungs-Verhalten – learned non-use

Beim Wiedererlernen von Bewegungen ist es sehr wichtig, dass der Körper so bilateral wie nur möglich aktiviert wird, in symmetrischen und reziproken Mustern. In Tierversuchen mit Affen wurde nachgewiesen, dass, wenn die Motorik des einen Arms geschädigt und nicht stimuliert wurde, die Affen lernten die geschädigte Seite nicht mehr zu benutzen. Dabei wurde die intakte Seite zusätzlich stimuliert um die Funktion der geschädigten zu übernehmen (Taub 1980). Die Affen lernten ein *Nicht-Anwendungs-Verhalten*, wahrscheinlich durch den Einfluss sowohl des peripheren Ungleichgewichts in der Muskelaktivierung wie auch des zentralen Ungleichgewichts zwischen den Hirnhälften. Die posturalen Funktionen wie auch die willkürliche selektive Motorik wurde nur einseitig aktiviert. Es liegt auf der Hand dieses Nicht-Anwendungs-Verhalten mit Hemiplegiepatienten und deren bereits gestörtem Muskeltonus zu assoziieren, aber auch ein Patient mit Fußgelenksdistorsion oder Fraktur eines Beins, das lange immobilisiert war, befindet sich im Risikobereich.

7.5 Bedeutende Faktoren beim Lernen

7.5.1 Aufmerksamkeit

Während des Entscheidungsprozesses kann keine weitere Information aufgenommen oder gedeutet werden. Wir müssen deshalb hellhörig sein, ob der Patient die Aufmerksamkeit aufrechterhalten kann. Damit die Informationen Zeit haben aufgenommen zu werden, sind Pausen während der Instruktionen sinnvoll. Die Handlungen sollen den Instruktionen direkt folgen (Abb. 7.**1**).

7.5.2 Instruktion

Die Instruktion soll so formuliert sein, dass sie aussagt, was der Patient tun soll, nicht was er nicht tun soll. Sie soll deutlich sein und direkt zum Zielbild führen, aufgeteilt in Gesamtziel und Zwischenziele. Der unbewusste Teil der rechten Hirnhemisphäre erfasst keine Negationen, stattdessen hört sie genau das, was der Patient vermeiden soll. In einer neuen und manchmal für den Patienten stressigen Situation wird er in einen physiologisch veränderten Bewusstseinszustand versetzt, was den unbewussten Teilen automatisch leichten Vorrang erteilt um die Steuerung der Handlung zu übernehmen. Es ist also besser zu sagen „Nun richten Sie sich bitte auf, mit einer gleichmäßigen Belastung auf beiden Füßen“ statt „Denken Sie nun bitte daran, dass Sie sich aufrichten und nicht nur das rechte Bein belasten.“ Zu vermeiden sind auch Ausdrücke wie: „Machen Sie nicht zu viel auf einmal. Lassen Sie den Arm nicht nach unten hängen.“

Zu Beginn des Lernens sollen die Instruktionen sehr kurz sein – „Beugen Sie die Knie nach hinten“ – gefolgt von direkter Handlung. Allmählich können sie länger werden – „Beugen Sie die Knie nach hinten, setzten Sie die Füße auf den Boden und neigen Sie sich nach vorne.“ – Pause und konkrete Handlung. Dies sind Beispiele für Teilziele des Lernens, gut geeignet für Patienten, die Mühe haben mit der Wahrnehmung, Konzentration und posturalen Kontrolle. Wenn dies aber nicht der Fall ist, ist es aber meist vorteilhafter die Sequenz wie sich vom Sitzen zum Stehen erheben als Ganzes zu lernen. Man kann den Patienten ganz einfach bitten, sich zum Stand zu erheben und beobachten,

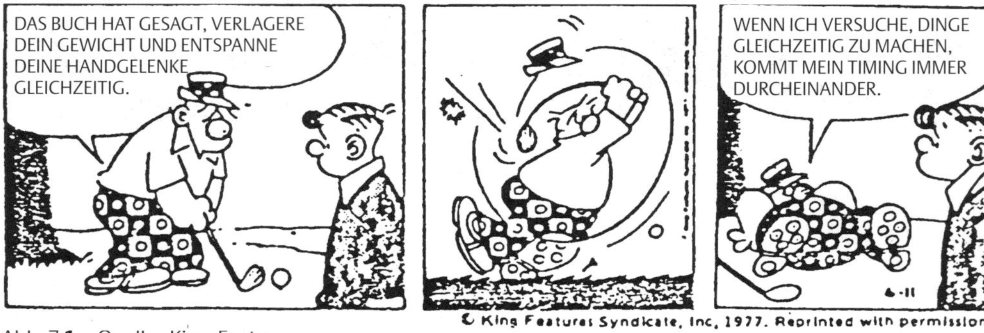

Abb. 7.1 Quelle: King Features.

wie er die Sequenz spontan ausführt. Sie beinhaltet sehr viel mehr Teilinformationen und sieht insgesamt etwa so aus: „Neigen Sie sich nach vorne mit gestrecktem Rücken, sodass die Knie sich beugen, setzten Sie die Füße auf, stoßen Sie mit dem vorderen Teil der Füße ab und erheben Sie sich." Die Physiotherapeutin denkt sich diese Sequenz und stellt dann offene Fragen um den Patienten zu eigenen Aha-Erlebnissen heranzuführen, die das Gefühl von Einsicht und sinnvoller Zusammenarbeit verstärken, z. B.

- „Wie wäre es, wenn…"
- „Haben Sie schon versucht,…"
- „Wie würde es sich für Sie anfühlen, wenn…"

7.5.3 Übung und Wiederholung

Um die größtmögliche Bewegungsbereitschaft in einer veränderlichen Umgebung zu stimulieren um offene Fertigkeiten zu entwickeln, kann dieselbe Übung mit verschiedenen Anforderungen an die posturale Kontrolle durchgeführt werden. Beispielsweise kann das Training im Sitzen dadurch variiert werden, dass es auf der Liege sitzend, auf einer geneigten Ebene oder auf beweglichen Geräten stattfindet, während man die Arme bewegt, während man sich darauf konzentriert, was in der Umgebung vor sich geht und das Wahrgenommene wiedergibt. Gleichzeitig zielt die Übung auf größtmögliche Entspannung ab. Diese Art von Training ist meines Erachtens effizienter, als eine Menge verschiedener selektiver Bewegungen im Sitzen zu trainieren, wenn es darum geht, die Fertigkeit Sitzen zu schulen. Diese Annahme wird gestützt durch Forschung über die posturale Kontrolle (Hirschfeld 1996).

Die Übungen sollten möglichst so angelegt werden, dass der Patient zumindest einen Teil davon selbst trainieren kann. Motorische Kontrolle wird vom Patienten 24 Stunden am Tag ausgeführt, ob sie nun nach Ansicht der Physiotherapeutin zweckmäßig ist oder nicht. Für den Patienten bedeutet zweckmäßig oft, dass er sich überhaupt fortbewegen kann, egal wie. Motorisches Lernen verlangt Wiederholungen. Es ist die Verantwortung der Physiotherapeutin und des Patienten, zusammen mit anderen in der Umgebung des Patienten dafür zu sorgen, dass diese Übung so geschehen kann, dass sie eine so normale motorische Kontrolle wie möglich fördert. Die Übungen sollen an der Grenze der Kapazität des Patienten liegen, aber immer noch so, dass er sie mit dem Gefühl durchführen kann „Ich schaffe es doch". Wenn der Patient die Aufgabe nicht mit einer zufrieden stellenden motorischen Kontrolle durchführen kann, müssen kompensatorische Lösungen gesucht werden, z. B. die Anwendung von technischen Hilfsmitteln, Schienen oder Bandagen, die Bewegungen möglichst gut zulassen. Allmählich kann z. B. auf die Schiene verzichtet werden, nachdem sie eine Zeit lang als wichtiger Stabilisator für die posturale Kontrolle gedient hat. Oder die Person lernt eine Funktion auszuführen, beispielsweise eine Zeitung in der Hemiplegiehand dank erhöhtem Tonus in den Handflexoren zu tragen.

Die Grundelemente der *posturalen Kontrolle* müssen zuerst erreicht werden, damit der Patient selbstständig trainieren kann. Damit meine ich:

- Symmetrie zwischen den Körperhälften in der Ausgangsstellung der Übung. Kann mit verschiedenen Hilfsmitteln realisiert werden.
- Fähigkeit zu Gewichtsverlagerung in verschiedene Richtungen und Fähigkeit, zum Ausgangspunkt zurückzukehren.
- Fähigkeit zur Aufrichtung gegen die Schwerkraft und Einnehmen der senkrechten Position.
- Fähigkeit unnötige Muskelaktivität zu entspannen.

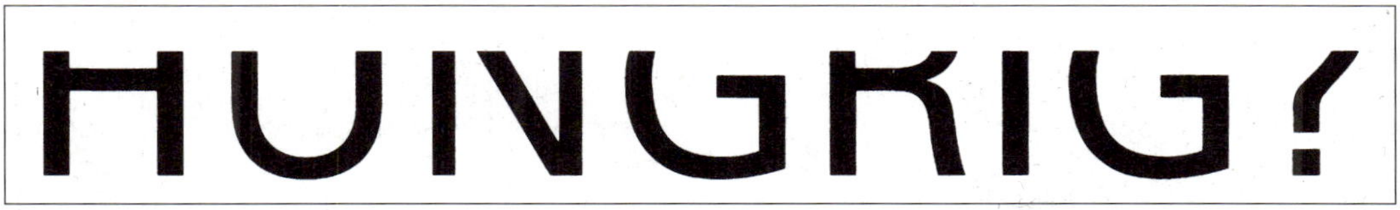

Abb. 7.**2** Versuchen Sie, das obige Wort zu lesen. Was steht dort?

7.5.4 Störungen

Wenn die Konzentrationsfähigkeit stark reduziert ist, können Lärm, Stimmen oder Menschen in der Umgebung vom Lernen ablenken. Hirngeschädigte brauchen während des ganzen Trainings eine Person in der Nähe, die hilft, die Konzentration auf das, was trainiert werden soll, zurückzubringen (Bach-Y-Rita 1980). Da der Zweck des Trainings darin liegt, dass sich der Patient so weit wie möglich in seiner realen Umgebung zurechtfindet, muss eine Steigerung stattfinden, sodass auch die Verantwortung für die Konzentration auf den Patienten übertragen wird. Dies gilt auch für das sog. Stresstraining für Patienten mit stressbedingten Spannungszuständen, die lernen müssen trotz voller Alltagsbelastung in ihrem eigenen Körper in einen entspannten Zustand versinken zu können.

7.5.5 Assoziationen

Positive Assoziationen können das Wiedererlernen der Motorik begünstigen oder eine genügend große Lust und Motivation geben um die Bewegung in Gang zu setzen. Damit ist etwas gemeint, das für genau dieses Individuum die Bewegungen begünstigt, etwas, das die vielen verschiedenen Synapsen- und Rezeptorschaltungen vom assoziativen zum sensomotorischen Cortex nutzt.

Wir können Musik und Rhythmen einsetzen (Stimulation zu Tanz), wohl bekannte Bilder, Düfte und überhaupt persönliche Gegenstände. Oder wir beschreiben die Bewegung in Bildern, statt mit exakten anatomischen Richtungsangaben.

- „Führen Sie die Hand zum Mund, als ob Sie essen würden."
- „Stellen Sie sich die Bewegungen einer tanzenden Elfe vor und versuchen Sie das Gleiche zu machen."
- „Formen Sie die Finger, als ob Sie einen Knopf zuknöpfen würden usw."

In der Neurophysiologie nennt man dieses Phänomen Redundanz. Versuchen Sie zu lesen, was in der Abb. 7.**2** steht, bevor Sie weiterlesen. Das Gehirn sucht nach Sinn und Zusammenhang. Dank der vielen parallel geschalteten Synapsen und Rezeptoren des Gehirns zum gleichen Gebiet ergänzt das Gehirn das was fehlt, da es von früher bekannt ist, sodass wir den Text lesen können, obwohl nur die Hälfte der Buchstaben vorhanden ist. Die Finesse bei der Parallelschaltung ist, dass auch wenn einige Hundert gebahnte Synapsenschaltungen geschädigt werden, immer noch einige übrig bleiben, die als Basis für das Wiedererlernen genutzt werden können. Das Wohlbekannte besteht in diesem Fall darin, dass wir Buchstaben lesen können und dass die deutsche Sprache eine Bedeutung für uns hat.

Dazu passt die Geschichte vom alten Holzfäller, der sich in der geriatrischen Abteilung befand. Er war passiv und träge und galt als senil. Vergeblich hatte das Personal in der Ergotherapie versucht ihn zum Schleifen und Lackieren von fertig geschnitzten Therapiearbeiten anzuregen. Doch an dem Tag, als jemand einen frischen Stamm hereinschleppte, der nach Harz und Wald roch, und als seine Hände die raue Oberfläche spüren konnten, erwachte sein assoziativer Cortex. Er fing an zu sägen… und war nicht mehr senil.

7.6 Drei Phasen des Lernens

Verschiedene Autoren teilen das motorische Lernen in drei Phasen ein (Fitts 1964, Marteniuk 1979, Andersson 1982). Es sind die kognitive –, Fixations- und automatische Phase.

1. Kognitive Phase

Die Person erhält eine Vorstellung von der Bewegung und versteht, was auszuführen ist. Hier kann die Physiotherapeutin helfen, das Verständnis zu fördern durch verbale Instruktion, praktisches Zeigen der Bewegung oder indem sie mit der Hand die Motorik des Patienten steuert. Dabei sollen Ähnlichkeiten zwischen alten und neuen Fertigkeiten gezeigt sowie Rede und Motorik integriert werden. Der Patient beschreibt in Worten, was er tut, was die Aufmerksamkeit auf das zu Lernende richtet.

2. Fixationsphase/Assoziationsphase

Hier verschiebt sich das *Was* zum *Wie*. Jede Bewegung beginnt neurophysiologisch mit einer Hemmung von Bewegungskombinationen, die nicht in das gewählte Bewegungsmuster passen. Entscheidend ist hier unnötige Muskelspannung und Denktätigkeit zu eliminieren, die nicht zu der Aufgabe gehören. Der Patient braucht viel Feedback für seine Art die Bewegung auszuführen.

3. Automatische Phase

Die Kontrolle hat sich vom kortikalen zum subkortikalen Niveau verschoben. Die Person kann ihre Aufmerksamkeit auf die Umgebung oder sich selbst richten und braucht nicht mehr nur daran zu denken, wie die Bewegung auszuführen ist. Bei gut eingeübter Motorik wird minimale Muskelspannung benötigt und ein Gefühl von Harmonie entsteht. Es ist vergleichbar mit dem Erlebnis, wenn ein talentierter Musiker auf seinem Instrument spielt oder eine Tänzerin mit ihrem Partner ein abgestimmtes Ballett tanzt, oder wenn eine Person mit einem traumatischen Hirnschaden nach vielen Monaten Training endlich selber gehen kann. Als ich einmal John Williams Gitarrenmusik hörte, war es, als ob das Instrument sich selber spielte und der ganze Konzertsaal schien von seiner Liebe zur Musik zu vibrieren.

7.7 Feed-back

Während der kognitiven und der Fixationsphase ist es von größter Bedeutung, dass der Patient irgendeine Form von Feed-back erhält, damit das Lernen begünstigt und gefestigt wird (Schmidt 1982, Winstein 1991). Es ist ziemlich sicher zwecklos, wenn der Patient etwas trainieren soll, das er nicht versteht und in keinen für ihn relevanten Zusammenhang gesetzt wird. Eine lebendige Kommunikation besteht aus einer Begegnung zwischen mindestens zwei Individuen oder zwischen einem Individuum und einem Gegenstand, der für die Person etwas Fantasievolles darstellt. Der Patient soll vom Körper, von der Bewegung eine Form von Gefühl erhalten, etwas, das die eigene innere Fähigkeit zu Feed-back entwickelt, auch wenn die Physiotherapeutin nicht anwesend ist. Wiederholte Stimulation ohne Konsequenz oder Rückkoppelung führt zu Habituation, d. h. es geschieht eine Blockierung in verschiedenen Niveaus des ZNS, wahrscheinlich unter dem Einfluss des Hippocampus im limbischen System.

Marteniuk (1979) nennt folgende Formen von Feed-back:

- *Knowledge of performance* – Kenntnisse über die Ausführung sind direkte Informationen über die Muskelkontraktion aus Berührungs- oder Druckrezeptoren oder Propriozeptoren. Die Person verlagert z. B. ihr Gewicht auf die Zehen und fühlt, dass sie auf den Zehenspitzen steht.
- *Knowledge of result* – Kenntnisse über das Resultat einer Bewegung und Beurteilung, ob das Ziel der Bewegung erreicht wurde. Diese Form von Feed-back gilt der ganzen Bewegung, bei der mehrere Sinnesmodalitäten beteiligt sind. Kenntnisse über das Resultat der Bewegung müssen nicht notwendigerweise an Kenntnisse über die Ausführung gekoppelt sein. Die Person sieht sich z. B. auf Video und entdeckt erst dann, dass sie tatsächlich die Beine beim Gehen verschieden belastet.
- *Internes Feed-back* – Feedforward, efferente Kopie vom Cortex an subkortikale Teile und umgekehrt. Vergleiche eine Person, die Klavier spielt. Es würde zu lange dauern um die Bedeutung der einzelnen Noten zu erfassen, wenn das Stück in einem genießbaren Tempo gespielt werden soll. Das Gehirn weiß, wie die Motorik zu steuern ist, ohne Einmischung von peripheren Rezeptoren, sofern nichts Unerwartetes eintrifft, das neue Prioritäten für die Auswahl setzt.

Aus Tierversuchen wissen wir, dass Wiedererlernen von Motorik, die einmal automatisiert war, auch ohne sensorisches Feed-back erfolgen kann. In einem Experiment wurden die sensorischen Nervenbahnen für taktile und propriozeptive Informationen bei Affen durchgetrennt. Trotzdem konnten sie ohne visuellen Input lernen Rosinen zu essen und bestimmte Knöpfe zu drücken (Taub, Berman 1968).

Im physiotherapeutischen Alltag ziehen wir aber Nutzen aus den wohl bekannten, taktilen und propriozeptiven Techniken um das Wiedererlernen von Bewegungen zu unterstützen.

7.7.1 Beispiele: nicht-manuelles Feed-back beim Lernen

Biofeedback/Thermofeedback

Durch EMG-Signale erhält der Patient visuelle und auditive Informationen, die dazu genutzt werden können um sowohl Entspannung zu lernen als auch Bewegungen zu finden und die Muskelaktivität zu erhöhen. Durch Ablesen der Temperatur (Thermofeedback) auf dem Finger können Entspannung und verbesserte Durchblutung geübt werden.

Hautpflaster

Ein auf der Haut angebrachtes Pflaster kann eingesetzt werden um Muskeln zu entspannen (es zieht im Pflaster wenn der Muskel angespannt wird) und um Haltungskorrektur zu trainieren (es zieht im Pflaster, wenn der Muskel in eine ungünstige Richtung aktiviert wird oder gibt nach bei Hypotonus).

Auditives Feed-back

Mit Druckkontakten auf der Fußsohle, wenn eine bestimmte minimale Belastung erreicht wird, kann eine bessere Tonusverteilung und Aufrichtungsreaktion gelernt werden.

Bilder

Durch Zeichnen und Malen, woran man sich aus der Behandlung erinnert, kann die Identität und die eigene Kompetenz bestätigt werden.

Verbales Feed-back

Loben soll man nur, wenn es angebracht ist, nicht nach jeder Übung. Der Patient soll zudem auch nach seinem eigenen Vermögen und Erlebnis auswerten. Der Patient kann die Bewegung und das Gefühl beschreiben, vorzugsweise in originellen und fantasievollen Bildern, was die rechte Hirnhälfte aktiviert. Wenn der Patient nicht fühlt, was normal ist, ist eine Korrektur seitens der Physiotherapeutin notwendig. Erlebt der Patient, dass er aufrecht sitzt, obwohl er sich eindeutig auf eine Seite neigt, muss das Gefühl für die Vertikalachse geübt werden.

Video

Video ist ein ausgezeichnetes Hilfsmittel um die Motorik zu studieren. Man kann z. B. den Patienten filmen, während er gewisse Bewegungen ausführt und dann das wegschneiden, das nicht zur guten motorischen Kontrolle gehört. Stattdessen zeigt man ihm das Korrekte und bittet ihn sich selbst zu imitieren.

Behavior modification

Verhaltensmodifikation wird, wie der Name schon sagt, verwendet um Verhalten zu verändern. Das gesamte Personal inklusive Patient nimmt teil, um Punkte für das Verhalten im Verhältnis zum gesetzten Ziel zu vergeben. Reichliche Belohnung, die vom Patienten selbst ausgewählt werden darf, wird vergeben, wenn die Aufgabe gutgeheißen wurde. Die „Möhrenmethode" (Belohnungsmethode) wurde mit gutem Effekt bei traumatisch Hirngeschädigten mit sozialen Störungen dokumentiert (Adams 1978).

7.8 Mentales Training

Mentales Training beginnt mit Entspannung. Die Aktivitäten der Hirnhälften werden dann besser synchronisiert und die Person hat mithilfe des ganzheitlichen Begreifens der rechten Hemisphäre leichter Zugang zu inneren Vorstellungen. Entscheidend ist ein positives Bild der eigenen Fähigkeiten. Die Leistungsfähigkeit erhöht sich physisch wie psychisch (Uneståhl 1983). Mentales Training wird im Sport schon lange angewendet und könnte auch in der Physiotherapie Anwendung finden. Ein klassisches Beispiel im Sport ist eine Untersuchung an Basketballspielern. Sie wurden in zwei Gruppen eingeteilt, die je gleich lange, aber auf verschiedene Arten während zwei Wochen trainierten um den Ball besser in den Korb zu treffen. Die eine Gruppe trainierte praktisch in der Turnhalle mit dem Ball den Korb zu treffen. Die zweite Gruppe visualisierte den Ablauf im Detail, aber ohne praktisches Training. Beide Gruppen erzielten ein gleich gutes Resultat, als sie nach zwei Wochen Training praktisch getestet wurden! (Uneståhl 1983)

Während der kognitiven und der Fixationsphase könnte, es also günstig sein daran zu denken, wie die Bewegung auszuführen ist; sie zu visualisieren, nachdem es dem Patienten klar ist, *wie* er die Bewegung ausführen soll. Dies stimmt auch mit der Arbeitsweise des Gehirns zusammen – zuerst ein genereller Plan, dann konkrete sensomotorische Ausführung. Voraussetzung ist, dass die Wahrnehmung vollkommen normal ist.

In Feldenkraisübungen und in die Methodik gemäß der Ideokinesie (Franklin) gehen Vorstellungen von der Bewegung und der Stellung vor der praktischen Ausführung ein. Im bewussten Vergleich zwischen der Vorstellung und der praktischen Handlung wird häufig ein Unterschied entdeckt in der Kraft, die für die Bewegung notwendig ist. Beim Lernen einer harmonischen, einfachen, entspannten Bewegung kann das Zielbild korrigiert werden um auf diese Weise die Ausführung des Bewegungsmusters zu beeinflussen. In vielen Fällen geschieht dies von selbst und die Bewegung wird entspannter, wenn das Zielbild durch mentales Training bewusst gemacht wird.

Nicht nur die Bewegung als solche kann visualisiert werden. Auch eine Vorstellung von z. B. leicht sein wie eine Seerose, die auf dem Wasser schwimmt, sendet Assoziationen von höheren kortikalen Funktionen an spinale Steuerprogramme. Diese Vorstellung fügt sich als Teil der Entspannung und als bewusste innere Veränderung des Körperbildes ein.

Meiner Meinung nach ist es Zeit für die Physiotherapie, die Vorstellungen darüber, wie das Lernen geschieht, auszuweiten, indem sie die enorme Kapazität des Gehirns zu Assoziationen nutzt. Indem den positiven Assoziationen eine Form gegeben würde, die an die Motorik gerichtet ist, könnte das Lernen wesentlich begünstigt werden.

Literatur

Adams RD. Behavioral management in Physiotherapy. Sydney: Cumberland College of Health Sciences; 1978

Andersson JR. Acquissition of cognitive skill. Psychological Review 1982; 89: 369

Bach-Y-Rita R. Brain Plasticity as a basis for therapeutic procedures. In: Bach-Y-Rita (Hrsg.). Theoretical considerations for brain injury rehabilitation. Bern:Hans Huber; 1980

Brooks VB. The neuronal basis of motor control. New York: Oxford University Press; 1986

Cohen MJ(Hrsg.). Comparative neurology: modes of communication in the nervous system. New York: John Wiley and sons; 1985

Feldenkrais M. The elusive obvious. Cupertino: Meta Publications; 1981

Fitts PM, Marteniuk R. Perceptual motor skill learning. In: Melton (Hrsg.). Categories of human learning. New York: New York Academic Press; 1964

Franklin E. Hundert Ideen für Bewegung und Haltung. Zürich: Postural Image Publications; 1990

Gentile AM. Skill Acquisition. In Carr.Shepherd: Movement Science. Heinemann Medical Books. London; 1988

Hirschfeld H. Theories of motor control, Implications for physiotherapy. In: Fries (Hrsg.). Ambulante und teilstationäre Rehabilitation von Hirnverletzten. München, Bern, Wien, New York: Zuckschwerdt Verlag; 1996

Kupfermann I. Learning and Memory. In: Kandel ER (Hrsg.) Principles of neuroscience. 3rd ed. NewYork: Elsevier; 1991: 997

Marteniuk R. Motor skill performance and learning, considerations for rehabilitation. Physiotherapy Canada; 1979: 7–8

Pert C. Moleküle der Gefühle. Hamburg: Rowohlt; 1999

Rossi EL. The psychobiology of mind-body healing. New York: Norton & Comp; 1988

Schmidt RA. Motor Control and Learning. A Behavioral Emphasis. Champaign: Human Kinetics Publishers Inc; 1982. Neue Auflage 1999

Schmidt RF. Synaptic Transmission. In: Fundamentals of Neurophysiology. New York: Springer Verlag; 1978

Shepherd R, Carr J. A motor relearning program for stroke. London: Heinemann Medical Books; 1982

Steward O. Reorganization of neuronal connections following CNS trauma: principles and experimental paradigms. J Neurotrauma. 1989; 6: 99

Taub E. Somatosensory deafferentation research with monkeys; implications for rehabilitation medicine. In: Behavioral Psychology in Rehabilitation Medicine, clinical implications, p 371–401. Baltimore: Williams and Wilkins; 1980

Unestahl LE. Självkontroll genom mental träning. Orebro: Veje förlag; 1983

Winstein C. Designing Practice for Motor learning: clinical implications. In: Proceedings of the APTA II step conference on Contemporary Management of Motor Control Problems; 1991: 65–77

8 Bewegungsanalyse und Fazilitation

Es gibt Dinge,
für die man Fachmann sein muss,
um sie nicht zu verstehen.
Hjalmar Söderberg

Aus systemorientierter Perspektive ist es unerlässlich sich nicht mehr nur auf sensorische Stimulierung zu konzentrieren um Motorik zu erwecken, sondern vielmehr Untersuchungs- und Behandlungsstrategien zu finden, die eine problemlösende Funktion haben.

> Die Fragen, die ich stelle, basieren darauf, wie der Patient einfache Lageverschiebungen schafft oder wie er den Ausfall, der durch den Schaden entstanden ist, kompensiert. Ich betrachte ganz einfach die eigene Strategie des Patienten bei der Ausführung von Grundmotorik

und überlege, ob es nicht eine ökonomischere Art gibt, die unter Berücksichtigung der biomechanischen Faktoren die Plastizität des ZNS stimulieren könnte.

Durch den Wechsel von der reflextheoretischen/hierarchischen Sicht des Gehirns hin zum systemorientierten und aufgabenbezogenen Modell hat auch das Interesse für qualitative und quantitative Bewegungsanalyse stark zugenommen, z. B.: Wie wendet sich der Patient im Bett um nach dem Telefon auf dem Nachttisch zu greifen? Wie lernt der Patient sich aufzurichten und auf die Toilette zu gehen?

In der deutschsprachigen Literatur ist die *funktionelle Bewegungslehre (FBL)* von Klein-Vogelbach zu erwähnen. Es ist eine visuelle Beobachtungsanalyse, auf Empirie bauend, die noch nicht wissenschaftlich untersucht worden ist. Das Vokabular dieses Kapitels entspringt der FBL, so wie ich sie bei Helga Hirschfeld und Zeljka Celegin gelernt habe, als ich ihre Kurse in den Jahren 1978–85 besuchte. Helga Hirschfeld, geboren und aufgewachsen in Österreich und ursprüngliche Bobath-Therapeutin, hat ihrer Behandlungsmethode neurologische und pädiatrische Aspekte beigefügt. Zeljka Celegin, eine Schülerin Hirschfelds, hat ihrerseits Entlehnungen aus dem neurologischen und orthopädischen Bereich benutzt, vor allem für die Rücken- und Nackenbehandlung. Helga Hirschfeld hat in ihrer Dissertation 1992 an Erwachsenen, gesunden Kindern und Kindern mit zerebraler Parese posturale Bewegungen (im Sitzen auf einer beweglichen Sitzplatte, im Stehen und Gehen) untersucht. Die Bewegungsanalyse wurde durch Videokameras und selspot recording an ausgewählten Punkten am Körper durchgeführt. Die Daten hat sie per Computer in einem dreidimensionalen Koordinatensystem abgebildet, ergänzt mit einer Computeranalyse von EMG-recordings von bestimmten posturalen Muskeln. Ihre Untersuchung zeigte, dass es eine Reifung im Bewegungsablauf gibt, die von zwei Faktoren abhängt: einerseits von der verbesserten Interaktion zwischen somatosensorischem, visuellem und vestibulärem System und andererseits vom Verhältnis zwischen zentralen Programmen und der Unterstützungsfläche für die Bewegung.

Andere Methoden der Bewegungsuntersuchung sind z. B. *Analysen von Videofilmen* mit bestimmten Fixpunkten an den Gelenken (Carr u. Shepherd 1987) oder *Analysen* von gesammelten Bewegungsdaten *aus Videofilmen durch subjektive visuelle Kategorisierung der Körperbewegung* in drei Teile: obere Extremität, axiale (Kopf-Rumpf) Region und untere Extremität.

Ausgehend von diesen drei Komponenten wird die Bewegung beschrieben (vanSant 1988, 1989, 1993). Viele bisherige Beschreibungen bauen ihre Behandlungen auf Annahmen auf. Van Sants Untersuchungen an 32, 36 und 60 gesunden Erwachsenen beim Aufstehen vom Liegen zum Stehen und beim Wenden im Bett leisten einen wichtigen Beitrag zur Frage „Was ist normale Bewegung bei Erwachsenen?". Ferner zeigen van Sants Arbeiten, dass das Normale beim Erwachsenen viele verschiedene Möglichkeiten hat. Deshalb wird darauf hingewiesen, dass Flexibilität für eine Physiotherapeutin absolut notwendig ist für die Stimulierung des Patienten zum Wiedererlernen von Bewegungsmustern. So konnte sie z. B. zeigen, dass das Drehen vom Rücken auf den Bauch insgesamt 82 verschiedene Bewegungsmöglichkeiten in den drei Teilen des Körpers aufweist. Sie konnte allerdings auch einige bestimmte Kombinationen feststellen, die am häufigsten vorkamen. Diese Ergebnisse stimmen größtenteils auch mit Beschreibungen von Knott-Voss, Bobath, Klein-Vogelbach/Helga Hirschfeld und Carr-Shepherd überein. Im Folgenden werde ich diese als *reife Bewegungen* bezeichnen.

Die funktionelle Bewegungslehre (FBL) beinhaltet teils ein System für die Beobachtung von Bewegung, teils die Fazilitation als manuelle Fähigkeit und teils Übungen auf fester Unterlage und beweglichen Geräten. Hier wird von der Annahme ausgegangen, dass die bewegungsanalytischen Begriffe bekannt sind. Sie werden deshalb nicht im Detail beschrieben, da auf diesem Gebiet schon eine umfangreiche deutschsprachige Literatur besteht.

8.1 Beobachtung und Analyse

In der funktionellen Bewegungsanalyse wird immer das Hier und Jetzt des untersuchten Individuums beobachtet und beschrieben. Die Lage und Bewegungen des Körpers werden im Verhältnis zum Raum und zur inneren Position und Bewegung der Körpersegmente beobachtet. Der Patient soll die Bewegungen spontan und mit eigener Kraft und eigenem Willen ausführen, damit die Physiotherapeutin sieht, wie seine Haltungs- und Bewegungsmuster automatisiert sind. Die Bewegungsmuster des Patienten werden mit dem verglichen, was wir eine reife Koordination nennen. Selbstverständlich gibt es vielerlei Normalvarianten, trotz allem gibt es aber gewisse Gemeinsamkeiten, welche die Grundlage bilden für eine harmonische, entspannte und einfache Haltung und Bewegung. Diese nennt die Bewegungsanalyse *ökonomisch*, d. h. sie Haus halten gut mit der Energie und basieren auf der Koordination der posturalen Reaktionen. Diese Koordination belastet die Gelenke, Bänder und Muskeln nur wenig und erreicht einen gleichmäßigen Bewegungsfluss bei jeder Schwerpunktverschiebung.

8.1.1 Fragen bei der Analyse der Haltung

- Wo befinden sich die Körpersegmente im Verhältnis zur Senkrechten in der Sagittalebene?
- Wie sind die rechte und die linke Körperhälfte in der Frontalebene belastet?
- Wo befinden sich die Körpersegmente im Verhältnis zur Längsachse der Körpers in der Frontalebene? Vorderseite? Rückseite?
- Wo ist hypertone, normale oder hypotone Muskulatur? Vorderseite? Rückseite?

8.1.2 Fragen bei der Analyse von Bewegung

- In welchem Körperteil beginnt die Bewegung?
- Von welchem Körperteil wird von der Unterlage abgestoßen?
- In welche Richtung geht die Bewegung?
- Wie breitet sich die Bewegung im Körper aus?
- Welche Komponenten gehen in die Bewegung ein? (Gelenk für Gelenk bei genauer Analyse)
- Wie und wo geschieht die Kompensationsbewegung?
- Was hindert den Patienten daran, reife Koordinationen zu finden?

8.1.3 Beispiele von Bewegungsanalyse

Gemäß der funktionellen Bewegungsanalyse soll eine Bewegung, z. B. im Arm, nicht als isolierte Erscheinung nur in der Schulter betrachtet werden, sondern als Bestandteil des ganzen Bewegungsmusters, zu dem es gehört, analysiert werden, inklusive dem Gefühl, das die Bewegung begleitet.
- Wie sieht die Bewegung aus?
- Verläuft sie fließend? Oder ist sie ruckartig, als ob sie sich dauernd selbst unterbrechen würde?
- Ist die Atmung ruhig und entspannt? Oder ist sie gespannt und angestrengt? Welche Kompensationsbewegungen hat sich die Person angeeignet um sich überhaupt (fort-)bewegen zu können?

Die Triebkraft für Motorik ist unerhört stark ausgeprägt beim Menschen. Gibt es andere, ökonomischere Kompensationsmechanismen, die der Patient lernen kann, wenn eine reife Koordination nicht erreicht werden kann?

Wenn man davon ausgeht, dass die Person, die den Arm gerade nach oben hebt, etwas gebeugt sitzt, dann ist die Bewegung in folgende Koordination integriert:
- der vordere Teil der Füße ist im Begriff nach unten-rückwärts gegen den Boden gedrückt zu werden
- die Knie tendieren zur Flexion,
- der Femur geht in Extension (d. h. neigt dazu, gegen die Sitzfläche gedrückt zu werden),
- das Becken kippt nach vorne,
- im Rumpf läuft die Extension fort,
- die Scapula wird gegen die Thoraxwand gedrückt als Gegengewicht zur Armbewegung und gleitet dann nach oben-vorne und
- der Arm wird nach oben-vorne gehoben um den Gegenstand zu ergreifen.

Wenn die Person bereits aufrecht mit senkrechtem Becken und extendiertem Oberkörper sitzt, beide

Füße auf dem Boden und die Knie in einem leicht spitzen Winkel hat, macht diese Stellung eine ökonomische Koordination aus, in der keine andere Bewegung erkennbar ist, außer der Atmung und die eigentliche Bewegung in Schulter und Arm.

Wenn diese Koordination nicht automatisch geschieht, soll der Patient auf kognitivem Niveau dazu angeregt werden, d. h. er soll an die Gewichtsverlagerung nach vorne denken, während er die Bewegung so viele Male wiederholt, bis die posturale Reaktion automatisch verläuft. Die Koordination kann von der Physiotherapeutin fazilitiert werden.

8.2 Fazilitation

Fazilitation bedeutet *erleichtern*. Was wir in diesem Zusammenhang zu erleichtern versuchen, sind die Bewegungsmuster der Grundmotorik. Indem die Grundmotorik fazilitiert wird, wird die Voraussetzung gegeben um die vererbten motorischen Programme zu nutzen. Die Grundmotorik ist weit unten im Nervensystem programmiert, wo die Nervenbahnen bilateral und mit vielen Synapsen angelegt sind. Dies sind gute Voraussetzungen für den Lernprozess. Die Organisation des Nervensystems auf diesem Niveau verweist ferner auf die notwendige Voraussetzung der Zweiseitigkeit um eine gute Stabilität im Körper und Orientierung im dreidimensionalen Raum zu erreichen.

Die Fazilitation wird dann angewendet, wenn der Patient keine sprachlichen Instruktionen versteht, oder als erste kinästhetische Anleitung um ein Gefühl zu gewinnen, wie die Bewegung durchgeführt werden soll. Der Fazilitationsimpuls, d. h. *schneller Druck, leichter Widerstand oder Zug* in der reifen Bewegungsbahn soll für den Patienten deutlich spürbar sein. Die Reaktion darauf wird unmittelbar gegeben und liefert der Physiotherapeutin ein direktes Feed-back auf ihr Fazilitierungsvermögen sowie die Reaktionszeit des Patienten und die Reaktionsschwelle für den Impuls.

8.2.1 Grundlegende Voraussetzungen für die Fazilitation der Grundmotorik

Zur Fazilitation der Grundmotorik müssen die folgenden Voraussetzungen gegeben sein:
- Kenntnisse der reifen Bewegungsmuster
- Kenntnisse adäquater Stimuli, welche die gewünschte Reaktion auslösen, d. h. Keypoint, Richtung und Komponenten der Bewegung, Druckpunkt und Druckrichtung
- Die Physiotherapeutin sitzt vorzugsweise in Bewegungsrichtung, um Blickkontakt mit dem Patienten haben zu können.
- Je weiter distal die Fazilitation geschieht, desto größer ist die Auswirkung der Bewegung und desto größer ist auch die Anforderung an die proximale Stabilität des Patienten.
- Bewegungsrichtung, Geschwindigkeit und Widerstand entscheiden über das Fazilitationsresultat (unerwünschtes Resultat = falsche Stimulation). Der Patient kann nie etwas falsch machen, wenn die Physiotherapeutin die Bewegung initiiert hat.
- Die Gewichtsverlagerung und die Rotationsrichtung sind wesentliche Faktoren um die Fazilitation zu vollziehen.

Beispiele für die Fazilitation des Grundmotorik werden auf den Seiten 75–83 gegeben.

8.3 Training einer guten Koordination

Die Koordination von Bewegungen beinhaltet die Automatisierung der Grundelemente der Bewegung, d. h. Kraft, Richtung, Geschwindigkeit und Bewusstsein. Beim Training der Koordination schaltet sich das Bewusstsein ein, was oft sichtbar wird durch Verlangsamung der Bewegung, wobei das Resultat der Bewegung kortikal registriert werden kann.

Beim Training gilt es die Muskelspannung allmählich zu eliminieren, während Geschwindigkeit und Richtung der Bewegung automatisiert werden. *Ziel* der wohlkoordinierten Bewegung ist es, dass sie sich angenehm anfühlt, integriert ist in Ein- und Ausatmung und mit möglichst wenig Muskelkraft verbunden ist. Erst dann ist sie tatsächlich ökonomisch. Während einer wohlkoordinierten Bewegung besteht eine gute Symmetrie zwischen den Körperhälften sowohl in der Frontalebene wie auch in der Sagittalebene. Die Körpersegmente sind aufeinander geschichtet, was bewirkt, dass die Muskeln gemäß einem Bewegungsmuster aktiviert werden, das den posturalen Reaktionen folgt, auch wenn der Schwerpunkt sich weit auf die Seite, nach vorne/nach hinten oder in Kombination mit einer Rotation verschiebt. Einige Beispiele dafür zeigen die Abbildungen 8.**1a** u. **b**. Passive Strukturen (Gelenke, Bänder) müssen nicht in Extrempositionen gedehnt werden und die Gelenke werden nicht in biomechanisch ungünstigen Positionen komprimiert.

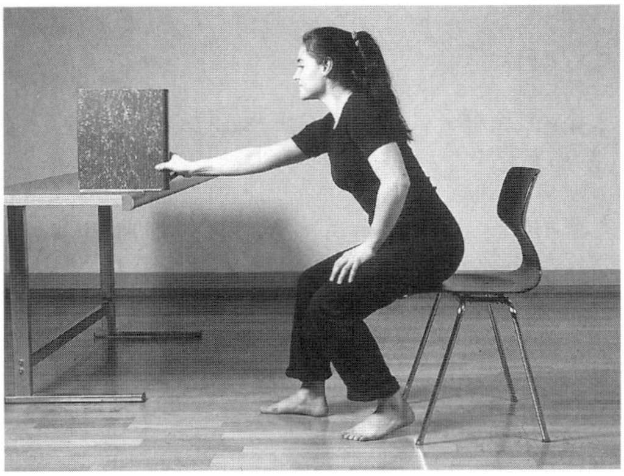

a

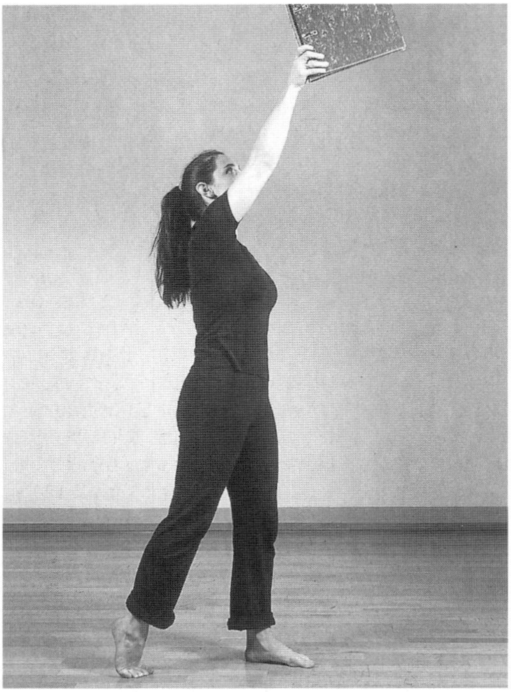

b

Abb. 8.**1a** u. **b** In einer wohlkoordinierten Bewegung werden die Muskeln gemäß einem Bewegungsmuster aktiviert, das den posturalen Reaktionen folgt.

Hier wird noch einmal die Sequenz des posturalen Trainings gemäß der Sicht der Autorin wiederholt:

- eine Stellung einnehmen,
- eine Stellung beibehalten,
- sich in einer Stellung bewegen und gleichzeitig willkürliche Motorik durchführen,
- wechseln können zwischen verschiedenen Positionen.

Die vier Stufen können erschwert werden, indem die Augen geschlossen werden, indem der Rumpf mit Widerstand durch die Extremitäten belastet wird (z. B. manuell, mit Gewichten oder mit Zugapparat) oder indem auf beweglichen Geräten trainiert wird.

Erstes Beispiel: Ein Patient mit der Funktionsdiagnose Instabilität in LWS/Becken und Schmerzen bei längerem Stehen und Gehen soll Mobilität/Stabilität im Bereich Hüfte, LWS und Becken trainieren. Das Training sieht folgendermaßen aus: Er legt sich mit angewinkelten Beinen auf den Rücken und soll zuerst nur den Kontakt der Beckenseiten gegen die Unterlage erfühlen (die Stellung einnehmen). Er wird dazu aufgefordert, eine gleichmäßige Belastung zwischen der linken und der rechten Beckenseite zu finden, und diese beizubehalten, während wir über dieses und jenes plaudern. Kann er die Stellung beibehalten? Dann soll er sich darauf konzentrieren, das Becken und die LWS absolut still zu halten, während er die eine Hüftseite abduziert und adduziert (sich in einer Stellung bewegen). Kann er es tun oder folgt die andere Beckenhälfte mit in einer synchronen Bewegung? Er soll das Bein im Sitzen, Stehen und auf einem Ball sitzend abduzieren und adduzieren und sich darauf konzentrieren, LWS/Becken stabil zu halten. Beim Stehen am Zugapparat wird der Arm abduziert und adduziert, eventuell erschwert durch gleichzeitige Kopfdrehung. Die ganze Zeit über soll sich der Patient auf die Stabilität in der unteren Körperhälfte konzentrieren. Er wird dazu aufgefordert, in jeder Ausgangslage auf seine Atmung zu hören.

Ein zweites Beispiel: Eine Person mit der Funktionsdiagnose Ataxie und hopotoner Grundtonus im Rumpf, mäßig hyperton in der Hüftadduktormuskulatur unilateral sowie nicht fähig ohne Hilfsmittel zu gehen, trainiert seine posturale Fertigkeit in verschiedenen Positionen.

Ausgangspunkt ist der Stand auf allen Vieren auf einem Schaukelbrett, die Stellung wird eingenommen und soll beibehalten werden, auch wenn die Physiotherapeutin das Brett behutsam hin und her kippt.

Der Patient wird dazu aufgefordert, einen Arm zu heben, ein Bein oder den Kopf von einer Seite zur anderen zu drehen, gleichzeitig soll er aber immer die Stellung beibehalten.

Dann soll er sich zum Kniestand erheben und wieder zurück in die Ausgangsstellung begeben, wobei er die ganze Zeit fühlen soll, wie er sowohl die Symmetrie zwischen den Körperhälften als auch einen guten Kontakt zur Unterlage wahrt, obwohl er den Schwerpunkt verlagert.

Die gleiche Übung wird mit geschlossenen Augen wiederholt.

Der Patient wird dazu aufgefordert, auf seine Atmung zu hören ohne sie zu verändern nur sich bewusst werden, wie er atmet.

8.4 Training auf beweglichen Geräten

Bobath hat bei der Behandlung von Kindern und Erwachsenen mit Schäden oder Abweichungen in den Funktionen des ZNS insbesondere die Bedeutung des *Balls* für das Training von posturalen Funktionen unterstrichen. Klein-Vogelbach hat die Übungen auf dem Ball ausgeweitet auf v.a. Personen mit nicht-neurologischen Schäden, wie Haltungsstörungen, Koordinationsstörungen nach Frakturimmobilisation und Schmerzzuständen auf Grund von Koordinationsstörungen in den posturalen Muskulaturen. In der sportmedizinischen Praxis und Literatur findet sich der *Balancekreisel* zum Training der posturalen Kontrolle bei funktioneller Fußgelenksinstabilität. Es wird häufig auf Forschungsarbeiten von Freeman et al. (1965) hingewiesen, welche ergaben, dass das Koordinationstraining auf dem Balancekreisel das Vorkommen von funktioneller Instabilität verringerte. Tropp (1985) hat mit einer eleganteren Methode zur Messung von posturalem Schwanken auf der Druckplatte bewiesen, dass die posturale Kontrolle (gemessen in Form von posturalem Schwanken) nach Koordinationstraining auf dem Balancekreisel verbessert wurde.

Weitere Beispiele von beweglichen Geräten sind *Schaukelstuhl, Trampolin, Wassermatratze, Schaukelbrett* oder *Rolle*. Diese können sowohl für Kinder wie auch für Erwachsene verwendet werden, unabhängig von der medizinischen Diagnose, selbstverständlich mit Rücksicht auf die Funktionsdiagnose des Patienten. Die Größe des Balls im Verhältnis zum Anwender spielt eine Rolle. Der Ball soll so groß sein, dass die Person, die auf ihm sitzt, Hüfte, Knie und Fußgelenke in einem rechten Winkel hat. Ein sehr großer Ball kann zur Tonusreduktion eingesetzt werden für Patienten mit neurologischen Schäden. Der Patient liegt dann auf dem Bauch oder auf dem Rücken auf dem Ball und die Therapeutin führt langsame rhythmische Bewegungen aus.

8.4.1 Zweck des Trainings auf beweglichen Geräten

Ein schneller Wechsel der Bewegungsrichtung aktiviert das sympathische Nervensystem, was wiederum den Wachheitszustand hebt und im besten Fall das Lernen begünstigt, meint der norwegische Neurophysiologe Per Andersen. Voraussetzung hierbei ist ein dosierter Wechsel der Bewegungsrichtung auf einem motorischen Niveau, das für den Patienten angemessen ist. Wenn die Anforderung wiederholt zu hoch gesteckt ist, werden Schutzreaktionen ausgelöst und der Patient lernt, dass er nicht schafft, was die Physiotherapeutin von ihm verlangt. Es ist genauso wichtig, während der Bewegung die Kraft zu dosieren und im richtigen Moment anhalten zu können, wie die Bewegung „gehen zu lassen“. Dies wird deutlich beim Training auf beweglichen Geräten. Wenn die innere körperliche Wahrnehmung gesenkt ist, z. B. auf Grund von Schmerz, Immobilisation oder längerer gefühlsmäßiger Blockierung, welche die Rezeptoren inaktiviert, kann der Kontakt mit beweglichen Geräten das notwendige Feed-back geben um die ehemals gelernten motorischen Programme zu reaktivieren. Das bewegliche Gerät gibt ein direktes Feed-back darüber, ob die Muskelkontrolle ausgewogen ist – sonst fällt man herunter! Die meisten Menschen haben irgendwo weit hinten im Gedächtnisspeicher eine positive Erfahrung mit einem roten Ball in der Kindheit gespeichert. Das kann Freude an der Bewegung und Entspannung auslösen, ohne dass viele Worte an Instruktion notwendig sind. Was die Physiotherapeutin beim Training auf beweglichen Geräten vor Augen hat, ist die Koordination der Grundmotorik so weit wie möglich nachzuahmen. Die Übungen können aus Teilen des Gehmusters bestehen oder auf eine Phase in der motorischen Entwicklung anspielen.

Das Training auf beweglichen Geräten scheint auch als Selbsttraining gut geeignet zu sein, vorausgesetzt dass der Patient gelernt hat, wie sich die Bewegung anfühlen und wie sie aussehen soll.

Salter (1982) hat einige Ziele des Trainings auf beweglichen Geräten zusammengefasst:
- Tonusnormalisierung,
- ein Gefühl für die Bewegung und taktiles Bewusstsein,
- ein Gefühl für die Symmetrie im Körper und für Zentrum und Mittellinie des Körpers,
- lernen und wiedererlernen von posturalen Reaktionen,
- Stabilität und Mobilität in großen Bewegungsmustern trainieren,
- Muskeln dehnen und Gelenkbeweglichkeit erhöhen.

8.5 Koordination der Haltung und Bewegung

8.5.1 Analyse der Haltung im Stehen

Jede Körperbewegung beginnt mit einer Absicht und einer bewussten oder unbewussten Kenntnis über die Lage der einzelnen Körperteile. Die Körperhaltung ist der stabile Punkt, der die Bewegung ermöglicht. Die Bewegung hat Anfang und Ende, eine Richtung, eine gewisse Geschwindigkeit und Kraft sowie einen Umfang. Die Unterstützungsfläche bestimmt die Stellung.

- Wie stehen die Fußsohlen auf der Unterlage?
- Steht die Person stabil auf ihren eigenen Füßen?
- Sind die Knie entspannt und trotzdem stabilisierend für Becken und Rücken? Oder sind sie überstreckt, was bewirkt, dass die LWS zu stark lordosiert wird?
- Werden Hilfsmittel benutzt?

Der Ausgangspunkt der Bewegung ist die Längsachse des Individuums, die zentrale Achse, um die herum die Bewegung geschieht. Aufrechtes Stehen bedeutet somit eine potenzielle Bewegungsbereitschaft zum Gehen. Kein Rücken ist jedoch total im Lot. Während des Stehens üben die Körpersegmente eine belastende Funktion aufeinander aus. Physiologische Krümmungen; Lordosen der HWS und LWS und eine weiche Kyphose in der BWS ergeben zusammen eine Belastung für das Gleichgewicht und haben eine stoßdämpfende Funktion. Eine hypothetisch gute Haltung zeichnet sich dadurch aus, dass die vertikale, frontale Ebene durch den Schwerpunkt, zwischen dem Processus mastoideus hinter dem Ohr via Trochanter major zu einem Punkt gleich vor dem lateralen Malleolus des Fußes verläuft. Je näher sich die Segmente an der mittleren Frontalebene befinden, desto besser ist das Gleichgewicht und desto weniger Muskelkraft ist nötig um die Balance zu halten. Jedes gewichttragende Gelenk muss seine Gleichgewichtslage einnehmen und sich davon ausgehend bewegen können, was ermöglicht, dass die Bewegung genauso leicht und schnell in zwei oder mehrere Richtungen dirigiert werden kann.

8.5.2 Koordination des Drehens

Wir werden jetzt der Reihe nach der Analyse und Fazilitation von Bewegungsmustern der Grundmotorik folgen. In der Fazilitation werden *Keypoints* beschrieben, die wichtigsten Punkte, welche die Bewegung möglich machen. An diesen Punkten kann die Bewegungskette mit einem einfachen Handgriff ausgelöst werden.

Drehung aus der Rückenlage zur rechten Seite

Analyse – Variante 1 (Abb. 8.**2a-c**)

Die Bewegung beginnt mit dem Heben des Kopfes und der Drehung nach rechts. Der linke Arm wird nach innen rotiert, adduziert und flektiert, gleichzeitig beginnt die Gegenrotation der linken Schulter und des Rumpfes nach rechts. Die rechte Hüfte wird gleichzeitig nach oben gehoben. Auf der Rumpfdiagonalen nähern sich linke Schulter/ rechte Hüfte in Flexion an. Eventuell wird das linke Bein von der linken Ferse aus in Extension nach unten links gedrückt um die Drehung zu verstärken.

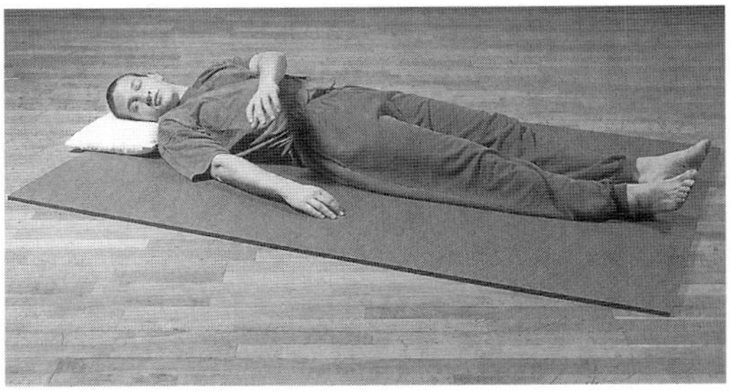
a

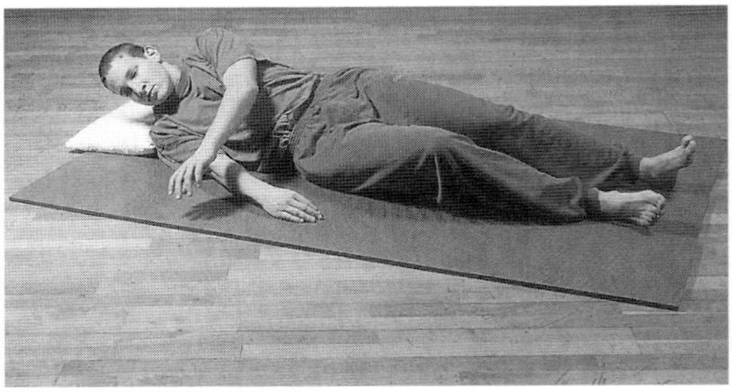
b

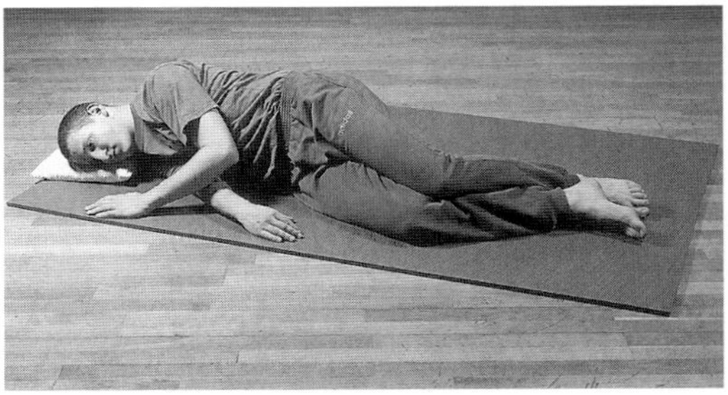
c

Abb. 8.**2a-c** 1. Variante des Drehens von Rücken- in Seitenlage.

Analyse – Variante 2 (Abb. 8.**3a–c**)

Die Bewegung beginnt mit Flexion im linken Knie- und Hüftgelenk. Sie setzt sich fort zum linken Fuß, an dessen mediale Seite und zur großen Zehe. Durch die Plantarflexion im Fußgelenk wird Druck nach unten-hinten bzw. nach links gegeben, im Hüftgelenk kommt es zur Extension und Adduktion und das linke Ileum kippt nach vorn und rotiert. In der Diagonalen linkes Hüftgelenk/rechtes Schultergelenk erfolgt die Gegenrotation in Extension. Weitere Bewegungen sind: Rotation in der HWS nach rechts, Flexion-Adduktion-Innenrotation des linken Armes und Protraktion der linken Schulter.

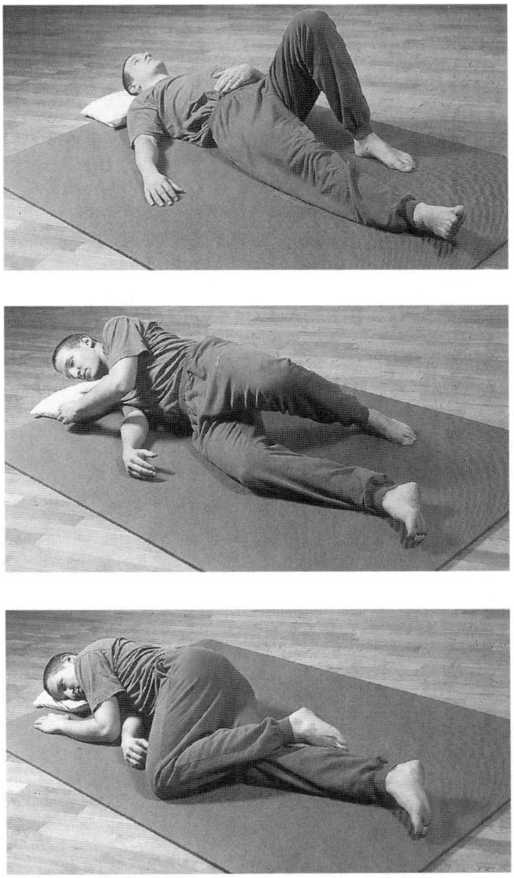

a

b

c

Abb. 8.**3a-c** 2. Variante des Drehens von Rücken- in Seitenlage.

Fazilitation – Variante 1 (Abb. 8.**4**)

Keypoint: Kopf
Bewegungskomponenten: Flexion, Rotation nach rechts
Keypoint: linke Schulter
Bewegungskomponenten: Protraktion der Scapula, Rumpfrotation nach links
Keypoint: linke Hand
Bewegungskomponenten: Innenrotation, Adduktion und Flexion der Arme

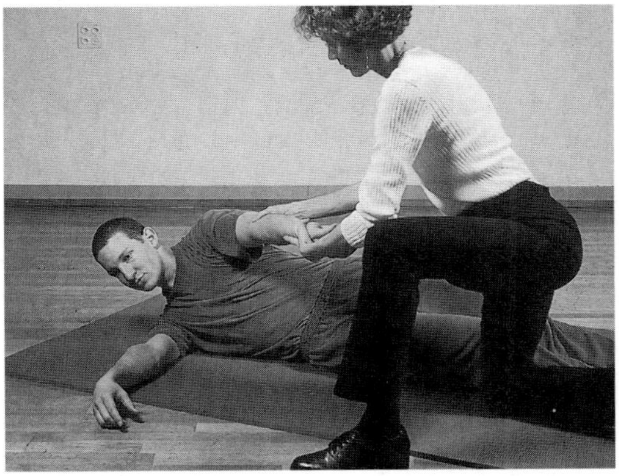

Abb. 8.**4** Das Drehen vom Rücken- in die Seitenlage (Variante 1) wird fazilitiert.

Fazilitation – Variante 2

Keypoint: Fuß in Kontakt mit der Unterlage
Bewegungskomponenten: Adduktion, Innenrotation der Hüfte wird fazilitiert durch Druck nach unten-hinten auf der Medialseite des Fußes
Keypoint: Fuß mit flektierten Knien und Hüftgelenken
Bewegungskomponenten: Innenrotation, Adduktion der Hüftgelenke

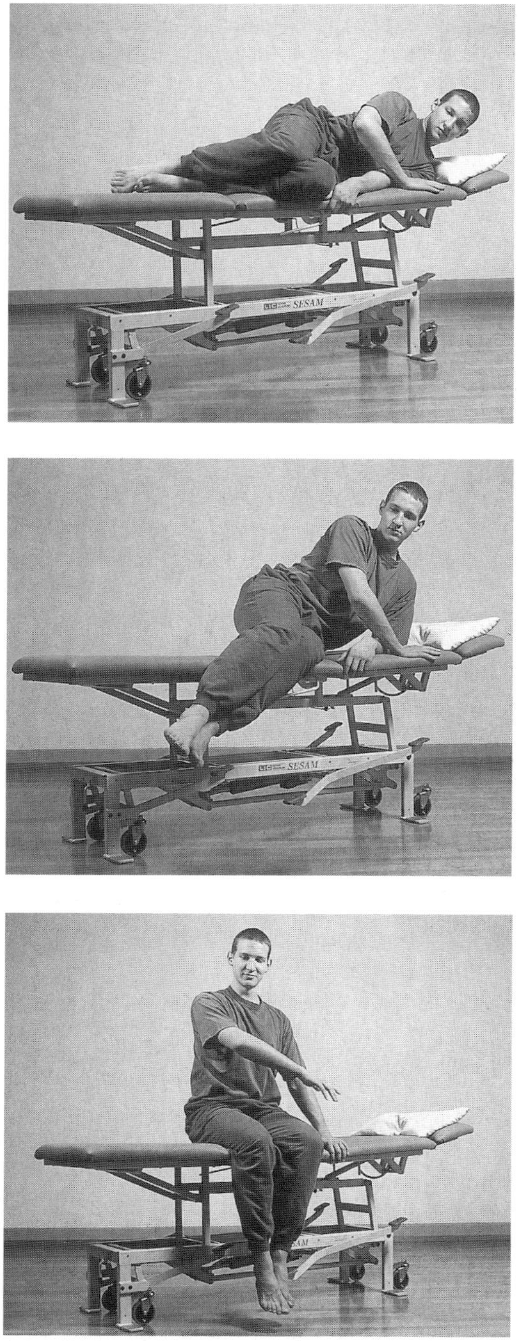

a

b

c

Abb. 8.**5a–c** Aus der Seitenlage zum Sitz aufrichten (Variante 1).

8.5.3 Aufrichten zum Sitzen

Analyse – Variante 1 (Abb. 8.**5a-c**)

Phase 1 Die Bewegung beginnt mit der Drehung in die Seitenlage.

Phase 2 Die obere Hand wird nach unten-links gedrückt, was einen Bewegungsimpuls nach oben-rechts bewirkt. Der obere Arm ist dabei nach innen rotiert, adduziert und flektiert. Während er zunehmend extendiert wird, rotiert gleichzeitig das obere Bein im Hüftgelenk nach außen und wird abduziert. Die Knie werden etwas extendiert um mit den Beinen über die Bankkante zu gelangen. Während der Rumpf extendiert bleibt, folgt der Kopf der Extension des Rumpfes und wird nach lateral zur oberen Körperhälfte flektiert, d. h. die untere Körperhälfte inklusive Nacken wird verlängert.

Analyse – Variante 2 (Abb. 8.6a u. b)

Phase 1 Die Aufrichtung erfolgt gerade bzw. nach vorne-oben. Der flektierte Kopf wird angehoben, im Rumpf kommt es weiterlaufend zur Flexion, das Becken kippt nach hinten, die Hüften und Arme werden flektiert und die Scapulae protrahiert.

Phase 2 Das Becken kippt nach vorn, weiterlaufende Extension in Rumpf und Nacken, Außenrotation und Extension der Hüftgelenke.

Phase 3 Das rechte Bein wird abduziert und nach außen rotiert, das andere Bein adduziert und nach innen rotiert. Das Becken rotiert rechts nach hinten, links vor. Es folgt eine Gewichtsverlagerung zur rechten Beckenhälfte, worauf die linke Rumpfseite lateralflektiert und der Femur abduziert wird. Beide Körperhälften sind jetzt symmetrisch.

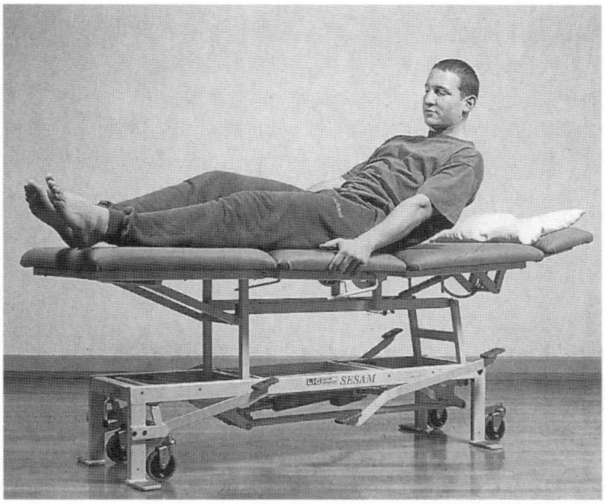

a

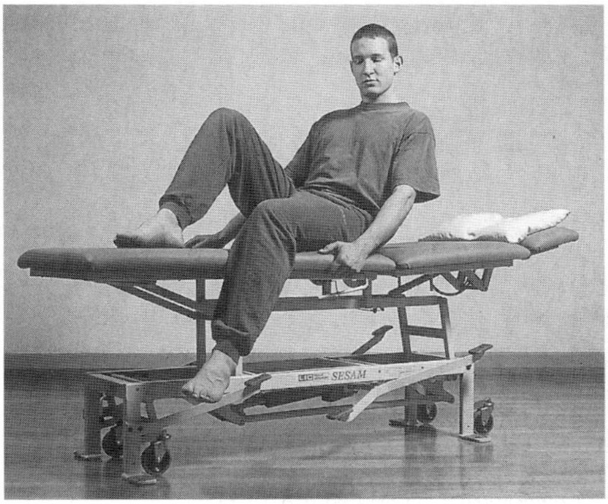

b

Abb. 8.**6a** u. **b** Aus der Rückenlage zum Sitz aufrichten (Variante 2).

Fazilitation – Variante 1 (Abb. 8.7)

Drehung aus der Rückenlage zur Seite – Keypoint: obere Hand, oberer Beckenkamm/Spina iliaca anterior. Druckstimuli nach unten-medial auf die Hand, Druckstimuli nach unten-hinten auf die Spina iliaca. Die Person erhält so einen Bewegungsimpuls nach oben-vorne. Im Idealfall hebt die Person die Beine von selbst über die Bank, sonst muss die Physiotherapeutin dies im Voraus machen.

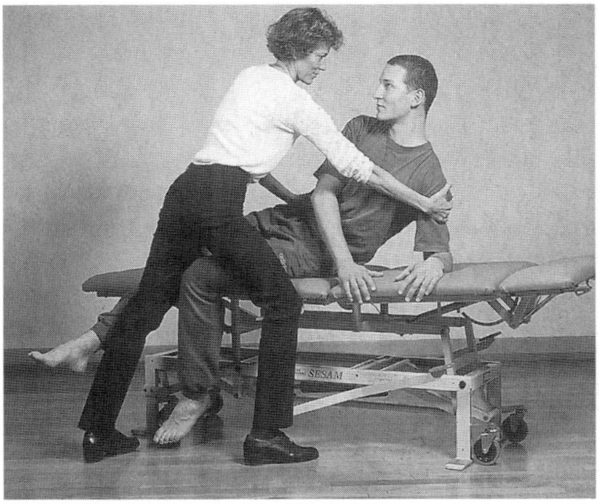

Abb. 8.**7** Das Aufrichten (Variante 1) wird fazilitiert.

Fazilitation – Variante 2

Keypoint: Hände

Bewegungskomponenten: der Bewegungsimpuls Flexion-Innenrotation-Adduktion wird an der Schulter gegeben, was in Phase b zur Flexion-Außenrotation-Abduktion des Schultergelenks führt.

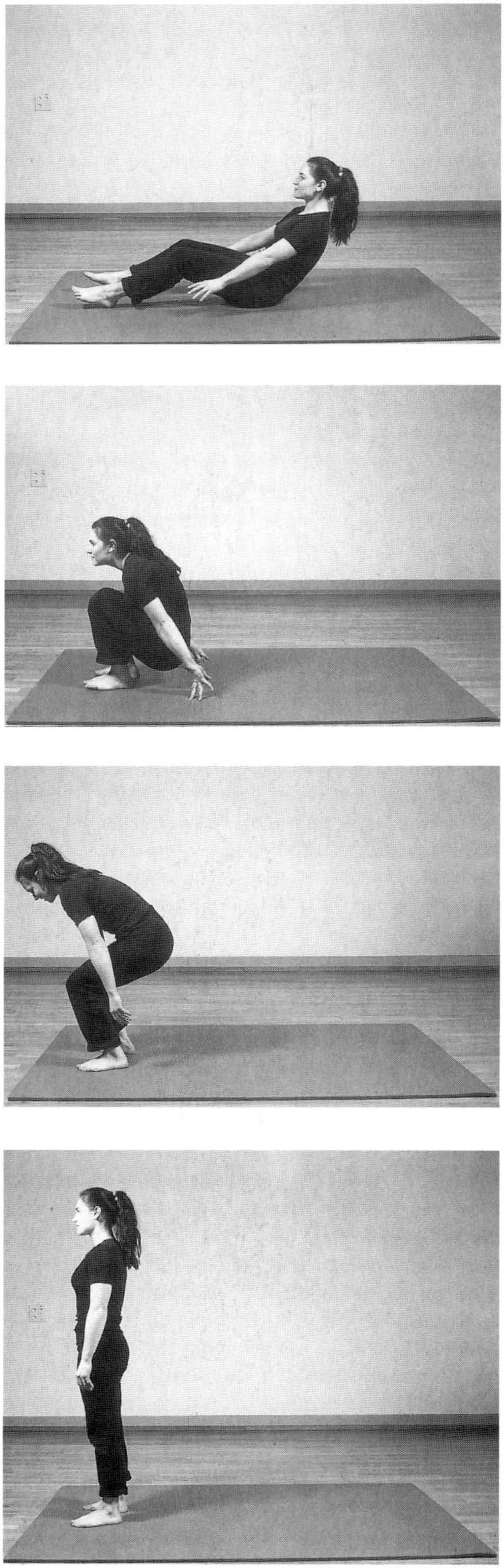

a b c d

Abb. 8.**8a-d** Aufrichten vom Liegen zum Stand. **a** Phase 1, **b** und **c** Phase 2, **d** Phase 3.

8.5.4 Aufrichtung vom Liegen zum Stehen

Analyse (Abb. 8.8a-d)

In van Sants Untersuchung der Koordination zur Aufrichtung an Kindern und Erwachsenen findet sich die unten stehende Koordination als gewöhnlich verwendete bei der Aufrichtung vom Liegen zum Stehen (Abb. 8.**8a-d**). Die Variationsmöglichkeiten innerhalb der Normalvarianten sind jedoch groß. Sie konnte nicht nachweisen, dass es eine sog. reifste Art gibt sich aufzurichten. Früher glaubte man, diese würde bei Kindern ab fünf Jahren auftreten.

Phase 1 Die Bewegung startet mit der Hebung des Kopfes und symmetrischer Aufrichtung der oberen thorakalen BWS, Flexion der Arme und Hüften. Die Bewegung verläuft nach vorne-oben, bis die Hände den Boden erreichen.

Phase 2 Füße und Hände übernehmen das Gewicht und bringen es nach vorn, bis ein Streckimpuls durch Beine, Rumpf und Nacken verläuft.

Phase 3 Der Körper ist nun in aufrecht stehender Position.

Fazilitation – Variante 1

Die Therapeutin „schiebt“ den Patienten wie eine Ziehharmonika aus der liegenden Position zusammen, setzt ihn danach auf die Füße, neigt ihn nach vorne und gibt einen Druckimpuls von hinten auf die Knie, Hüften und Schultern. Danach hält sie den Körper in einem stabilen Griff fest.

Fazilitation – Variante 2

Keypoint: Hände. Die Therapeutin gibt fortlaufend Bewegungsimpulse nach vorn-oben bis die stehende Position erreicht ist.

8.5.5 Aufrichtung vom Sitzen zum Stehen

Analyse (Abb. 8.**9a-c**)

Phase 1 Die Füße werden auf den Boden gestellt, das Becken nach vorne gekippt, weiterlaufend folgt die Extension in Rumpf und Nacken mit gleichzeitiger Gewichtsverlagerung nach vorn. Die Knie sind flektiert.

Phase 2 Die Vorfüße werden nach unten-hinten gedrückt, was eine fortlaufende Extension in den unteren Extremitäten in Gang setzt, sodass die Bewegungsrichtung nach vorne-oben geht. Die Arme sind seitlich am Körper.

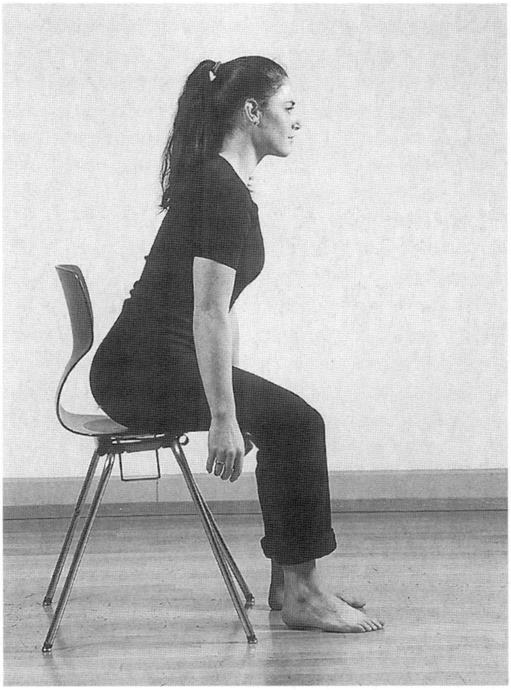

a

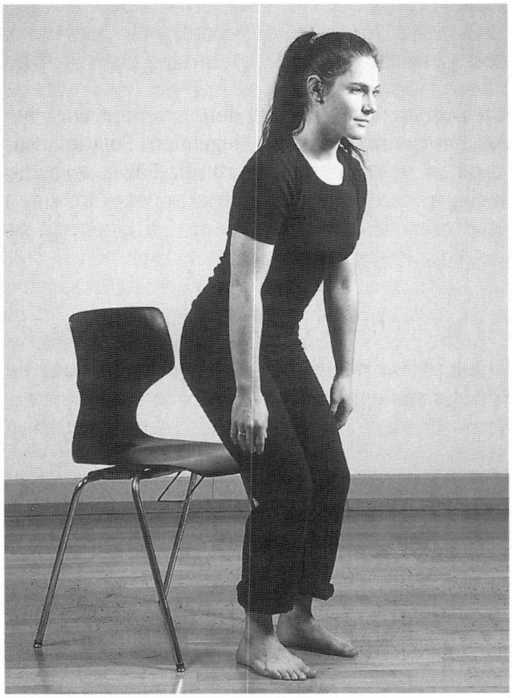

b

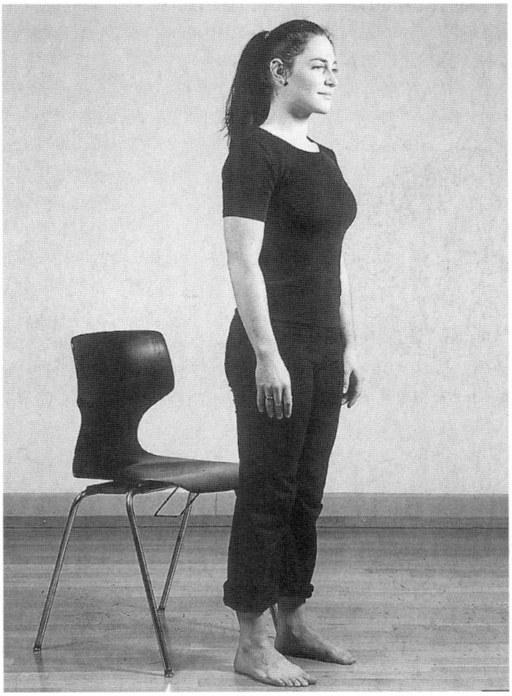

c

Abb. 8.**9a-c** Aufrichten vom Sitzen zum Stand. **a** Phase 1, **b** und **c** Phase 2.

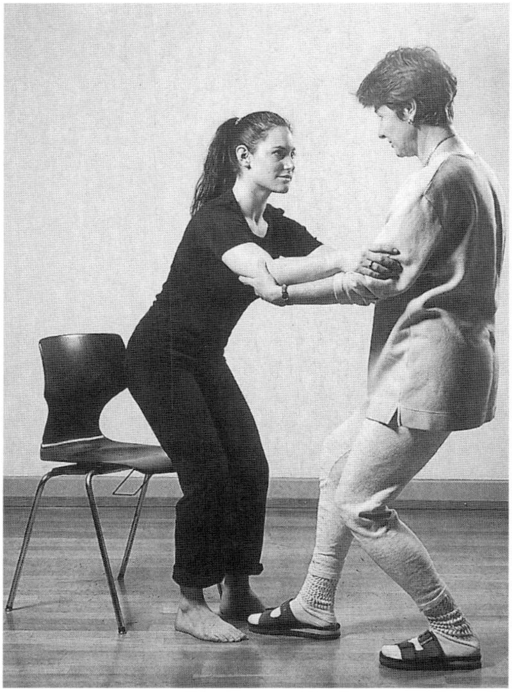

a

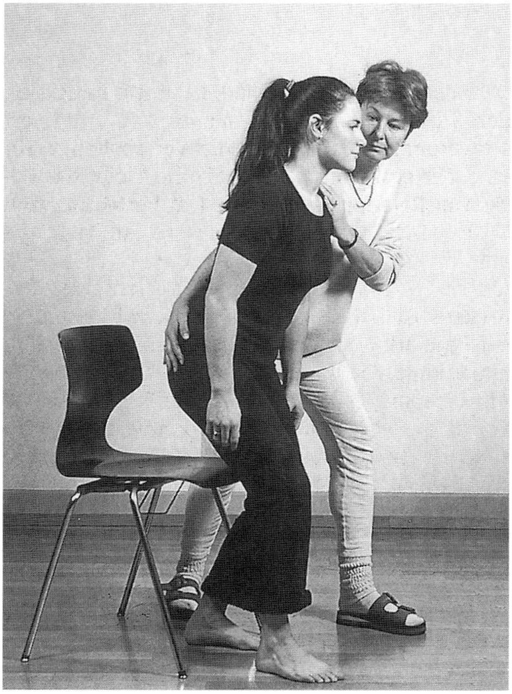

b

Abb. 8.**10a** u. **b** Fazilitation des Aufstehens.

Fazilitation

Keypoint: Hände, Unterarme oder Schultern (Abb. 8.**10a**)

Bewegungskomponenten: Gewichtsverlagerung nach vorne-oben im Raum.

Keypoint: Becken und ein Knie (Abb. 8.**10b**)

Bewegungskomponenten: Kippen des Beckens nach vorne, Gewichtsverlagerung nach vorne-oben, Druckwiderstand kurz und schnell gegen das Knie bzw. den unteren Teil des Oberschenkels in Richtung unten-hinten, was eine Bewegung nach oben-vorne auslöst.

8.5.6 Bewegung von verschiedenen Körpersegmenten während des Gangs

Eine innere Lust, sich in Richtung einer Person zu bewegen oder einen Gegenstand holen zu wollen, sich eilig von etwas wegzubewegen, sind Beispiele dafür, dass eine Intention, eine Absicht notwendig ist, um loszugehen. Die Sinnesorgane geben uns die Möglichkeit mit der Umwelt zu interagieren.

Jede Störung in den Bewegungs- bzw. Stützorganen, wie auch eine Schädigung des zentralen oder peripheren Nervensystems, spiegelt sich im Gang wider, z. B. wenn es um eine so deutliche Störung wie eine teilweise Lähmung eines Beins geht oder um eine weniger sichtbare, wie ein Gefühl von „starker Wundheit“ im Zeh oder in der Schulter. Durch die Ganganalyse erhalten wir einen ersten Überblick über die Problematik des Patienten. Voraussetzung ist, dass der Leser sich Kenntnisse über den Gangzyklus und dessen Sequenzen aus anderen Literaturquellen angeeignet hat. Der Gang ist eine schwer zu analysierende Bewegung. Es sind viele Studien durchgeführt worden, um das Bild der Gelenkbewegungen, Muskelkoordination, Kraft- und Energieentwicklung zu komplettieren (Basmaijan 1985, Murray 1967, 1984, Perry 1992, Winter 1984). Wir wissen, dass es v.a.

- die Beckenrotation um das Hüftgelenk des Standbeins,
- die Kippung des Beckens zur Seite und
- die Flexion der Knie während der Spielbeinphase sind,

die dazu beitragen, die vertikale Amplitude des Schwerpunkts zu verringern und damit auch den Energieverbrauch. Auf die beschleunigende, teilbeschleunigende und stabilisierende Funktion der Muskulatur und andere Faktoren wird hier nicht eingegangen. Ich gehe von der FBL aus, die das innere Verhältnis der Bewegungskomponenten während des Gangs betont. Besonders wertvoll scheint es die Abrollphase zu studieren, da hier eine Umschaltung von einem Bewegungsmuster zum nächsten geschieht. Es erfordert normalen Tonus und posturale Kontrolle um diese Umschaltung in einer fließenden Koordination durchführen zu können.

Füße

Der Fuß des *Standbeins* führt eine Pronation und Plantarflexion aus. Das gibt ein stützendes Gegengewicht zur Innenrotation und Extension im Hüftgelenk am Ende der Abrollphase. Pronation und Plantarflexion stimulieren die Stabilisation im Standbein, indem sie dazu beitragen, die Flexion und Extension des Knies in der Frontalebene beizubehalten. Der Fuß des *Spielbeins* befindet sich in Supination und Dorsalflexion, was im Hüftgelenk zum Muster Flexion und Außenrotation führt.

Hüftgelenk

Das Hüftgelenk des Standbeins geht am Ende der Abrollphase in Innenrotation und Extension. Der Grad an Abduktion und Adduktion hängt von der Konstitution des Körpers ab (dick, dünn, Breite des Beckens), liegt aber bei allen Individuen als stabilisierendes Element vor. Die Hüfte des Spielbeins geht am Anfang der Pendelphase in Flexion und Außenrotation, die sich beim Fersenkontakt verringert. Der Grad an Abduktion und Adduktion ist wiederum abhängig von der Konstitution des Körpers, ist aber immer als aktives Element vorhanden. Extension und Innenrotation wären störende Bewegungskomponenten im Hüftgelenk des Spielbeins. Flexion und Außenrotation wären störende Komponenten im Hüftgelenk des Standbeins.

Becken

Potenzielle Bewegungsbereitschaft im Becken, d. h. Ileum mit seinem Kontakt zu Femur und via Sacrum zur LWS, ist ein Kriterium für den normalen Gang innerhalb des FBL-Konzeptes. Nur durch die Bewegungen des Beckens während der alternierenden Beinbewegungen kann eine weiterlaufende Bewegung in der Wirbelsäule zu Stande kommen. Das Becken kippt auf der Standbeinseite am Ende der Stützphase nach vorn – Lateralverschiebung und Rotation nach hinten (im Verhältnis zum Raum). Die Rotation nach vorn würde hier die Umschaltung der Rotationen zwischen Fuß, Hüfte und Thorax nicht genügend gut stimulieren.

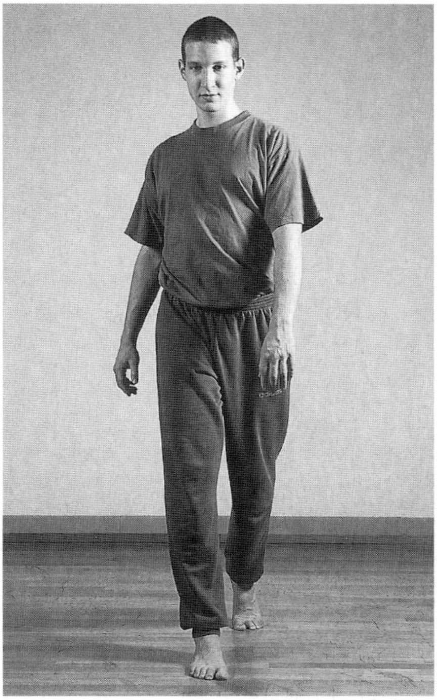

Abb. 8.**11** Die Beckenbewegungen unterstützen die Schwungphase des Beines.

Das Becken kippt auf der Spielbeinseite am Anfang der Schwungphase nach hinten – der Körperschwerpunkt wird nach medial verschoben. Während der gesamten Schwungphase bleibt das Becken in Rotation nach vorne (im Verhältnis zum Raum). Dies unterstützt die fortlaufende Bewegung des Schritts nach vorn (Abb. 8.**11**). Diese ausführliche Darstellung der drei Freiheitsgrade des Beckens ist bei normaler Gehgeschwindigkeit in der Regel nicht sichtbar. Liegt eine Bewegungseinschränkung vor, wird es vom Beobachter aber als Abweichung gedeutet. Gemäß der Sichtweise der FBL sind diese Komponenten immer deutlich zu beobachten, wenn man lange Schritte macht oder wenn die Gehgeschwindigkeit mit langen Schritten zunimmt. Die normale Schrittgeschwindigkeit beträgt 70–120 Schritte/Minute (Murray 1967). Bei einer Gehgeschwindigkeit von weniger als 70 Schritten/Minute erfolgt keine Rotation in Becken/Wirbelsäule.

Wirbelsäule und Kopf

Die Becken- und Hüftbewegungen breiten sich in LWS und Brustkorb aus. Flexion, Extension der Hüfte führen zu Flexion, Extension in der LWS. Abduktion, Adduktion setzen sich als Lateralflexion nach rechts/links in der LWS fort. Die Innenrotation der Hüftgelenke verläuft als Rotation im Uhrzeigersinn in der BWS, die Außenrotation der Hüftgelenke verläuft als Rotation im Gegenuhrzeigersinn in der BWS. Auch diese Bewegungen sollen während des normalen Gangs nicht sichtbar sein. Aber die Möglichkeit dazu muss vorhanden sein, damit sie verwendet werden kann, wenn Geschwindigkeit und Schrittlänge zunehmen. Um der vorwärts treibenden, beschleunigenden Kraft entgegenzuwirken, soll die Wirbelsäule während des gesamten Gehzyklus elongiert bleiben. Das Becken soll als stabilisierender und flexibler Mittelpunkt der ganzen Koordination fungieren.

Die Lage des Kopfes in der longitudinalen Achse ist entscheidend um eine Kopfrotation zu erleichtern. Der Kopf befindet sich am weitesten entfernt von der Unterstützungsfläche und erfährt deshalb auch die größte Beschleunigung im Vergleich zu Becken und Thorax. Um zu verhindern, dass er zu weit vorwärts getrieben wird und um die aufrechte Haltung zu bewahren, braucht der Kopf eine Stütze in Form einer rückwärts treibenden Kraft: die Extension des Nackens. Die extendierende Kraft im Nacken stimuliert eine fortlaufende extendierende Kraft in der BWS, die ihrerseits von der Extension der LWS und Hüftextensoren stimuliert wurde.

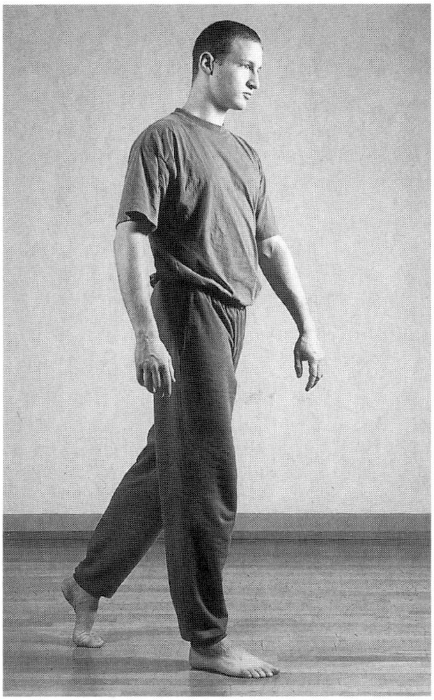

Abb. 8.**12** Abrollphase.

Beispiele für Kompensationen

Kopf zu weit vorne:
- Kompensationsbewegung des Beckens erfolgt nach hinten. Volle Hüftextension kann im Standbein nicht erreicht werden. Ist die Rotation zu klein? Wo liegt die Belastung auf dem Fuß?
- Kompensatorisch wird die Kyphose der BWS nach hinten verstärkt. Hyperextension des Hüftgelenkes während der Standbeinphase.

Kopf zu weit hinten:
Kompensationsbewegung des Beckens erfolgt nach vorne. Hyperextension im Hüftgelenk des Standbeins. Ist die Rotation zu groß? Wo liegt die Belastung auf dem Fuß?

Arme

Die Arme sollen sich als Reaktion auf die Bewegungen von Beinen, Becken und Rumpf bewegen. Voraussetzung ist, dass sich die Schulterblätter auf dem Brustkorb bewegen können. Die Bewegung des Standbeins und des gegenseitigen Standarms geschehen gleichzeitig als reziproke Bewegung. Beim Standarm bewegt sich das Schulterblatt in Adduktion nach hinten. Der Arm geht in Extension und Innenrotation im Humeroskapulargelenk. Beim Spielarm bewegt sich das Schulterblatt in Abduktion nach vorne und der Arm geht in Flexion und Außenrotation im Humeroskapulargelenk. Beim optimalen Gang dreht sich der Schultergürtel gegenläufig zum Becken.

Abstoßen in der Abrollphase des Gangs

Das Abstoßen (Toe-off) in der Abrollphase ist das, was den Gang primär nach vorn treibt und das gegenseitige Bein dazu bringt, mit geringer Hüftflexion nach vorne zu pendeln. Das Abstoßen beim Gehen mit langen Schritten ist die differenzierteste der reifen Bewegungen. Eine reziproke Aktivierung von rechter und linker Körperhälfte geschieht. Es erfordert die volle Beweglichkeit des Beckens, die Wirbelsäule muss rotiert werden können. Wenn wir anfangen zu gehen, startet die Bewegung immer mit einer Gewichtsverlagerung zum Standbein. Hier wird die Bewegungsanalyse des Abstoßens mit dem linken Fuß und der Fersenkontakt (Heelstrike) im rechten Fuß wiedergegeben. Wir stellen uns vor, dass wir die Bewegung in genau diesem Moment einfrieren.

Abrollen mit dem linken Fuß (Abb. 8.12)

Die linke Seite der großen Zehe wird nach links bzw. unten-hinten gedrückt und rollt ab. Daraus ergeben sie die folgenden Bewegungskomponenten: Plantarflexion, Pronation im Fußgelenk, Extension der Kniegelenke, Adduktion, Innenrotation und Extension im Hüftgelenk, links kippt das Becken nach vorn bzw. es rotiert nach hinten (im Raum, im Verhältnis zur rechten Seite). Die linke Beckenseite wird in Bezug auf die rechte Beckenhälfte nach lateral verschoben, d. h. angehoben. Der Thorax rotiert ein bisschen nach vorn auf die linke Seite, die Scapula wird protrahiert und der Arm wird flektiert, nach außen rotiert und adduziert.

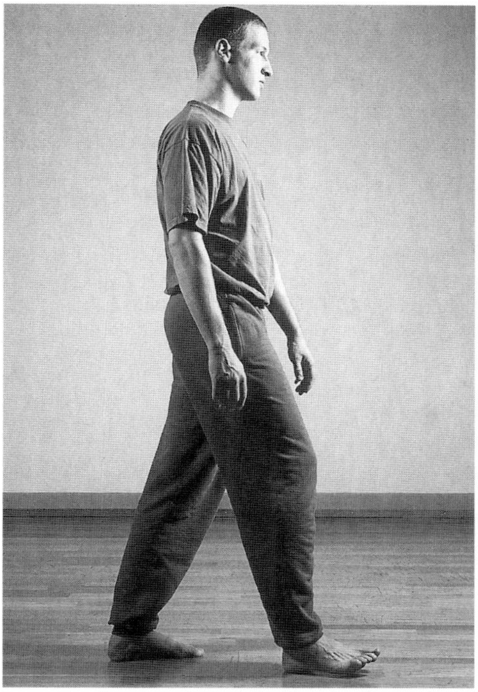

Abb. 8.**13** Kontakt der Ferse zum Boden rechts.

Fersenkontakt rechter Fuß (Abb. 8.13)

Durch das Aufsetzen der Ferse wird die Bewegung gebremst. Das Fußgelenk ist dorsalflektiert und etwas in Supination, das Kniegelenk extendiert (nicht vollständig), das Hüftgelenk flektiert, ganz leicht nach außen rotiert und abduziert. Das Becken ist nach vorn rotiert (im Raum, im Verhältnis zur rechten Seite), nach hinten gekippt und nach medial verschoben. Der Thorax ist rechts ein wenig nach hinten rotiert, die Scapula retrahiert und der Arm extendiert, adduziert und nach innen rotiert.

Fazilitation des Gangs (Abb. 8.14)

Keypoint: Cristae iliacae.

Bewegungskomponenten: Gewichtsverlagerung auf das Standbein, Druckimpuls (Approximation) wird an der Hüfte des Standbeins nach unten gegeben, der Bewegungsimpuls wird mit leichtem Zug an der Hüfte des Spielbeins nach vorne gegeben. Hier kann auch Widerstand gegeben werden durch Druck nach hinten, sodass der Patient sich selbst gegen den Widerstand in der Hüfte des Spielbeins nach vorne arbeitet.

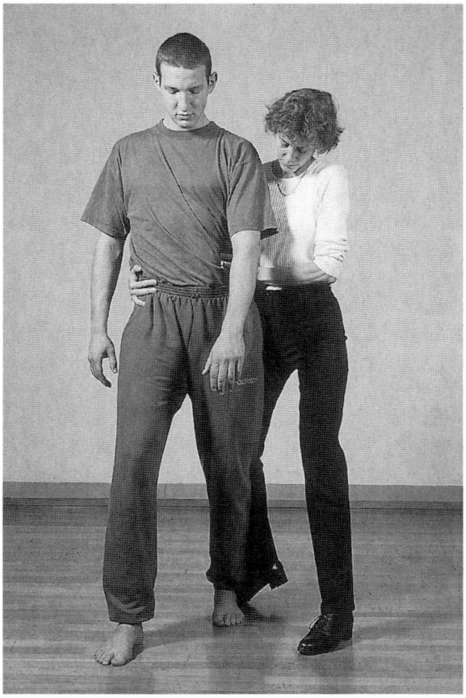

Abb. 8.**14** Das Gehen wird fazilitiert.

8.5.7 Kritische Momente der normalen Stütz- und Schwungphase (modifiziert nach der Ganganalyse gemäß Rancho Los Amigos)

Gehen verbraucht normalerweise wenig Energie dank der kleinen Variation des Schwerpunkts in senkrechter und waagrechter Richtung. Eine gewisse optimale Beweglichkeit in den einzelnen

Tabelle 8.**1** Kritische Momente während des Gehens (nach Rancho Los Amigos)

Kritischer Moment	Merkmale
Fersenkontakt	0° Dorsalflexion
Terminale Standphase	10° Dorsalflexion, stabiles Knie in 10–15° Flexion, Becken gesenkt (Lateralkippung) zur Stützseite
Abrollen	Abstoßen mit der großen Zehe, Knieflexion bis zu 35°, Hüftextension ca. 10°, Becken neutral gestellt/nach vorne gekippt und nach hinten rotiert
Thorax-Becken-Hüftrotation	Wechselt während des Abrollens
Initiale Schwungphase	0° Dorsalflexion, Knieflexion bis zu 60°, Hüftflexion ca. 20°
Zwischenschwungphase	Wie oben, Hüftflexion ca. 30°
Ende Schwungphase	Knieextension ca. 0°

Gelenken ist deshalb notwendig um den Pendeleffekt nahe der longitudinalen Achse zu bewirken, der charakteristisch ist für den menschlichen Gang (Tab. 8.**1**). Dysfunktionen eines dieser Momente ergeben abweichende Gangmuster.

8.5.8 Wechsel der Bewegungskomponenten

Während eines Gangzyklus wechseln die Körperabschnitte einer Seite die Bewegungskomponenten: von Extension zu Flexion, Adduktion zu Abduktion, Innen- zu Außenrotation, das Becken kippt und rotiert vor- und rückwärts. Der Körperschwerpunkt wird von lateral nach medial verschoben.

Wenn die potenzielle Bewegungsbereitschaft im Becken aufrechterhalten werden soll, muss die Koordination von bestimmten Muskeln gemäß der funktionellen Bewegungsanalyse trainiert werden:

- Muskeln, die das Becken am Oberschenkelknochen verankern und welche die Hüfte des Standbeins stabilisieren, z. B. Hüftadduktoren, Innenrotatoren, Extensoren und Abduktoren.
- Muskeln, die auf das Spielbein einwirken und es nach vorn bewegen, z. B. M. iliopsoas, M. rectus femoris.
- Muskeln, welche die Wirbelsäule am Becken verankern und das Becken an der Wirbelsäule bewegen, z. B. Bauchmuskeln, tiefe Rückenmuskeln, M. quadratus lumborum, M. psoas.
- Muskeln, welche die Wirbelsäule stabilisieren, indem sie Stand- und Spielbein aktivieren, siehe oben.

In Kapitel 9 sind einige dieser Übungen auf beweglichen Geräten beschrieben. Sie geben nicht ein vollständiges Bild der Trainingsmöglichkeiten wider, sondern sollen eine Denkart aufzeigen, welche die eigene Analyse und Fantasie für weitere Erfahrungen stimulieren.

Die folgende Checkliste für die Ganganalyse habe ich ausgehend von Ideen der FBL ausgearbeitet (Tab. 8.**2**). Sie ist gedacht als erste generelle Einschätzung des Gangs und kann als Ausgangspunkt für Maßnahmen verwendet werden.

8.6 Fallbeschreibung

Eva, 38-jährig, medizinische Diagnose Rückenschwäche, hat seit drei Jahren Beschwerden. Die Rückenbeschwerden variieren in der Intensität, nehmen v.a. zu, wenn sie lange geht oder steht. Sie beschreibt sie als „Mein Rücken wird so müde und manchmal durchfährt mich ein Schmerz, manchmal brennt es auf dem Gesäß, meist auf der linken Seite, besonders wenn ich lange sitze". Röntgen ohne Befund, normale Diskushöhe.

Gang: verkürzte Abrollphase der Füße bilateral (es wirkt so, als ob sie jedes Mal einen Schritt nach vorn und einen halben zurück nehmen würde), links rollt sie über die Kleinzehenseite ab, Hyperextension im linken Knie während der terminalen Standphase, links reduzierte Rotation des Beckens nach hinten beim Abrollen. Sie kann keine langen Schritte machen, wenn man sie darum bittet. Nicht weil es zu sehr wehtun würde, sondern „weil es einfach nicht geht". Sie findet die Bewegung nicht. Die Gegenrotation von Thorax und Becken ist minimal. Nachdem sie drei Minuten so schnell gegangen ist, wie sie kann, wird sie sehr müde und hat wieder mehr Schmerzen. Sie hat jedoch eine Möglichkeit gefunden, den Rumpf zu rotieren und die Schritte sind etwas länger geworden.

Statik: Sie steht mit nach hinten verschobener BWS und kann das Becken im Stehen nicht kippen. Hyperextendierte Knie.

Posturale Reaktionen: E. reagiert mit Schutzschrittreaktionen auf langsame, diagonale Stöße nach hinten.

Tabelle 8.2 Checkliste zur Ganganalyse

Was analysiert wird	Qualität	Maßnahme
Schrittlänge	normal kurz lange Schritte möglich	
Schrittbreite	normal Wackeln zur Seite keine Schwerpunktverschiebung	
Abrollen des Fußes	normal vorhanden (medial/lateral?) fehlt übertrieben	
Gegenrotation Fuß–Becken beim Abrollen	Pronation Fuß Außenrotation Unterschenkel Innenrotation Hüftgelenk Becken rückwärts rotiert	
Höhenlage der Spina iliaca anterior superior in der Mitte der Stützphase	gleich _______ Seite höher	
Brustkorb	vertikal vorwärts ____ rückwärts geneigt ____ symmetrisch in der Frontalebene Rotation nach hinten. li_____ re_____ Gegenrotation normal	
Kopfhaltung	vertikal zur ____ Seite geneigt	
Kopfbewegung und -drehung	steif rotiert	
Armpendeln	durch Bewegung des Rumpfes übertrieben selektiv zurückhaltende ___ Seite fehlt auf ____ Seite	
Spielbein	Beweglichkeit Kraft Schmerz Tonus	
Standbein	Beweglichkeit Kraft Schmerz Tonus	

Koordination des Drehens: Die Bewegung ist ruckartig, wenn sie mit flektierten Hüftgelenken und Schultergelenk adduziert und nach innen rotiert. Druckpunkte Fuß und Gesäß, das sie in kurzen Abständen nach hinten schiebt.

Aufrichtung vom Liegen zum Sitzen: normal

Aufrichtung vom Sitzen zum Stehen: Flexionsmuster im Rumpf, Abstoßen mit den Händen, minimales Abstoßen der Füße.

Palpation: Wundheitsgefühl spinal, paraspinal über L3-L5, ebenso beim M. quadratus lumborum, M. glutaeus medius und M. tensor fascia lata.

Muskelfunktion: Hypertoner M. quadratus lumborum v.a. links, angespannter M. erector spinae lumbal, schwache Mm. glutaei bilateral sowie schwache Bauchmuskeln.

Stabilität Becken-LWS: Im Liegen mit angewinkelten Beinen kann E. Becken und LWS nicht stabilisieren, wenn sie ein Bein flektiert, abduziert oder rotiert. Die andere Beckenhälfte hebt sich in einer synchronen Bewegung. Sowohl bei funktionellen Bewegungen als auch während der Palpation ist die LWS schmerzhaft.

Physiotherapeutisches Training: Das Training konzentrierte sich in folgender Reihenfolge auf:

- Bewusstmachen des Kontakts zur Unterlage bei aller Grundmotorik.
- Den Rhythmus der Atmung mit der Bewegung fühlen.
- Das Gangmuster bewusst machen und das Abrollen über die Großzehenseite fördern. Stabilitätstraining im Liegen auf dem Schaukelbrett mit angewinkelten Beinen.
- Koordiniertes Drehen, dabei Abstoßen mit dem Fuß während des Ausatmens.
- Seit- und Bauchlage auf dem Ball mit gleichzeitiger Tiefenatmung, Dehnung von hypertoner Muskulatur, M. quadratus lumborum, M. erector spinae.
- Übung zur Stabilisierung im Liegen mit angewinkelten Beinen für LWS (Hüftflexion/-extension, Abduktion/Adduktion, Innen-/Außenrotation) während des Ausatmens bei jeder Bewegung.
- Sitzen auf einer Rolle. Abstoßen mit den Vorfüßen nach unten, hinten und Druck mit den Händen gegen eine Wand während der Ausatmung.
- Auf dem Rücken liegen mit gebeugten Knien auf einem großen Ball. Gewichtsverlagerung von einer Seite zur anderen. Streckung des linken Knies.
- Sitzen auf einem Ball, wechselweise Hüftflexion mit gleichzeitigem Wippen auf dem Ball, Betonung der Stabilität in den Lumbalwirbeln.

Nach zwei Monaten Training ist sie vollständig schmerzfrei. Bei Palpation der LWS in lordosierter Extremposition fühlt sie einen Schmerz, aber im Alltag kann sie den Rücken ausreichend gut stabilisieren. Die Koordination ist ökonomischer geworden. Sie unterbricht für zwei Monate und trainiert in dieser Zeit selbstständig. Wieder zurück in der Physiotherapie stelle ich fest, dass sie ausgezeichnet trainiert hat und vor einer Woche mit Konditionsgymnastik angefangen hat.

8.7 Koordination der Atmung

Die Koordination der Atmung lässt sich nicht mit den Begriffen der FBL beschreiben. Der Charakter der Beschreibung wird deshalb freier ausfallen, ausgehend von Anatomie, Physiologie und psychomotorischen Aspekten.

Atmen ist Leben. Leben ist Bewegung. Atmen heißt das Leben entgegenzunehmen. Aus physiologischer Sicht ist es die Hauptfunktion der Atmung den Transport von Gasen zwischen der umgebenden Luft und unserem Blut zu gewährleisten. Die Menge an Sauerstoff, die eingeatmet wird, sei sie genügend oder nicht, steht der organischen Verbrennung zur Verfügung und deckt den physiologischen Bedarf oder gegebenenfalls nicht. Damit diese luftführende und gasaustauschende Einheit funktionieren kann, sind die Lungen in eine „Luftpumpe“ eingeschlossen, bestehend aus Brustkorb und Atemmuskeln.

Gewöhnlich denken wir nicht daran, wie wir atmen. Die Atmung verläuft weich und pulsierend ohne den Einfluss des Willens, sie kann aber auch willkürlich gelenkt werden, da die gesamte Atemmuskulatur quer gestreift ist.

8.7.1 „Luftpumpe“ – Brustkorb und Atemmuskulatur

Der Brustkorb wird sowohl von vorn nach hinten wie auch zur Seite geweitet. Der obere Teil (Costae 1–5) wird v.a. in Richtung von vorn nach hinten vergrößert, während der untere Teil (Costae 6–10) vor allem seitlich geweitet wird. Wenn der Brustkorb in Ruhestellung ist, verlaufen die Rippen schräg von hinten-oben nach vorn-unten. Mit der Einatmung werden die Rippen durch Bewegungen in den Kostotransversalgelenken angehoben und der Interkostalraum vergrößert sich.

Das Zwerchfell als wichtigster inspiratorischer Atemmuskel ist verantwortlich für ca. 70% des Einatemvolumens und bildet eine Kuppel zwischen der Unterseite der Lungen und der Bauchhöhle. Es ist vergleichbar mit einem Kolben, der durch seine Auf- und Abwärtsbewegungen den Bauchinhalt „massiert“. Das Zwerchfell wird in drei Teile gegliedert: Pars lumbalis entspringt von den Lendenwirbeln (L1-L4) und den dazugehörigen Disken, Pars costalis entspringt von den Costae 7–12 und Pars sternalis vom Sternum. Sämtliche Teile laufen im Centrum tendineum zusammen, welches das Dach der Kuppel bildet. Die balancierende Festigkeit der Wirbelsäule bietet den Ausgangspunkt für die Bewegungen der Atemmuskeln. Wenn sich z. B. die Rippen zwar bewegen, aber die Brustwirbelsäule sich beim Einatmen in Extension und beim Ausatmen in Flexion mitbewegt, kommt es nur zu einer geringen Vergrößerung des intrathorakalen Volumens. In Kontakt zu kommen mit den Streckimpulsen der posturalen Muskeln ist notwendig um eine tiefe und freie Atmung zu erreichen (Dropsy 1975).

Bei der ruhigen Atmung senkt sich das Diaphragma und der Brustkorb weitet sich zuerst seitlich und nachher nach oben aus, bis hinauf in die obersten Rippen. Das intrathorakale Volumen erhöht sich und der Raum in der Bauchhöhle verringert sich. Bei einer schnellen und kurzen Einatmung, die vom oberen Teil des Brustkorbs startet, wird das sympathische Nervensystem aktiviert und auch die Hilfsmuskeln werden eingeschaltet. Normalerweise sind die Bauchmuskeln während des Einatmens entspannt, d.h. Mm. obliquus externus und internus, M. transversus abdominus, M. rectus abdominis und M. quadratus lumborum. Die Bauchmuskeln werden während des Ausatmens aktiviert. Ihre respiratorische Hauptfunktion besteht darin, während der aktiven Ausatmung die Rippen zu senken, v.a. in horizontaler Richtung. So wird eine Verringerung des Volumens im Brustkorb bewirkt und die sauerstoffarme Luft herausgepresst. Zur selben Zeit wird ein positiver Druck im Bauch erzeugt und die nun entspannte Diaphragmakuppel wird im Brustkorb nach oben verschoben.

Die Interkostalmuskeln haben sowohl eine inspiratorische wie auch eine exspiratorische und stabilisierende Funktion für den Brustkorb. Wenn wir ruhig, rhythmisch und wellenförmig atmen, wird der Sauerstoffbedarf von Herz, Lungen und inneren Organen zufrieden stellend gedeckt. Ein normaler Atmungsrhythmus beträgt 18–22 Atemzüge/Minute.

Bei erhöhten Anforderungen werden die Atemmuskeln durch Hilfsmuskeln unterstützt. Dies kann bei Anstrengungen sowohl physischer als auch psychischer Natur geschehen. Die wichtigsten Hilfsmuskeln sind die Mm. scaleni (entspringen von den HWK 2–7 und setzen an Costae 1 und 2 an) und der M. sternocleidomastoideus. Sie können den Brustkorb direkt heben und somit weiten. Übrige Hilfsmuskeln sind M. trapezius, M. pectoralis, M. latissimus dorsi, M. levator scapulae, M. serratus anterior und posterior sowie M. erector spinae. Diese Muskeln sind außerdem posturale Muskeln. Bei ventilationsfordernden Aufgaben muss die Energie deshalb verteilt werden auf Atmungs- und Haltungsarbeit.

Wie jede quer gestreifte Muskulatur können auch die Atemmuskeln bei zu einseitiger Arbeit ermüden, z.B. wenn sie ständig ungünstig, d.h. verkürzt arbeiten müssen. Via Muskelspindeln erhält das Atemzentrum ständig Informationen über die Länge der Muskelfasern. Man nimmt an, dass dies eine große Bedeutung hat für das Atemvolumen, aber auch für den Atemrhythmus. Eine Haltung, die beispielsweise einen vorwärts geschobenen Kopf, einen runden Thorakalrücken und Hyperlordose beinhaltet, verschlechtert somit die Funktion der Atemmuskeln, da diese sich in kontrahierter Stellung befinden.

8.7.2 Zentrale Regulation der Atmung

Atem- und Temperaturzentrum sowie das vasomotorische Zentrum im verlängerten Rückenmark erhalten wichtige Informationen für die Respiration aus den Muskeln und Gelenken des Brustkorbs, aus den Lungen und von Chemorezeptoren. Diese Zentren stehen in ständigem Kontakt miteinander und haben außerdem Verbindung zum Cortex. Die Atmung kann ja auch willkürlich reguliert und angepasst werden, u.a. beim Sprechen. Da die Hilfsmuskeln auch eine posturale Funktion erfüllen und bei der Bewegung von Nacken und Rumpf mitwirken, ist es nahe liegend den Zusammenhang zwischen Psyche und Soma genauer zu betrachten, da die Atmung hier eine zentrale Rolle spielt.

8.7.3 Psychomotorische Aspekte der Atmung

Unsere Gefühle, unsere Respiration, das Ventilationsbedürfnis und unsere muskulären Spannungsmuster beeinflussen sich gegenseitig. Freude und Aufregung erhöhen die Atemfrequenz, Angst und Unbehagen senken die Atemfrequenz und -tiefe. Die Respiration eines entspannten, harmonischen Menschen in unbeschwerter, stehender Stellung ist costobasal. Das bedeutet, dass v.a. das Epigastrium und die untersten Rippen an der Atmung teilnehmen.

Wir haben den Begriffen Inspiration (ein-atmen) und Exspiration (aus-atmen) eine übertragene Bedeutung verliehen. Wenn wir von etwas/jemandem inspiriert werden, werden wir erfreut, beeinflusst. Wir nehmen Lebensenergie auf (in der östlichen Philosophie Chi) und wenn wir expressiv sind, drücken wir aus, lassen wir heraus, was wir in uns haben. Ein natürlicher Rhythmus kommt zu Stande.

Gemäß den Bewegungspädagogen Dropsy und Feldenkrais und Vertretern von verschiedenen körperpsychotherapeutischen Richtungen bildet die Atmung eine Brücke zwischen dem Bewussten und dem Unbewussten. Das Unbewusste kann die Atmung durch das verlängerte Rückenmark regulieren und das Bewusste, der Willen, kann sie sowohl aktivierend wie hemmend beeinflussen. Innerhalb gewisser Grenzen können wir die Atmung anhalten, was wir mit dem Kreislauf bzw. dem Herz oder der Milz nicht tun können. Wir können Erlebnisse verringern und einen Gefühlsausdruck bremsen, indem wir den Atem anhalten. Das tun wir, indem wir die Muskulatur kontrahieren – einen Muskelpanzer bilden.

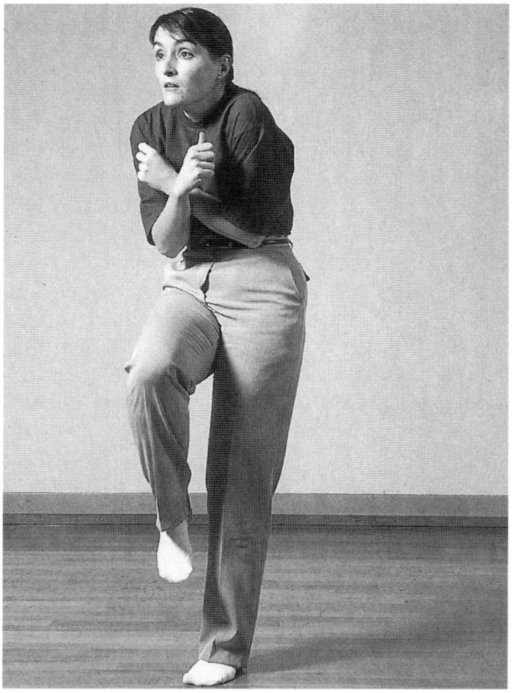

Abb. 8.**15** Schutzreflex des Körpers.

Gemäß Feldenkrais und der psychomotorischen Behandlung (PMB) sieht der gesamte Schutzreflex des Körpers folgendermaßen aus: heraufgezogene, vorwärts geschobene Schultern, nach innen rotierte Arme, Flexion in Ellenbogen, Rumpf, Hüften und Knien, erhöhte zervikale Lordose, geballte Hände und Zehen (Abb. 8.**15**).

Diese Verteidigungsstellung kann in verschiedenen Körperpartien mehr oder weniger deutlich sein. Gemeinsam ist jedoch, dass die Funktion des Zwerchfells begrenzt ist. Wenn der Spannungszustand lange und stark angedauert hat, ist das Diaphragma kontrahiert und die Fähigkeit des Brustkorbs sich auszuweiten wird reduziert. Eine basalkostale Atmung wird erschwert, wenn Abdominal- und Lumbalmuskeln sowie Diaphragma gespannt sind. Die Muskeln, welche im angespannten Zustand die dorsolaterale Ausweitung erschweren, sind M. latissimus dorsi, M. quadratus lumborum und M. teres major und minor. Die Muskeln, welche im angespanntem Zustand die dorsale Ausweitung erschweren, sind M. psoas, Mm. pectoralis, Interkostalmuskeln und M. obliquus externi und interni.

Bei eingeschränkter Beweglichkeit der Kiefer finden sich Spannungen im M. masseter, M. temporalis, M. pterygoideus und in der oberen Zungenbeinmuskulatur. Die Kiefer haben einen starken respirationsauslösenden oder -hemmenden Effekt. Hier können wir Gefühle durch Worte und Mimik ausdrücken oder Gefühlsausbrüche wie Trauer oder Wut zurückhalten. Wenn man den Unterkiefer vorwärts gleiten lässt, löst es eine basale Respiration mit Bewegungen bis zur Symphyse aus. Es ist ebenfalls möglich, dass Spannungen im Beckenbereich die Beweglichkeit der Kiefer beeinflussen. Bei Spannungen im Becken wird die Atmungsbewegung nach oben verschoben. Die Hilfsmuskulatur beteiligt sich dann an der Respiration, was auf Dauer zu einer unökonomischen Atemkoordination führt und die Beweglichkeit von Nacken und Kiefern beeinträchtigt.

Dropsy beschreibt zwei verschiedene Perspektiven um die Koordination der Atmung zu betrachten. Die eine nennt er „die kleine Atmung", die auf das Lungenvolumen begrenzt ist, eingeschlossen bleibt und beschützt wird vom Brustkorb. Die andere nennt er „die große Atmung", welche die kleine Atmung ermöglicht. Die große Atmung setzt den ganzen Rumpf (und Kopf) in Bewegung von der Nase bis zur Analöffnung und erreicht ein Maximum an Effektivität und Ökonomie, wenn die Körperachse stabil und gestreckt ist.

In einem gesunden Körper in entspanntem Zustand verschmilzt die Atmung mit allen Bewegungen. Wir sehen einen „Fluss" in der Bewegung, d. h. dass sie entspannt und einfach aussieht. Bei den meisten Erwachsenen liegt irgendeine Form von Blockierung in der Atmung vor, es ist selten, dass die Atmung so frei ist wie beim Kleinkind. Die Atmungswelle beginnt, wenn sie vollkommen entspannt ist beim Einatmen in der Mitte des Körpers, um den oberen Teil des Brustkorbs zu weiten. Beim Ausatmen spielen wiederum die Kräfte zusammen, welche die Fläche des Rumpfes zum Zentrum des Körpers ziehen. Die anatomische Grenze zwischen Bauch und Brust ist aus funktioneller Sicht keine Grenze. Die Atmungswelle muss sich in einer kontinuierlichen Bewegung fortsetzen können, ohne aufgehalten zu werden oder abzuweichen.

Wenn sich ein Stresszustand in der Motorik festsetzt, können wir also erwarten, dass die Muskelspannungen die natürliche Atemkoordination beeinträchtigen, was wiederum die Bewegungen der Columna und die Ventilation beeinflusst.

Beispiel: gewöhnliche Koordinationsstörung

Das Zwerchfell teilt den Rumpf in einen oberen und unteren Teil. Zum oberen Teil zählen Kopf, Brustkorb, Schultergürtel und Arme. Zum unteren Teil gehören Füße, Beine, Becken und LWS. Dass das Gleichgewicht des Beckens eine entscheidende Rolle spielt für die obere und untere Statik, haben wir bereits gesehen. Die tiefen, kurzen Muskeln, die Becken und Oberschenkelknochen stabilisieren, sind v.a. Mm. obturatorius internus und externus, piriformis und iliacus. Diese Muskeln entlasten die oberflächlicheren Bauch-, Rücken- und Gesäßmuskeln, die für andere posturale Aktivitäten disponiert werden können, sowie für die Atmung, v.a. die Ausatmung. Der kräftige Flexionsmuskel der Hüfte, M. psoas, entspringt an der Wirbelsäule in der Höhe des untersten Brustwirbels bis zum untersten Lendenwirbel und geht durch das Becken. Er überschneidet das Diaphragma, dessen unterer Teil an den Lendenwirbeln befestigt ist. Wenn die Muskelkoordination und Gelenkfunktion zwischen LWS, Becken und Oberschenkel gestört werden, hängt das Becken ohne ausreichende Stütze, was zu Ermüdung und Schmerzen in der LWS führt, da der M. psoas, das Diaphragma und der M. erector spinae eine komprimierende Kraft ausüben. Die Atmung wird kurz und oberflächlich und die Atembewegung erreicht nur selten den unteren Teil des Körpers. M. erector spinae, M. psoas und das Diaphragma verkürzen sich und gewöhnlich werden die Bauchmuskeln geschwächt. Eine Möglichkeit um diese Koordination zu verbessern bietet folgende Übung. Während der Übung sind die Bauchmuskeln aktiv und der M. psoas und das Diaphragma sind entspannt während der Ausatmung. Die aktive Spannung während des Einatmens wird sukzessive trainiert.

Auf dem Rücken liegen mit angewinkelten Beinen. Die LWS soll auf dem Boden bleiben. Einatmen. Das eine Bein ein wenig mehr anbeugen (bis 90° Flexion) und gleichzeitig kräftig ausatmen, sodass es bei gespitzten Lippen hörbar ist. Das Bein gebeugt lassen. Einatmen. Kräftig ausatmen wie vorher und das Bein langsam in die Ausgangslage senken. Wiederholen, bis die Bewegung mit dem Einatmen im Diaphragma ganz automatisch verläuft und die LWS entspannt auf der Unterlage bleibt. Wiederholen mit dem anderen Bein. Den Schwierigkeitsgrad steigern, indem die Bewegung mit gestreckten Beinen und stabilisierter LWS in Flexion während der gesamten Bewegung beginnt.

Es ist günstig, jede Bewegung, an der LWS, Becken oder Hüfte beteiligt sind, gleichzeitig mit der Ausatmung zu kombinieren um die ökonomische Koordination zu festigen. Diese Übung kann zu verbesserter Koordination und vermindertem Schmerz führen, ohne dass die Physiotherapeutin und der Patient über psychomotorische Aspekte gesprochen haben. Häufig kommen sie trotzdem als eigene Reflexion des Patienten zum Vorschein, wenn er merkt, dass er im Alltag oft den Atem auf die beschriebene Art und Weise anhält und so den oberen vom unteren Teil des Körpers „abschnürt".

8.7.4 Fazilitation der Atmung

Die zurückgehaltene Atmung sagt etwas aus, das die Person vielleicht noch gar nicht selbst entdeckt hat. Ein therapeutisches Verhalten, das einen Weg bahnt, damit der Patient selbst erleben und entdecken kann, wie er atmet, birgt deshalb die besten Voraussetzungen um zu Einsichten und neuen Erfahrungen über sich selbst zu gelangen. Die Physiotherapeutin kann durch entlastende Stellungen, Massagen, tiefen Druck und leichte Bewegungen erleichtern, dass die Muskeln „sich öffnen" und der Atmung mehr Raum lassen. Die Physiotherapeutin und andere können dem Patienten helfen sich selbst mehr Platz einzuräumen, indem sie völlig anwesend und selbst auf Offenheit eingestellt sind. Eine solche Selbstreflexion begünstigt das Lernen und führt zu Entspannung. Den Patienten zu instruieren, wie und wo er am besten atmet, bewirkt in der Regel nur unnötige Spannungen und ein Gefühl von mentaler Blockierung. Die Atmung ist der persönlichste Rhythmus, den wir besitzen. Indem man die Atmung unbewusst oder bewusst mit den Körperbewegungen und umgekehrt harmonieren lässt, kehrt der Erwachsene ein bisschen zurück zum Kontakt mit dem eigenen inneren Kind – zum Kontakt mit sich selbst als Ganzes.

Beispiel: Fazilitation der Atmung durch taktile Stimuli (nach Rosen)

Die Physiotherapeutin hält ihre Hände über den Teil des Brustkorbs, der, wie sie sieht, mehr Platz braucht. Sie folgt mit leichtem Druck der dünnen Atmung, die der Patient eventuell hat. Sie verringert den Druck, wenn der Patient einatmet und gibt einen leichten Druckimpuls, wenn er ausatmet. Sie bleibt mit ihren Händen über dem Gebiet, bis sie sieht und fühlt, dass die Atembewegung freier geworden ist. Sie atmet selbst im Rhythmus des Patienten mit, aber deutlicher, sodass man es hört.

Beispiel: Fazilitation der Atmung durch kinästhetische Stimuli (nach Feldenkrais)

Der Patient liegt beispielsweise auf dem Rücken mit gebeugten, entlasteten Knien. Die Physiotherapeutin hält den abduzierten Arm des Patienten. Sie zieht ein wenig lateral in der Längsrichtung des Arms, wenn er einatmet und lässt den Zug langsam los, wenn er ausatmet. Indem die Dauer des Zugs verlängert wird, können die Muskelspindeln der Brustkorbmuskulatur stimuliert werden, sodass sich ein Bewegungsimpuls ausbreitet. Wenn die Bewegungen freier geworden sind, reicht schon ein leichter Zug aus, damit die Atembewegung tief und entspannt wird.

8.8 Mentales Training, um die Grundmotorik zu fazilitieren

Feldenkrais (1981) schreibt in *The Elusive Obvious*: „Wenn man sich wirklich bewusst ist, was man macht, ist alles, was man macht, richtig. So schaffen wir uns einen freien Willen." Wenn man hingegen etwas unbewusst tut, ist die Handlung gemäß Feldenkrais unrichtig. Im Übrigen, meint er, gibt es kein Richtig oder Falsch beim Lernen von Bewegungen. Indem dem Patienten bewusst gemacht wird, *wie* der Körper sich anfühlt, *wie* er die Bewegungen ausführt, hat er selbst eine größere Möglichkeit bewusst zu wählen, was sich für ihn am besten anfühlt. Viele Personen sind erstaunt, wenn sie entdecken, dass sie sich unbewusst entscheiden, Bewegungen mit 50% mehr Kraft als nötig ausführen. Oder dass sie sich unbewusst dafür entscheiden, die Bewegung auf eine schmerzhafte Art auszuführen. Sie „kratzen an der Wunde" und glauben, dass der Schmerz durch fleißiges Wiederholen der gleichen Bewegung von alleine verschwindet. Das tut er in der Regel nicht. Wenn sie gesehen und gefühlt haben, dass es mehrere Alternativen gibt um die Bewegung auszuführen, ist der Gedanke an ein neues Bewegungsmuster nicht mehr so erschreckend und unmöglich. Das Wort „entspannen" (kognitives Niveau) wird durch eigene Erfahrung in ein konkretes Erlebnis verändert (sensomotorisches Niveau, siehe Kap. 10).

Der Patient/Schüler legt sich auf den Rücken. Die Physiotherapeutin/Instruktorin sagt:

- „Machen Sie sich bewusst, wie der Kontakt Ihres Körpers mit der Unterlage ist. Fühlen Sie, wie die Fersen auf dem Boden liegen. Gibt es einen Unterschied zwischen der rechten und der linken Ferse? Fühlen Sie, wie der Kontakt der Waden und Oberschenkel gegen den Boden ist. Unterschied links/rechts auf der Kontaktfläche? Machen Sie sich bewusst, wie die Becken-/Gesäßmuskulatur auf dem Boden liegt. Unterschied links/rechts? Können Sie sich ein bisschen bewegen und sehen, ob der Kontakt ebenmäßiger wird zwischen rechter und linker Seite? Welche Teile der Wirbelsäule und des Nackens fühlen Sie? Welche Teile haben keinen Kontakt zur Unterlage? Wie fühlen sich die Schulterblätter an? Schultern? Sind sie verschieden hoch? Wie halten Sie die Knie? Zusammengepresst? Durfte der Unterkiefer nach unten fallen? Machen Sie sich Ihre Atmung bewusst ohne etwas zu ändern. Ist es schwierig zu atmen? Fühlt sich die Atmung dünn und oberflächlich an oder ist sie tief? Wo fühlen sie es, wenn Sie atmen?"
- „Liegen Sie auf dem Rücken. Die Beine sind gebeugt, der Fuß liegt lose auf der Unterlage. Wo fühlen Sie die Bewegung? Wie wird die Stellung des Beckens auf der Unterlage beeinflusst? LWS? Können Sie den Fuß ein bisschen verschieben um zu fühlen, ob die Bewegung so leichter für Sie wird? Versuchen Sie die Bewegung langsamer/schneller auszuführen. Wie fühlt sich die Bewegung in Hüfte, Becken und LWS an? Versuchen Sie die Bewegung mit weniger Kraft durchzuführen. Fühlen Sie einen Unterschied? Wiederholen Sie die Bewegung in Ihrem eigenen Rhythmus, bis sie sich einfach und entspannt anfühlt."
- „Liegen Sie auf dem Rücken. Beugen sie die Knie und wenden Sie sich zur Seite, indem Sie die Innenseite des Fußes seitlich nach unten drücken. Wie breitet sich die Bewegung im Körper aus? Was fühlen Sie im Rücken? Wie atmen Sie? Wiederholen Sie die Bewegung, bis Sie Ihren Rhythmus gefunden haben. Brauchen Sie jetzt genauso viel Kraft? Gibt es einen Unterschied?"
- „Liegen Sie auf dem Rücken. Beginnen Sie nun die Wendung vom Rücken und Becken aus, indem Sie die Schulter zur Seite drehen. Wie fühlt sich die Bewegung an? Wo atmen Sie? Unterschied zu vorher? Was fühlt sich am einfachsten an? Versuchen Sie beide Arten und wählen Sie diejenige, die am wenigsten Kraft braucht."
- „Liegen Sie auf dem Rücken. Führen Sie die Bewegung nur in Gedanken aus, in Ihrem persönlichen Kino. Stellen Sie sich die Wendung leicht und mit wenig Kraft vor, der Fuß beginnt. Führen Sie die Bewegung vor Ihrem inneren Auge einige Male aus und atmen Sie tief. Jetzt machen Sie die gleiche Bewegung wirklich. Unterschied?"
- „Bleiben Sie auf dem Rücken liegen. Führen Sie die Bewegung wieder in Gedanken aus. Stellen Sie sich vor, dass eine Kraft sie zur Seite wendet. Alles, was Sie tun müssen, ist es geschehen zu lassen. Stellen Sie es sich so deutlich vor, dass Sie sich zur Seite wenden lassen. Wiederholen Sie die Vorstellung einige Male. Atmen Sie tief… Machen Sie nun die gleiche Bewegung wirklich. Unterschied?"

Beispiel: Mentales Training zur Entspannung

Dies ist ein Beispiel für die sog. Ideokinesie (gemäß Franklin), die sich für Patienten eignet, denen es leicht fällt sich Bilder vorzustellen und an körperliche Prozesse zu koppeln. Diese Übung bezweckt Entspannung im Knie und Entlastung in der Ober- und Unterschenkelmuskulatur.

„Liegen Sie auf dem Rücken mit gebeugten Beinen. Stellen Sie sich vor, dass Ihre Beine Hosen sind, die auf einem Kleiderbügel hängen, der unter den Knien hängt. Der Kleiderbügel hängt an einer langen Schnur von der Decke. Sie können loslassen und dem Kleiderbügel das Gewicht der Beine/Hosen überlassen. Fühlen Sie, dass das ganze Bein und der Rücken sich auf den Kleiderbügel hängen lassen. Atmen Sie und lassen Sie immer mehr los."

Beispiel: Mentales Training, um Schmerzerlebnisse zu beeinflussen

Hier ist ein Beispiel für mentales Training, das mit einem massierenden Griff der Physiotherapeutin über dem schmerzenden Gebiet kombiniert werden kann.

„Richten Sie Ihre Atmung auf das schmerzende Gebiet. Atmen Sie so tief, wie Sie können und begegnen Sie Ihrem Schmerz während der Atmung. Welche Farbe hat Ihr Schmerz? (Oft sagen die Patienten „rot", „schwarz" und sind erstaunt, dass es so einfach ist dem Schmerz eine Farbe zu geben. Dies ist eine Möglichkeit für Personen mit chronischen Schmerzen den Schmerz zu konkretisieren. Das Schmerzerlebnis breitet sich diffus im Gehirn aus und der Patient hat Mühe, ihn klar zu einem anatomisch abgegrenzten Muskel, Sehnenansatz oder Gelenk zuzuordnen.) Stellen Sie sich den Schmerz nun als einen roten (schwarzen) Tunnel vor und mit jedem Atemzug kommt mehr Licht in den Tunnel. Je länger es dauert, desto näher kommen Sie der anderen Seite des Tunnels. Wie erleben Sie jetzt die Farbe des Schmerzes? (Für viele ist die Farbe jetzt blasser, heller geworden oder ist komplett vertauscht worden in eine Farbe, die für den Patienten eine positivere Assoziation bedeutet.) Und wie fühlt es sich nun unter meinen Händen an?"

Literatur

Basmaijan JV. Muscles alive:their functions revealed by electromyography. 5th ed. Baltimore: Williams & Wilkins: 1985

Dropsy J. Vivre dans son corps. Paris: Desclèe De Brouwer: 1975

Dropsy J. Le corps bien accordè. Paris: Desclèe De Brouwer: 1984

Feldenkrais M.Bewusstheit durch Bewegung. Frankfurt am Main: Insel Verlag; 1995

Freeman et al. The Etiology and prevention of functional instability of the foot. J Bone & Joint Surgery. 1965; 47: 4

Hirschfeld H, Celegin Z. Eigene Notizen während Kursen in Bewegungsanalyse nach Klein-Vogelbach. Schweden; 1977–1985

Hirschfeld H. On the integration of posture, locomotion and voluntary movement in humans: normal and impaired development. Diss. Stockholm: Nobel Institute of Neurophysiology, Karolinska Institutet; 1992

Murray MP. Gait as a total pattern of movement. Am J Phys Med. 1967; 46: 290

Murray MP et al. Kinematic and EMG patterns during slow, free and fast walking. J Orthop Res. 1984;2:272

Perry J. Gait analysis: normal and pathological function. Thorofare: Slack Inc; 1992

Rancho Los Amigos. Eigene Notizen vom Kurs in Ganganalyse nach RLA und Susanne Odèn. Göteborg 1988

Rosen M, Mayland EL. The Rosen Method of bodywork. A resource manual for students. Copyright EL Mayland, UCLA; 1984

Salter et al. Treatment using mobile apparatus. Physiotherapy. 1983; 69: 3

Shepherd R, Carr J.Movement Science. London: Heinemann medical Books; 1988

Sinderby C. Rehabilitering vid respiratoriska sjukdomar- en introduktion. Mölndal; Glaxo:1988

Thornqwist E, Bunkan BH. Vad är psykomotorisk behandling? Stockholm; Natur & Kultur: 1990

Tropp H. Functional Instability of the ance joint. Diss. Linköping University: 1985

VanSant AF. Age differences in movement patterns used by children to rise from a supine position to erect stance. Phys Ther 1988; 68: 1130

VanSant AF, Richter RR. Description of adult rolling movements and hypothesis of development sequences. Phys Ther 1989; 69: 63

VanSant AF, Ford-Smith CD. Age difference in movement pattern used to rise from a bed in subjects in the third through fifth decades of age. Phys Ther 1993; 73: 305

Winter DA. Kinematic and kinetic patterns of human gait: variability and compensating effects. Human Movement Science 1984; 3: 51

9 Praktische Übungsvorschläge auf beweglichen Geräten

Niemand weiss, was er erreichen kann,
bevor er es versucht hat.
Publicius Syrius

9.1 Übungen im Liegen – in Rücken- und Seitenlage

In Rückenlage auf dem Schaukelbrett liegen, die Knie sind gebeugt (Abb. 9.1)

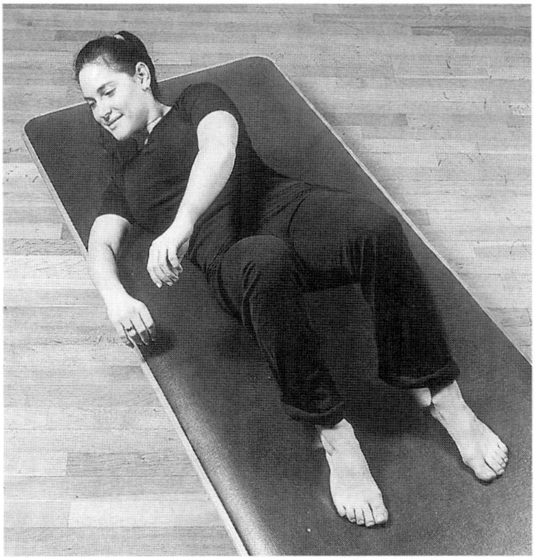

„Lassen Sie das Brett von einer Seite zur anderen schaukeln, indem Sie sich leicht mit der großen Zehe abstoßen. Fühlen Sie, wie die Bewegung im Körper fortläuft und dass der Rücken ganz auf dem Brett liegen kann. Lassen Sie den Atem ruhig fließen. Parieren Sie die Bewegung mit Bein- und Bauchmuskeln, sodass Sie auf dem Brett liegen bleiben.

Ziel: Aktivierung der kurzen Stabilisatoren der Wirbelsäule in entlasteter Lage. Stimulation der Gegenrotation zwischen Ober- und Unterkörper. Aktivierung der Innen- und Außenrotatoren der Hüftgelenke entsprechend dem Gangmuster.

Rückenlage auf der Rolle, die Füße sind seitlich aufgestellt (Abb. 9.2)

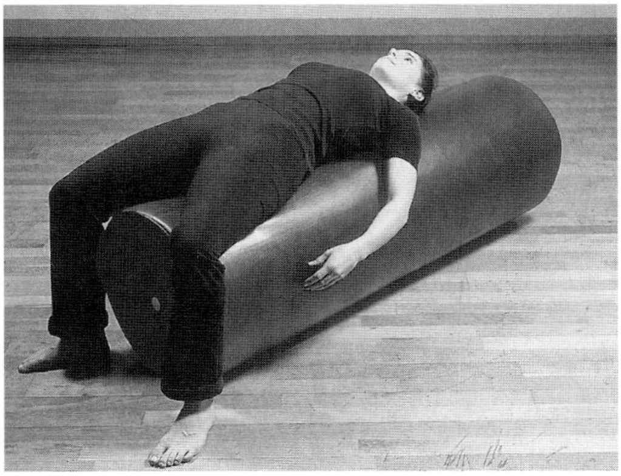

Bei Kreuzschmerzen stellt der Patient die Füße auf einen niedrigen Schemel um die Extension in der LWS zu verringern.

„Abwechselnd mit den großen Zehen abstoßen."

Variante: „Nehmen Sie die Hände zusammen und heben Sie die Arme gerade über den Kopf. Stoßen Sie sich abwechselnd mit den großen Zehen ab. Die Arme gehen im Takt dazu von einer Seite zur anderen. Folgen Sie eventuell der Bewegung mit den Augen, damit die Bewegung auch in den Nacken weiterlaufen kann."

Ziel: Stimulation der fortlaufenden Extension und Rotation der Wirbelsäule mit minimaler Kraft, indem die Bewegung vom Fuß aus in Gang gesetzt wird, d. h. dass das Gangmuster nachgeahmt wird.

Variante: Die thorakale Rotation wird erleichtert durch gleichzeitige Bewegung der Scapulae in entlasteter Lage. Die Koordination der gleichzeitigen Augen- und Nackenbewegungen wird gefördert.

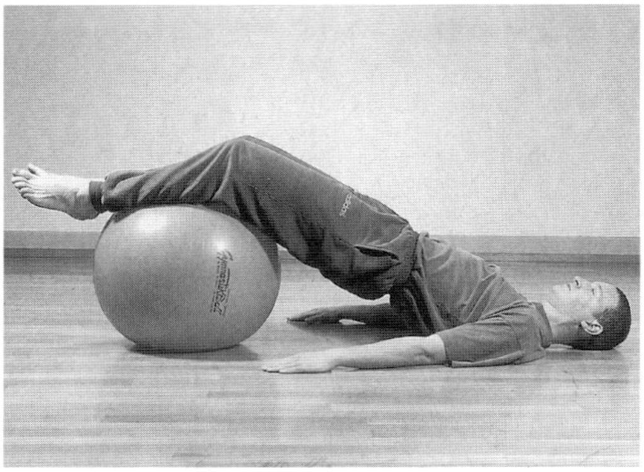

Liegen mit gebeugten Beinen (Abb. 9.**3**)

„Legen Sie den Ball unter die Knie. Heben Sie das Gesäß und bringen Sie den Ball nach hinten mithilfe der Waden. Dabei bleiben die Füße immer über der gleichen Stelle des Bodens stehen."

Ziel: Hüftstreckertraining mit flektierten Kniegelenken – symmetrisch oder unilateral.

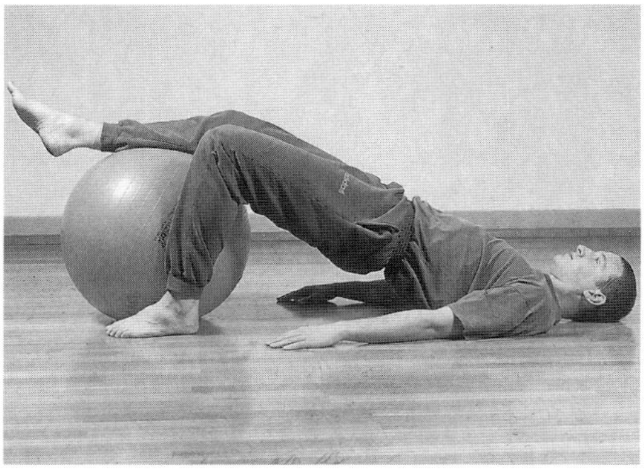

Liegen mit gebeugten Beinen (Abb. 9.**4**)

„Legen Sie einen Unterschenkel auf den Ball. Heben Sie das Gesäß und drücken Sie das gestreckte Bein in den Ball.

Ziel: Training der Hüftextension mit Stabilitätstraining in Extension für Becken und LWS.

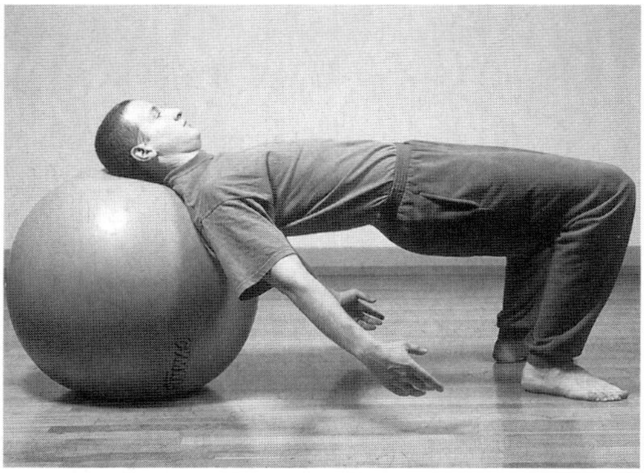

Der Ball liegt unter BWS und Nacken, sodass der Kopf entspannt liegt (Abb. 9.**5**)

„Strecken Sie die Leiste. Bleiben Sie in dieser Stellung auf dem Ball liegen. Führen Sie Gewichtsverlagerungen von einer Seite zur anderen aus. Bewegen Sie die Arme nach außen-oben, nach vorne-hinten."

Ziel: Stabilitätstraining in Extension für Rumpf, Becken und Hüftgelenke. Training der Symmetrie zwischen den Körperhälften. Training, um die Hüftgelenke in Rotation und Abduktoren/Adduktoren zu stabilisieren.

Steigerungsmöglichkeit: Ein Knie strecken.

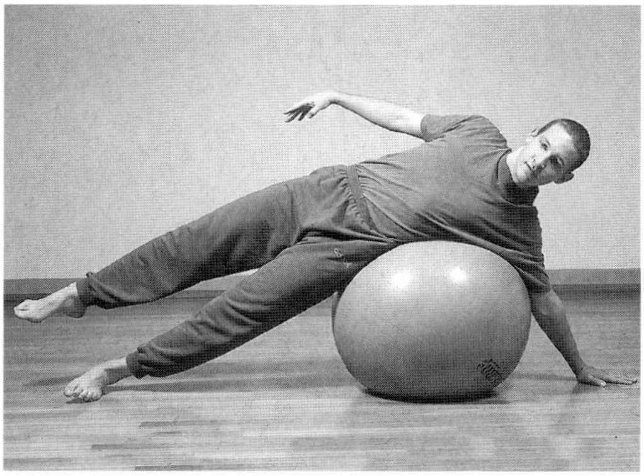

Liegen auf der Seite (Abb. 9.**6**)

„Platzieren Sie den Ball unter dem Rumpf. Stützen Sie sich mit der Hand auf dem Boden ab und heben Sie die obere Hüfte etwas. Bleiben Sie in dieser Lage. Führen Sie kleine Gewichtsverlagerungen nach vorn und hinten aus. Bewegen Sie den oberen Arm nach vorn, hinten, auf und ab."

Ziel: Rumpfstabilität in Seitenlage. Training der Hüftabduktoren/-adduktoren.

9.2 Übungen in Bauchlage

Liegen auf dem Bauch auf der Liege, die Oberseite des Balls in Höhe der Liege (Abb. 9.7)

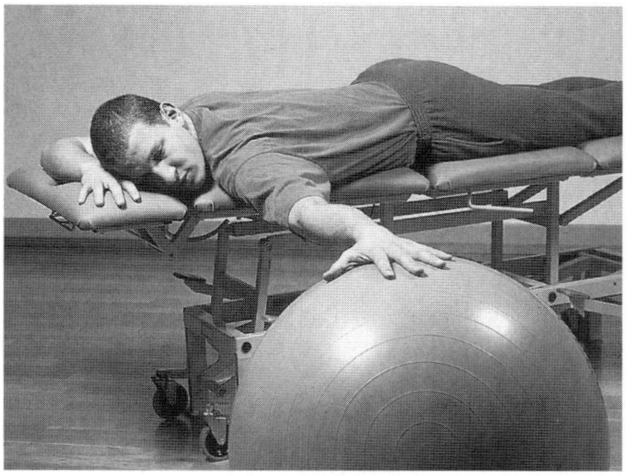

Das Handgelenk wird nach unten auf den Ball gedrückt, automatisch entsteht eine Dorsalextension im Handgelenk, die Ellenbogenextensoren werden aktiviert sowie die Skapulastabilisatoren und Mm. pectorali.

Ziel: Stabilitätstraining der Schulter.

Variante 1: Der ausgestreckte Arm wird nach oben-vorne und nach unten-hinten geführt, sodass der Ball längs der Liege rollt.

Ziel: Mobilisation des Arms in entlasteter Position.

Variante 2: Der Arm wird im Ellenbogen gebeugt und die Hand wird nach unten auf den Ball gedrückt.

Ziel: Durch das Abstoßen mit der Hand werden die Ellenbogenextensoren aktiviert und Schulterstabilität trainiert.

Liegen auf dem Bauch (Abb. 9.8)

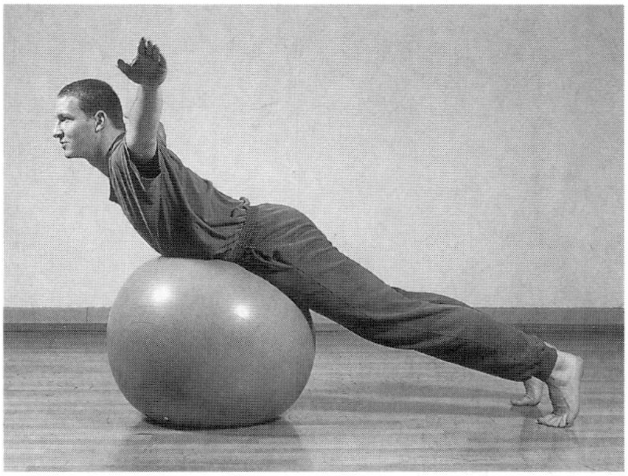

„Platzieren Sie den Ball unter den Brustkorb. Stützen Sie sich mit den gestreckten Zehen am Boden ab. Heben Sie die Arme. Das Kinn zeigt zum Brustkorb."

Variante: Gleiche Ausgangslage, Knie flektieren und extendieren wie im Gangmuster. „Der Kontakt der Füße zum Boden bleibt."

Ziel: Symmetrietraining zwischen den Körperhälften, Training der Rückenextensoren.

Variante: Training der reziproken Gehbewegung.

9.3 Übungen im Vierfüßler

Auf allen Vieren auf dem Schaukelbrett (Abb. 9.9)

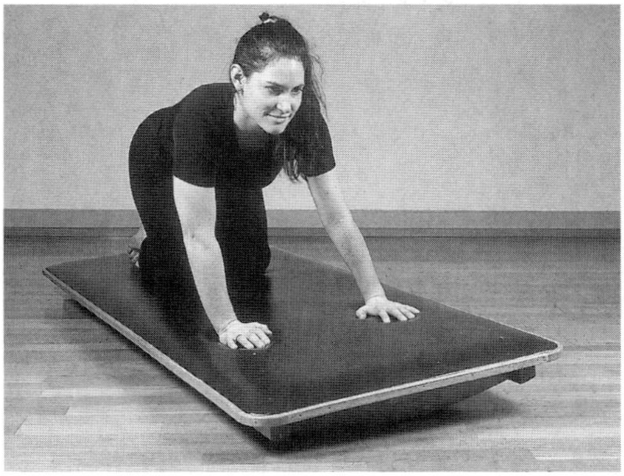

„Schaukeln Sie das Brett von einer Seite zur anderen. Immer nur soviel, dass Sie noch auf dem Brett stehen können."

Variante 1: „Heben Sie einen Arm, das gegenseitige Bein. Arm und Bein einer Diagonalen."

Ziel: Stabilisationstraining der Schulter- und Beckenmuskulatur.

Variante 2: „Drehen Sie den Kopf von einer Seite zur anderen. Dabei steuern Sie die Bewegung über die Augen."

Ziel: Die Extension in beiden Ellenbogen beibehalten, während die Kopfbewegung ausgeführt wird.

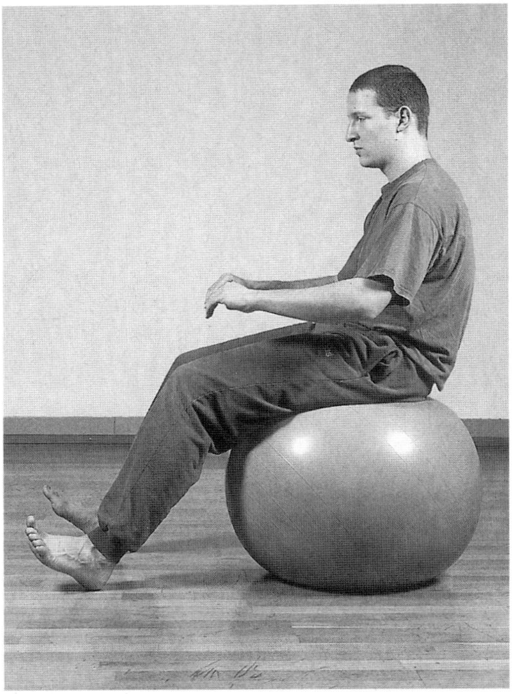

9.4 Übungen im Sitzen

Sitzen auf dem Ball, sodass Hüft-, Knie- und Fußgelenke einen Winkel von 90° haben, guter Fußkontakt zum Boden, Schultern entspannt, Kopf in der Mittellinie (Abb. 9.**10**)

„Kippen Sie das Becken nach hinten mithilfe der Bauchmuskeln, sodass der Ball vorwärts rollt. Je mehr Kraft Sie einsetzen, desto mehr Körperabschnitte sind beteiligt." Abbildung 9.**10** zeigt, dass sowohl die Füße wie die Arme in synchroner Richtung nach oben-vorne aktiviert sind.

Variante: Kippen Sie das Becken nach vorn, sodass der Ball nach hinten rollt.

Ziel: Mobilisation von Becken, LWS und Hüftgelenken in symmetrischer Flexion und Extension.

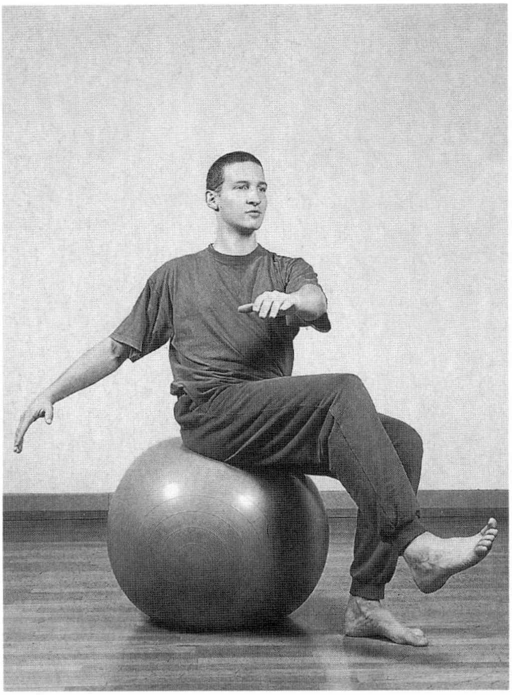

Sitzen auf dem Ball (Abb. 9.**11**)

Leichte Gewichtsverlagerung zur Stützseite. „Heben Sie ein Bein an" (entspricht dem Spielbein beim Gang), was automatisch zur Lateralflexion im Rumpf auf der Stützseite und Rumpfrotation zur Spielbeinseite bewirkt.

Ziel: Training der Stabilität und Mobilität von Rumpf, Becken und Hüftgelenken im Sitzen entsprechend dem Gangmuster.

Sitzen auf dem Ball (Abb. 9.**12a** u. **b**)

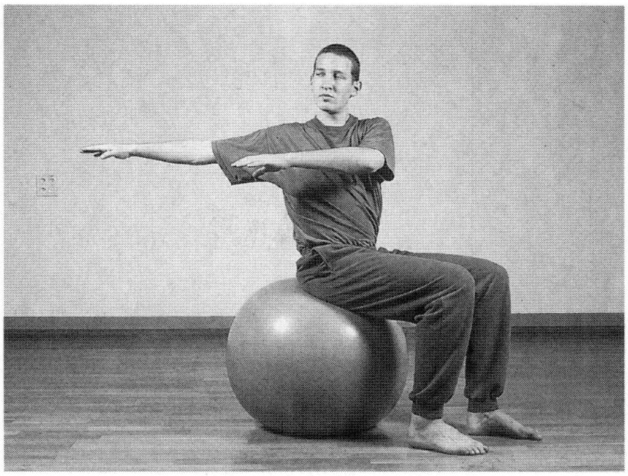

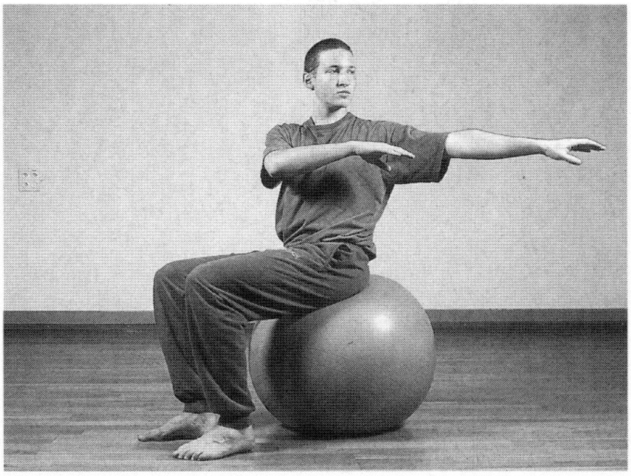

Führen Sie schnell die Füße mit kurzen Schritten von der einen zur anderen Seite, wodurch das Gesäß zur Seite verlagert wird. Der Rumpf bleibt bewegungslos im Raum stehen.

Ziel: Training von Rotation und Abduktion/Adduktion der Hüftgelenke in entlasteter Lage, alternierende Rumpf-Beckenstabilisation während der Bewegung.

Sitzen auf dem Ball (Abb. 9.**13**)

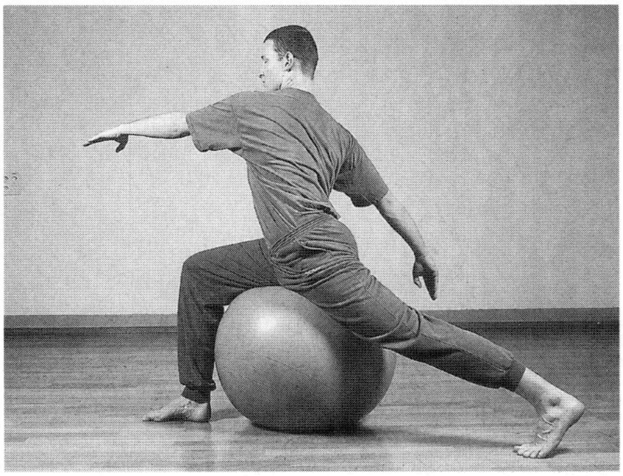

„Strecken Sie ein Bein nach hinten und setzen Sie den Fuß auf, als ob Sie sich zum Stand aufrichten wollten. Rotieren Sie den Körper zum gebeugten Bein. Verlagern Sie das Gewicht nach vorn und hinten, als ob Sie Aufrichten und Hinsetzen üben würden."

Ziel: Stabilisation des Rumpfes in Extension und Rotation, Training der Vorbereitung für das Aufstehen mit Abstoßen von den Zehen aus.

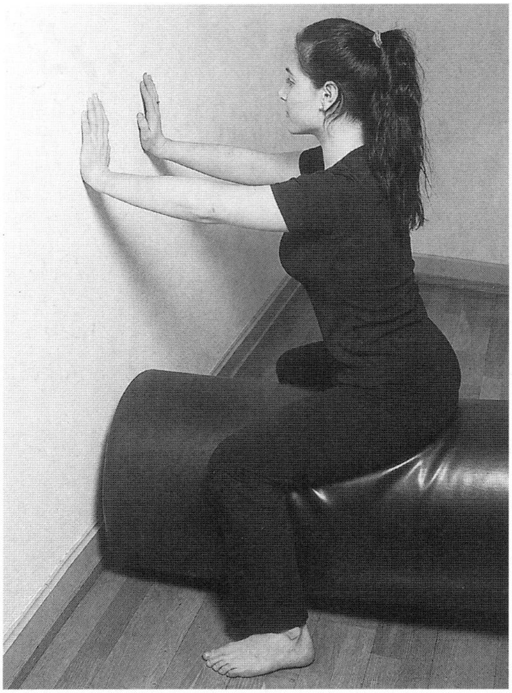

Sitzen auf der Rolle (Abb. 9.**14**)

Falls notwendig, hinten einen niedrigen Schemel platzieren um das Kippen des Beckens nach vorne zu stimulieren.
„Heben Sie beide Arme und drücken Sie die Hände nach vorne-unten, während Sie gleichzeitig den vorderen Teil der Füße nach unten-hinten drücken."
Dies führt automatisch zur Aufrichtung mit fortlaufender Extension in Rumpf und Beinen.

Variante: „Drücken Sie auf einer Seite die große Zehe nach unten-lateral, damit eine Schwerpunktverschiebung zur anderen Seite stattfindet." Das Becken wird auf der Stützseite nach ventral-medial gekippt und auf der anderen Seite nach dorso-lateral.

Ziel: Training der symmetrischen Aufrichtung mit fortlaufender Extension.

Variante: Trainieren der Beckenmobilität als Vorbereitung für den Gang.

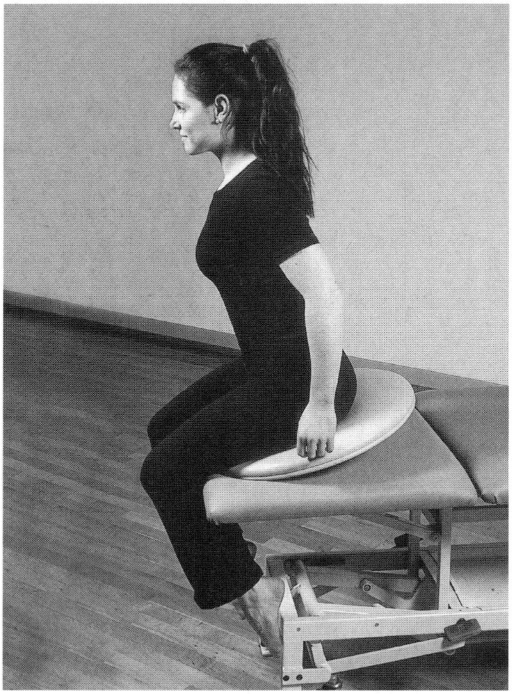

Sitzen auf dem Balancekreisel (Abb. 9.**15a**)

„Lassen Sie die Arme entspannt hängen oder auf den Oberschenkeln ruhen. Wippen Sie den Kreisel nach vorn und hinten."

Becken und Rumpf sollen automatisch in Extension und Flexion gelangen.

Variante: „Wippen Sie den Kreisel seitlich." Die Lateralflexion des Rumpfes und die Kipp-Bewegung des Beckens in der frontalen Ebene erfolgen automatisch.

Ziel: Stimulation der Mobilität der Wirbelsäule in Flexion und Extension. Variante: Stimulation der Lateralflexion der Wirbelsäule mit automatischer Kopfkontrolle.

Sitzen auf dem Kreisel (Abb. 9.**15b**)

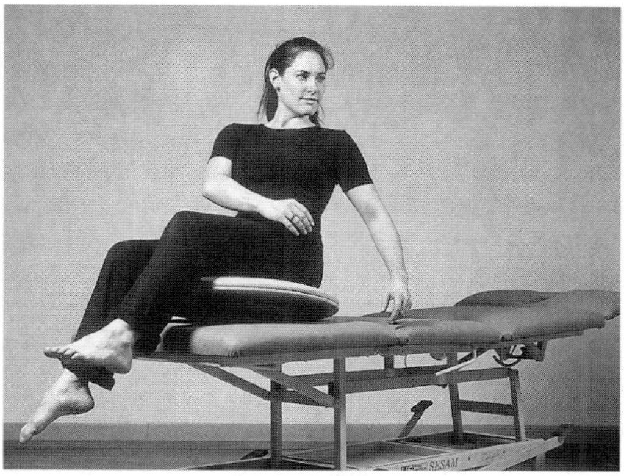

„Lehnen Sie sich schräg nach hinten, lassen Sie das Becken nach hinten kippen, das Bein der anderen Seite hebt sich automatisch. Der Rumpf rotiert zum schwingenden Bein. Wechseln Sie die Seite."

Ziel: Training der Gegenrotation mit flektiertem Rumpf und der Beckenmobilität als Vorbereitung für den Gang.

Sitzen auf dem Kreisel (Abb. 9.**16**)

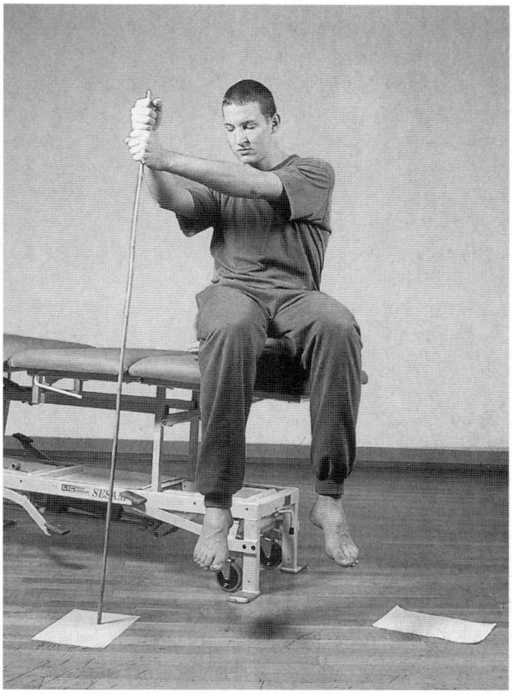

„Halten Sie einen Holzstab und platzieren Sie ihn auf den Gegenständen, die vor der Liege ausgelegt sind."

Ziel: Training der Extension und Rotation des Rumpfes, Stabilität der Schultermuskulatur und Auge-Hand-Koordination.

9.5 Übungen im Kniestand und Stehen

Kniestand mit Ball (Abb. 9.**17**)

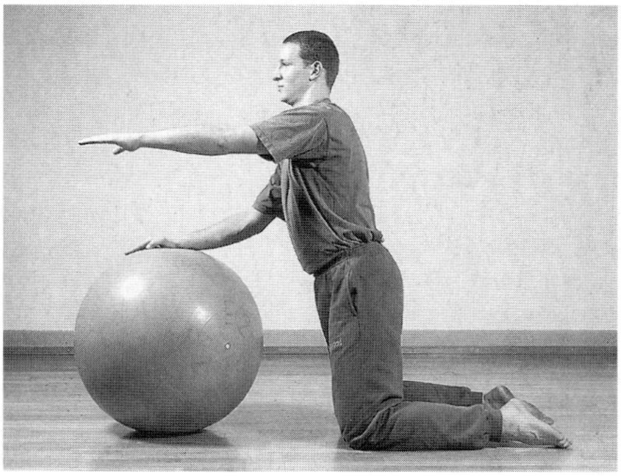

„Nach vorn über den Ball beugen, die Hüften so gestreckt wie möglich. Heben Sie einen Arm aufwärts nach vorn."

Ziel: Stabilitätstraining für den Rumpf (Rückenstrecker und Bauchmuskeln).

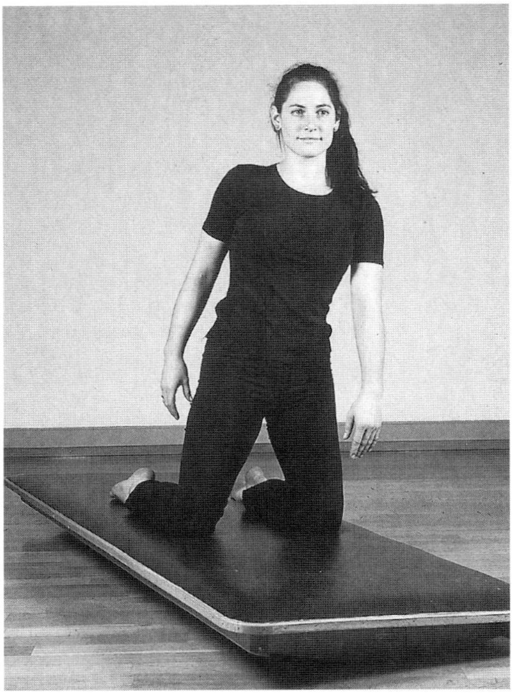

Kniestand auf dem Schaukelbrett in Längsrichtung (Abb. 9.**18**)

„Lassen Sie die Arme entspannt längs der Körperseiten hängen. Drücken Sie ein Knie nach unten-außen, sodass das Brett von einer Seite zur anderen wippt."

Ziel: Training des Gleichgewichts mit beibehaltener Extension im Rumpf, Beckenbewegungen in der frontalen Ebene.

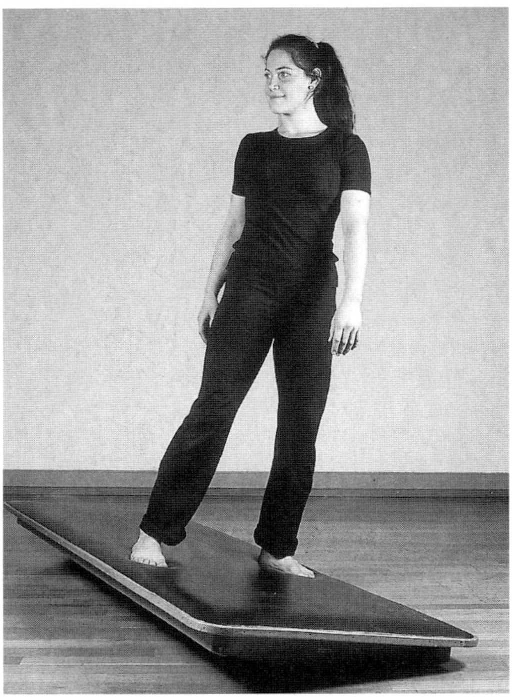

Breitbeiniges Stehen auf dem Schaukelbrett in Längsrichtung (Abb. 9.**19**)

„Drücken Sie mit der großen Zehe nach unten-außen, sodass das Brett automatisch von einer Seite zur anderen wippt."

Variante: Stehen und auf der Stelle treten in der Querrichtung des Schaukelbretts. „Drücken Sie sich mit dem vorderen Teil des Fußes so ab, dass das Brett automatisch nach vorn wippt. Drücken Sie sich mit der Ferse des vorderen Fußes ab, sodass das Brett automatisch zurück wippt.

Ziel: Training der Gewichtsverlagerung als Vorbereitung für den Gang, Beckenbewegungen in der frontalen Ebene.

Variante: Training des Abhebens des Fußes vom Boden beim Abrollen (Toe-off-Phase) mit fortlaufender Extension in der unteren Extremität und im Rumpf, Training der bremsenden Kraft beim Fersenkontakt (Heel-strike), wenn das Gewicht nach hinten verlagert wird.

Stehen auf dem Balancekreisel (Abb. 9.**20**)

„Drücken Sie den Fuß in verschiedene Richtungen." Die posturalen Reaktionen des Körpers können gut beobachtet werden.

Steigerung: „Treiben Sie den Kreisel nach vorn durch Hula-Hopp-Bewegungen mit dem Körper."

Variante: „Stehen Sie auf einem Bein auf dem Kreisel."

Ziel: Training der Gleichgewichtsreaktionen ausgelöst von der Fußsohle.

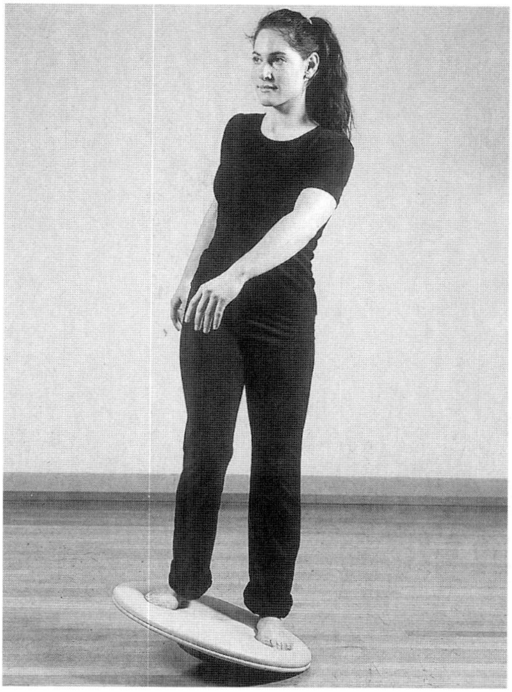

Stehen auf dem Boden mit einem Fuß auf einem kleinen Ball (Abb. 9.**21**)

„Bewegen Sie den Ball in unterschiedlich großen Kreisen mit beibehaltenem Fußkontakt zum Ball."

Je weiter der Ball vom Körper weg gerollt wird, desto stärker ist die Gleichgewichtsreaktion und desto mehr werden die Kontaktflächen am Standfuß im Hinblick auf das posturale „Bewusstsein" trainiert.

Ziel: Training von Gleichgewichtsreaktionen ausgelöst von der Fußsohle.

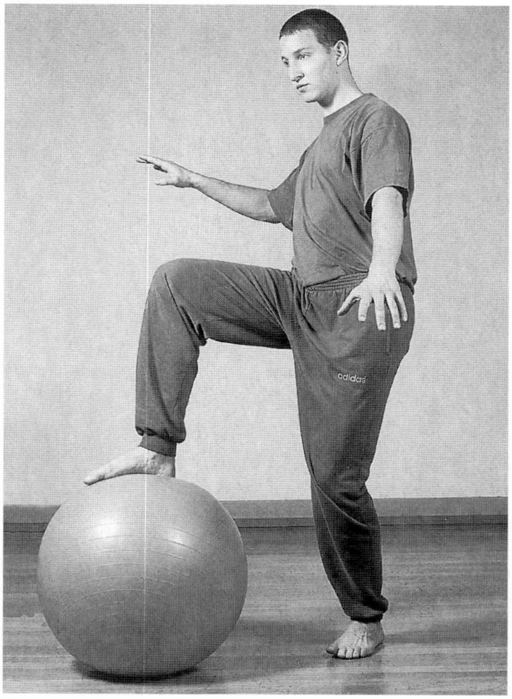

10 Stressreaktionen und sensomotorische Gestalt

Setzen wir uns und reden miteinander,
damit ich begreife,
was ich meine.

Tryggve Braatöy

Unsere Vorstellungen von uns selbst und unserer Umwelt bilden den Rahmen, in dem unsere Handlungen möglich werden. Dieser Rahmen gibt uns Sicherheit und unsere persönliche Verankerung. Andere mögen vielleicht finden, es sei eine falsche Sicherheit, eine falsche Verankerung im Dasein, aber Tatsache ist, dass es die beste Vorstellung ist, die ein jeder von uns zu Stande bringt. In der Psychologie geht ein solcher Gedankengang von der konstruktivistischen Richtung aus, mit dem Ausgangspunkt, dass der Mensch ein Wesen ist, das aus dem Zusammenspiel, Beziehungen und Kommunikation mit seiner Umwelt lernt.

Wenn wir jetzt den Begriff Stress behandeln, werde ich von dieser Auffassung ausgehen, aber der Begriff wird v.a. aus physiologischer Sicht betrachtet, d. h. unter der Fragestellung: Wie wirkt sich Stress auf den Körper aus? Aus physiologischer Perspektive verweist Stress auf einen Prozess im Organismus, der bei störenden Einwirkungen und Belastungen aus der Umgebung ausgelöst wird. Es kann sowohl eine positive Kraft sein, eine Stimulation, um den eigenen Organismus zu verteidigen, eine Stimulation zu Veränderung und Entwicklung; es kann aber auch als eine negative Kraft erlebt werden, die den Körper strapaziert und belastet. Ein Stressor ist der Faktor, der die Stressreaktion im Körper in Gang setzt. Wie sieht nun also die physiologische Stressreaktion aus?

10.1 Physiologische Stressreaktion

Die körperliche Antwort auf eine Herausforderung oder Gefahr wird im Allgemeinen *Kampf-* oder *Fluchtreaktion* genannt. Sie besteht aus mehreren physischen und biochemischen Feed-back-Kreisen in Gehirn und Körper. Unter Stress mobilisiert der Mensch entweder die volle Kraft, um kämpfen zu können oder er entzieht sich der Gefahr, sofern es möglich ist. In beiden Fällen erfolgt eine Stressreaktion. Das sympathische Nervensystem ist in Alarmzustand und signalisiert dies mit Ausschüttung von ACTH aus der Hypophyse. Als Folge davon erhöhen sich Blutdruck, Herzfrequenz, Sauerstoffaufnahme und Bluttransport zu den Muskeln. Dabei können wir erhöhte Kraft und Energie beziehen und einen kühlen Kopf bewahren, damit wir eine Spitzenleistung erreichen können. Die Verdauung hört auf zu arbeiten, da Blut von Haut und Magen zur Muskulatur transportiert wird. Eine erhöhte Säureproduktion tritt ein. Adrenalin, ausgeschüttet aus dem Nebennierenmark, gibt Zucker aus den Muskel- und Leberdepots frei. Noradrenalin, auch aus dem Nebennierenmark abgegeben, gibt Energie aus den Fett- und Proteindepots frei. Cortisol wird aus der Nebennierenrinde ausgeschüttet und ist im Blut messbar. Die Haut schwitzt vermehrt und die Muskeln spannen sich an als Vorbereitung auf die Handlung (Abb. 10.**1**).

Wenn der Körper eine Abwehr auf den Stressor geben kann oder der Stressor eliminiert ist, tritt normalerweise das beruhigende parasympathische Nervensystem in Funktion und der Körper erholt sich wieder. Es ist normal zwischen Aktivierung des sympathischen und parasympathischen Nervensystems pendeln zu können. Eine Person sieht beispielsweise, dass der Bus kommt und rennt zur Haltestelle. Im Bus entspannt sie sich und ist zufrieden rechtzeitig zur Arbeit zu kommen. Sie hat einen Sinn für die Anstrengung, ein Erfolgserlebnis danach erlebt, d. h. positiven Stress. Eine solche maximale Aktivierung kann das Nervensystem während ca. 20 Minuten aufrechterhalten und dabei eine normale Polarität zwischen Sympathikus und Parasympathikus wahren. Dauert der Stress länger, werden Reservefunktionen aktiviert um den Strapazen noch besser widerstehen zu können und der Organismus bewegt sich auf eine permanente Stressreaktion zu (Abb. 10.**2**).

Weil das autonome Nervensystem nicht zwischen inneren psychischen und äußeren physischen Stressoren unterscheiden kann, wird dieselbe physiologische Alarmreaktion automatisch ausgelöst. Das Gleiche tritt auch bei allen Tieren auf. Es gehört zu den Überlebensstrategien von Mensch und Tier bei Gefahr oder Bedrohung. Die

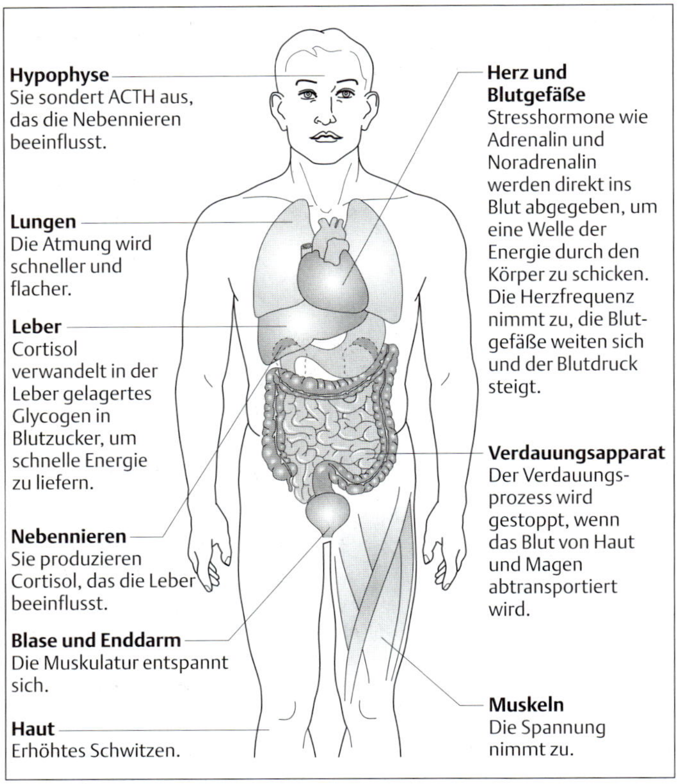

Abb. 10.**1** Reaktion des Körpers auf Aktivierung.

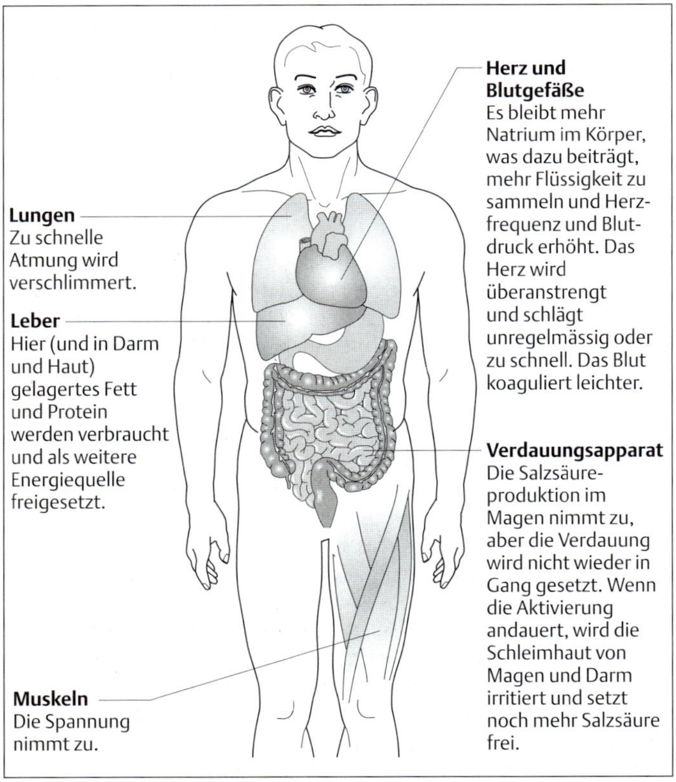

Abb. 10.**2** Körper unter Stress.

Reaktion war einst sinnvoll, als sich der Mensch vor wilden Tieren in der Natur schützen musste. Heute sind die Gefahren unserer urbanisierten Gesellschaft eher psychosozialer Natur, aber das Nervensystem reagiert trotzdem mit derselben physiologischen Überlebensstrategie.

Wenn eine Person vor ihrem Chef Angst verspürt und deshalb nervös wird, wenn sie eine wichtige Information bei ihm einholen muss, wird dieselbe Stressreaktion ausgelöst, obwohl er menschlich, kognitiv verstehen kann, dass der Chef für sie nicht lebensbedrohlich ist.

Wenn eine Person nur geringe oder gar keine Möglichkeiten hat, um die Situation zu beeinflussen oder wenn sie glaubt, „es sei sowieso unmöglich hier etwas zu verändern", setzt sie sich anhaltendem negativem Stress aus. Das Nervensystem sondert sowohl Adrenalin als auch Cortisol aus. Es hat sich an die sog. *erlernte Hilflosigkeit* gewöhnt. Ein solches Unbehagen ohne Anspannung kann zu Depressionen führen (Abb. 10.**3**).

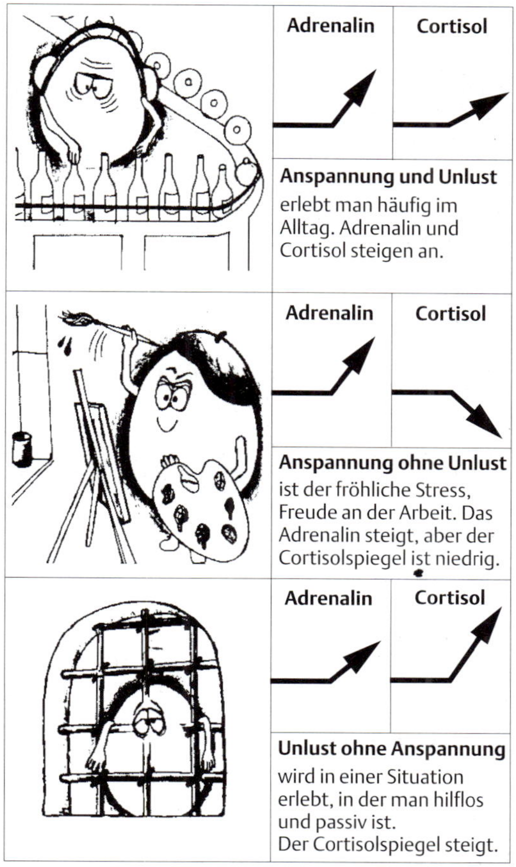

Abb. 10.**3** Einfluss der Stresshormone (aus Frankenhäuser u. Odman 1983).

Wenn das Nervensystem während längerer Zeit Stresshormone ausgeschüttet hat, wird auch das Immunsystem geschwächt. Wir wissen heute aus der Forschung in Psycho-Neuro-Immunologie, dass es einen Kontaktkreislauf zwischen Nervensystem, endokrinem System und Immunsystem gibt (Pert 1985). Wie genau der Ablauf zwischen Neuropeptiden, Hormonen und Immunzellen biochemisch aussieht, wird zurzeit intensiv erforscht und ist eine neue Disziplin der Medizin geworden (Miketta 1991, Schedlowsky, Thewes 1996).

Ab einem gewissen Punkt – wenn der Stressor andauert – treten Krankheiten auf, am Anfang vielleicht nur etwas Harmloses wie eine Erkältung, mit der Zeit aber werden mehrere Organe geschwächt, eines Tage streikt das Organsystem total und ein physischer Kollaps erfolgt, eventuell sogar mit Todesfolge.

Pioniere der Stressforschung waren Selye und Cannon Mitte des 20. Jahrhunderts. Sie haben Reaktionen auf die Stressoren Hitze, Kälte, Sauerstoffmangel, Blutverlust (Seyle 1976) und Schmerz, Hunger, Angst und Rache (Cannon 1963) untersucht. Zahlreiche Forschungsarbeiten in der letzten Hälfte des 20. Jahrhunderts zeigten, dass psychologische und kognitive Faktoren die Entstehung von Stress beeinflussen. Es ist mehr die Art, wie ein Mensch den Stress bewältigt und welche Möglichkeiten zur Eigenkontrolle der Umgebung er besitzt, die einen entscheidenden Einfluss auf die Stressreaktion hat. Die Forschung über *Coping* – Bewältigungsstrategien – (Lazarus 1966) hat wichtige regulierende Möglichkeiten im Gehirn und Körper als Gesamtheit gefunden. Heutzutage sind sich viele Menschen bewusst, dass Entspannungstechniken und mentales Training sehr hilfreich sein können, wenn es darum geht, Stress zu bewältigen. Die Forschung zeigt auch klar, dass Hautkontakt – Massage und liebevolle Berührung – wichtig ist um das „Ruhehormon" Oxytocin auszuschütten, das zur Regulierung der Sympathikus-Parasampathikus-Balance stark beiträgt (Uvnäs-Moberg 1998).

In Situationen der unmittelbaren Alarmreaktion, z. B. schnell zum Bus rennen, entsteht keine permanente Stressreaktion, da der Stress schnell vorübergeht. Solche physischen Reaktionen sind sogar notwendig, um das System zu stärken. In einer Situation der Lebensgefahr mit sehr starker physischer Bedrohung kann ein bleibendes Trauma entstehen – posttraumatischer Stress. Forschung, die in den 70er-Jahren an Vietnamveteranen gemacht wurde, leistete dazu einen wichtigen Beitrag, um diese Symptome zu verstehen.

10.2 Diffuse Stress-Symptome

Psychologischer Stress über längere Zeit, z. B. Zeitdruck, Irritation am Arbeitsplatz, Angstgefühle in der Schule, Gefühle der Hilflosigkeit, nicht ausgedrückte Trauer nach dem Tod des geliebten Ehemannes, Forderungen vom Chef (Arbeitsklima)/Partner, denen eine Person nicht gewachsen ist, können auch zu derselben physiologischen Stressreaktion führen, die allmählich den Organismus schwächt (Frankenhäuser 1980, 1986).

Personen mit Stress-Symptomen kommen häufig zur Physiotherapeutin mit diffusen Spannungen im Nacken, Rückenschmerzen ohne radikuläre Ausstrahlung, Kopfweh, Schwindel und wiederholte Tendiniten. Siehe auch Kapitel 11.

Woraus der Stressor eigentlich besteht – statische Arbeitsstellungen, eine unmögliche Personalsituation oder innere Unruhe –, ist individuell verschieden. Es ist menschlich gestresst zu sein.

Wichtig für den Patienten ist es, dass er lernt sich über seine individuelle Stressreaktion bewusst zu werden, sich davon zu lösen und eine für den Körper ökonomischere Strategie zu finden. Als Physiotherapeutin muss man auch nicht über psychische Ursachen sprechen, wenn es schwierig scheint. Es reicht in vielen Fällen die Sprache der Muskeln und des Nervensystems zu sprechen. Dann werden folgende polaren Worte wichtig und können eine symbolische Bedeutung erhalten:

- Verlängerung – Verkürzung,
- Ausweitung – Zusammenziehen,
- dieser Muskel arbeitet mit Überstunden – dieser Muskel hat seit langem keinen Einsatz geleistet,
- festhalten – loslassen,
- den Atem anhalten – ausatmen,
- den inneren Raum mit frischer Luft füllen – die alte staubige Luft rauslassen,
- Platz einnehmen in seinem Körper – sich so klein wie möglich machen usw.

10.3 Generelle Muster für muskuläre Schutzreaktion

In einem Experiment von Hunt und Landis (in Bunkan 1987) wurde eine Schreckreaktion ausgelöst, indem ein Pistolenschuss hinter dem Rücken der Versuchsperson abgefeuert wurde. Die Versuchspersonen wussten, dass der Schuss ungefährlich war, aber trotz dieses Wissens wurde als Antwort auf diesen Hörstimulus eine starke körperliche Reaktion ausgelöst. Das Reaktionsmuster war charakterisiert durch Flexionsbewegungen im ganzen Körper (Abb. 10.**4**).

- Kontraktion aller Flexormuskeln, besonders der Abdominalmuskulatur,
- Heben und Protraktion der Schultern,
- Adduktion und Innenrotation der Arme,
- Flexion der Ellenbogen, Pronation der Unterarme und die Hände zur Faust geballt,
- Flexion im Rücken, in Hüften und Knien, eventuell mit schlaffen Beinen,
- angehaltener Atem und
- weit geöffnete Augen.

Das Vorkommen eines solchen generellen Reflexmusters – startle pattern – in gefährlichen Situationen oder in Verbindung mit langanhaltendem Stress wird von vielen Autoren bekräftigt (Bunkan 1987, Feldenkrais 1984, Dropsy 1987). Dieses Muster kann mehr oder weniger deutlich sein in der Haltung, manchmal nur durch angehaltenen Atem oder hinaufgezogene Schultern und nach vorne geschobenem Kopf (Abb. 10.**4** und 10.**5**). Ein variierender Grad an Hyper- und Hypotonus kann in verschiedenen Körperteilen vorkommen. Die Muskulatur von Gesicht, Nacken und Schultern besitzt die größte Dichte an Muskelspindeln und die Bewegungs- und Positionsrezeptoren des Nackens haben eine große Bedeutung für die Koordination des Körpers. Die Lage des Kopfes ist entscheidend für die posturale Kontrolle. Somit werden auch andere Teile des Körpers beeinflusst, wenn die Nackenmuskulatur gespannt ist.

Eine Muskelkontraktion, die lange bestanden hat und somit eine hohe reflektorische Steifheit hat, wird auch von metabolischen Faktoren beeinflusst. Kalium, Arachnoidonsäure, Milchsäure, Bradychinin und Serotonin werden freigesetzt, was die Nerven in den Muskeln aktiviert (Gruppe III- und IV-Muskelafferenzen). Diese wiederum wirken auf das Gammamuskelspindelsystem ein, das eine direkte Verbindung zum sympathischen Nervensystem hat. Außerdem wird die Blutzirkulation im kontrahierten Muskel verringert, was bedeutet, dass die Metaboliten nicht so effizient wegtransportiert werden können. Hier können sich geschlossene Feed-back-Teufelskreise bilden, die einander aufrechterhalten und zu Myalgien und chronischen Schmerzzuständen führen. Statische Muskelarbeit und Stress verschlimmern den Teufelskreis (Djupsjöbacka 1994, Pedersen 1997). Für die Physiotherapeutin ist es interessant zu hören, dass u. a. Koordinationstraining und Körperbewusstseinstraining die Teufelskreise brechen können (Johansson 1994).

Dass die äußere Körperhaltung ein Ausdruck der inneren Haltung, der Verhaltensart ist, wird greifbar in der körperpsychotherapeutischen Literatur

(Keleman 1992). Deutliche sprachliche Beispiele einer tief verankerten Vorstellung von Körper und Sinnen, Körper und Seele, Körper und Psyche, Körper und „mind" als Teile der gleichen Gesamtheit sind: für sich selber einstehen, Rückgrat haben, sich dem Druck beugen, eine Bürde auf den Schultern tragen, haltlos sein oder mit beiden Füssen auf dem Boden stehen.

10.4 Dissoziation

In den 90er-Jahren wurde mit der Untersuchung an Tieren in Gefahr ein Grundstein für die Stressforschung des Menschen gelegt (Levine 1998). Wenn ein Tier nicht kämpfen oder fliehen kann, wird reflexmäßig eine dritte Reaktion ausgelöst: Der *Totstellreflex*. Das Tier bleibt vollkommen still, damit das angreifende Tier die Beute weder sehen, hören, riechen noch fühlen kann. Dieselbe Reaktion zeigt sich auch beim Menschen, wenn die Kampf- und Fluchtstrategie ausweglos erscheint, z. B. bei sexuellem Missbrauch oder physischer und psychischer Gewalt. Eine Überstimulation des Nervensystems, welcher Art auch immer, die zu groß, zu intensiv oder zu lang für die ausgesetzte Person ist, führt zu einem *Schocktrauma*. Die Person kann sich nicht einmal bewegen, aber sie spaltet ihre Wahrnehmung, damit der Schmerz nicht vernommen wird. Im psychologischen Vokabular nennt man es eine *Dissoziation*, was einen Teil der intrapsychischen Struktur der Person beschreibt. Die überwältigende Stressladung wird im gesamten Organismus eingekapselt, aber die Person erinnert sich wenig oder gar nicht an das Ereignis. Wenn die bedrohliche Erfahrung nicht direkt danach in einer vertrauensvollen Umgebung ausgedrückt werden kann, bleibt die angestaute Energie im Nervensystem gelagert und die Stressreaktionen können sich Jahre später als Körpersymptome oder Panikattacken ausdrücken. Die betroffene Person sieht keinen bewussten Zusammenhang zwischen dem, was sich am Tag oder Tage zuvor ereignet hat, und der unmäßig starken Reaktion darauf. „Alles ist ja jetzt gut…" Eben, erst dann wenn „alles gut ist" kann sich das Nervensystem erlauben die lange Zeit zurückliegende Stressreaktion loszulassen. Dazu ein Beispiel:

Ein 40-jähriger Mann, Vorgesetzter im Mittelbau einer internationalen Firma, verheiratet, mit drei Kindern, zeigt allerlei psychosomatische Reaktionen auf Belastung: Nacken- und Rückenschmerzen, Herzklopfen, hoher Blutdruck, Zittern in den Händen, Magengeschwür, wiederholte Bronchialschmerzen. Zu Ostern wollte er seiner Mutter einen Blumenstrauß schenken. Die Mutter, die ihm

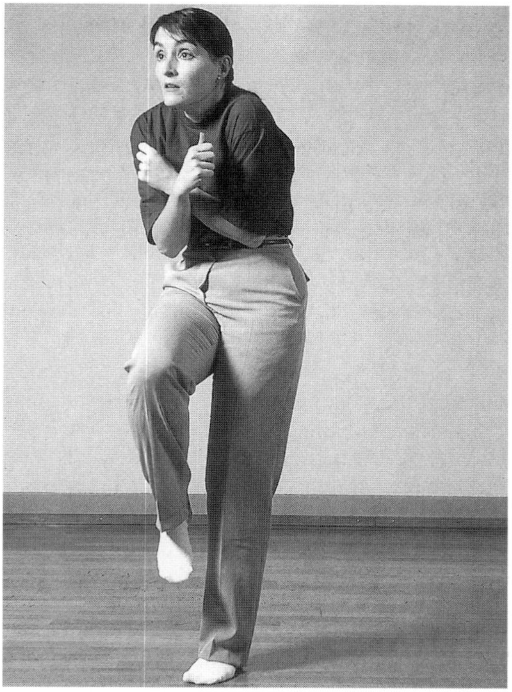

Abb. 10.**4** Vollständig entwickelte Schutzreaktion im Körper (nach Hunt u. Landis).

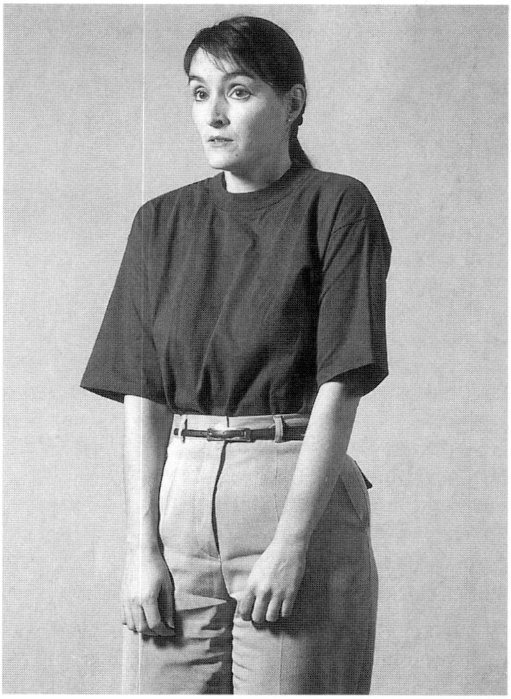

Abb. 10.**5** Teilweise entwickelte Schutzreaktion im Körper (nach Hunt u. Landis).

6 Verbal-kognitives Material
5 Vorstellungen-Symbol
4 Gefühl
3 Wahrnehmung
2 Sensorische Bearbeitung
1 Motorischer Ausdruck

↕ Erhöhtes Bewusstsein

Abb. 10.**6** Schematische Darstellung, wie sich durch erhöhtes Bewusstsein im Informationsfluss von Idee zu Bewegung (6–1) und Bewegung zu Idee (1–6) die gesamte sensomotorische Gestalt verändert.

nicht viel Liebe geschenkt hatte, konnte den Strauß nicht fröhlich annehmen. Sie nahm ihn entgegen und sagt so nebenbei: „Na gut, den kann ich ja deinem Onkel schenken; ich werde ihn gleich besuchen." Der Mann nahm der Mutter die Blumen aus der Hand und schrie: „Nein, das wirst du nicht tun." Es war das erste Mal, dass er sich so stark gegen seine Mutter gewehrt hatte. In der Körperpsychotherapie erwies es sich, dass er von diesem Onkel als 14-Jähriger sexuell missbraucht worden war. Von diesem Missbrauch hatte er am Anfang der Therapie keine Ahnung. Im Lauf der Therapie konnten die guten Kräfte und angenehmen Körpersignale als Ressourcen gestärkt werden. Die Resteffekte der abgespaltenen Stressreaktionen konnten bewusst gemacht werden und in Gefühle und Handlungen von Unterstützung des 14-Jährigen verwandelt werden. Der Mann konnte sich mit der Zeit konstruktiver wehren und sich bei Stress ruhiger, selbstbewusster verhalten.

Diese Art der Behandlung erfordert unbedingt eine körperpsychotherapeutische Weiterbildung der Physiotherapeutin. Die Symptome von z. B. Rücken- und Nackenschmerzen, denen wir als Physiotherapeutinnen begegnen und die wir nicht mit konventionellen physiotherapeutischen Methoden behandeln können, sollen wir natürlich trotzdem ernst und respektvoll ansehen. Als Physiotherapeutinnen zeigen wir eine professionelle therapeutische Verhaltensweise, indem wir dem Patienten auch andere Therapieformen empfehlen.

10.5 Sensomotorische Gestalt – Modell der Interaktion zwischen Körper und Vorstellungen

In der Einleitung wurde die menschliche Bewegung oder der Mangel an Bewegung als Ausdruck einer sensomotorischen Gestalt beschrieben. Die Gestalt (auch Figur oder Form) drückt unser inneres physisches und psychisches Leben im Zusammenspiel mit der Umwelt aus. Ein Teil von uns ist bewusst, aber ein noch größerer Teil ist unbewusst und es ist dieser unbewusste Teil, der die Entwicklungsmöglichkeit beinhaltet. Je bewusster wir uns über die Lage und Funktion der Körperteile im Verhältnis zueinander sind, darüber wie sich der Körper in Bewegung und Ruhe anfühlt, darüber wie Gefühle ausgedrückt werden und wie wir auf Gefühle anderer reagieren, desto leichter können wir Veränderungen begegnen und etwas Neues lernen.

Die Gestaltpsychologie, die mit Wahrnehmungspsychologie arbeitet, hat aufgezeigt, dass das Innere des Menschen immer danach strebt aus der gegebenen Information Zusammenhänge und Gesamtheiten zu schaffen. Der Mensch passt seine Erlebnisse, Einstellungen und Schlussfolgerungen im Verhältnis dazu an, wie das Ereignis in seine totale Vorstellungswelt passt.

Das sensomotorische Gestaltmodell wird in sechs Niveaus eingeteilt, die in Abb. 10.**6**. dargestellt sind. Die Wurzeln des Modells liegen in der Körperpsychotherapie und Gestalttherapie (Downing in Wrangsjö 1987) und Piagets Theorie über die sensomotorische und kognitive Entwicklung des Kindes (Piaget 1991).

Wenn man davon ausgeht, dass die therapeutische Relation der Physiotherapeutin und des Patienten davon handelt die Motorik in eine zweckmäßigere Reaktion auf Veränderungen umzuwandeln, kann das Modell auch in der Physiotherapie angewendet werden. Die Bedeutung liegt hier in einem erhöhten Bewusstsein des motorischen Ausdrucks und in der sensorischen Bearbeitung und Wahrnehmung, was seinerseits ein erhöhtes Bewusstsein auch innerhalb der anderen Niveaus im Gestaltmodell mit sich bringen kann. Das Einüben des Bewusstseins soll dann dazu führen, dass der Patient nicht mehr daran denken muss, *wie* die Bewegung geschieht, sondern sie geschehen lassen kann. Auf diese Weise wird die Aufmerksamkeit frei, um mit der Umgebung zusammenzuwirken statt nur auf den eigenen Körper gerichtet zu sein. Ein neues automatisiertes Programm ist gelernt worden. Sicherheit in der Behandlungssituation ist die Voraussetzung, damit die Motorik verbessert werden kann. Sonst „lernt" der Patient, was er nicht kann und dies setzt sich in seinem Bewusstsein, in seiner sensomotorischen Gestalt fest.

10.5.1 Motorischer Ausdruck

Einige Beispiele für motorischen Ausdruck sind die unbewusst zusammengesunkene oder erzwungene gerade Haltung, das unbewusste Streichen der Hand durch die Haare, konsequente Fixation in Hyperextension in der LWS und zurückgehaltener Atem bei jedem Aufrichten zum Stand, die Mehrbelastung des einen Beins in der Gewohnheitsposition oder das Wippen des Fußes gegen den Boden, während wir die Anamnese aufnehmen. Wofür es ein *Ausdruck* ist, können wir auf einer gewissen theoretischen Basis erschließen, aber genauso wichtig (und manchmal wichtiger) ist es, dem Patienten zuzuhören und in seine Erfahrungs- und Vorstellungswelt hineinzusehen. Wie reagiert er generell auf Stressoren?

10.5.2 Sensorische Bearbeitung

Sensorische Bearbeitung beginnt, wenn sich das Individuum körperliche Empfindungen bewusst macht und zum Leben erweckt. Beispiele dafür können sein: Druck, Stechen, Gefühllosigkeiten, Zittern, Kribbeln, Pulsationen, elektrische Stöße, Wärme, Kälte, Leichtigkeit, Gewicht, ziehen und fließen.

10.5.3 Wahrnehmung

Die Wahrnehmung der sensorischen Bearbeitung, d. h. was der Patient von seiner Erfahrungswelt aus gewahrt und deutet, kann damit beginnen, dass der Patient sagt:

- „Wenn ich fühle, wie es warm wird im Bein, fühlt es sich angenehm an."
- „Dieses drückende Gefühl über der Brust kenne ich von anderen Situationen."
- „Wenn Sie dort auf dem Rücken zudrücken, kommt der elektrische Stoß zurück auf der ganzen Hinterseite des Beines." oder
- „Wenn ich mich nach links neige, ist es, als ob es nichts in mir gibt, das sich abstützen kann, wenn ich hinfallen sollte."

10.5.4 Gefühle

Das Gefühl davon, wie diese Wahrnehmungen erlebt werden, können in Sätzen wie den folgenden ausgedrückt werden (die Reihenfolge entspricht den obigen Beispielen):

- „…und dann fühle ich mich richtig fröhlich, aber irgendwie auch ein bisschen wütend."
- „…und dann kommt eine große Angst in mir auf."
- „…au, jetzt habe ich wirklich Angst."
- „…und das will ich nicht, dass ich Angst davor habe, hinzufallen, das ist mir einmal passiert."

10.5.5 Vorstellungen

Vorstellungen von unserer Umwelt und Symbole für unsere Gedanken und Gefühle, die wir vielleicht nicht in Worten ausdrücken können, können sowohl förderlich als auch hinderlich sein für den Patienten. Sie sind zweifellos ein stark steuerndes Instrument für das Unbewusste des Patienten, das wiederum den motorischen Ausdruck steuert. Symbole erleben wir in Träumen, Fantasien, Kunstwerken, Märchen und Mythen und überhaupt in unserem Alltag. In unserer psychomotorischen Entwicklung kamen die Symbole vor der Sprache und diese Information geht direkt zu unserem Unterbewusstsein. Symbole können gefüllt sein mit Gefühlen aus der frühen Kindheit oder aus dem späteren Leben, ohne das wir Worte finden um sie zu kommunizieren. Man *fühlt* sie einfach auf eine bestimmte Weise. Wenn wir Worte finden um das Gefühl zu beschreiben, beginnt der Satz häufig mit „Es ist, wie wenn…"

In der Physiotherapie können wir beobachten, ob der Patient über die Möglichkeit verfügt Motorik an Vorstellungen zu koppeln und welche Vorstellungen behagliche oder unbehagliche Gefühle im Körper bewirken. Auf diese persönlichen Bilder bauen wir, um eine positive Anleitung zu geben, welche das sensomotorische Lernen begünstigt. Wir können versuchen, Fantasien oder Vorstellungen, die an das sensomotorische Niveau gerichtet sind, zu verwenden. Es ist oft einfacher, als umständliche anatomische Instruktionen zu geben. Einige solche könnten sein:

- „Krümmen Sie den Rücken wie eine Katze."
- „Formen Sie die Lippen, wie wenn Sie eine Kerze ausblasen würden."
- „Stellen Sie sich vor, dass ihre Füße so fest sind wie tiefe Wurzeln."
- „Denken Sie sich, dass Ihr Kopf leicht wie ein Ballon schwebt, der mit einer Schnur am Brustkorb angebunden ist" usw.

Wenn sich der Patient gerne mit Symbolen ausdrückt, kann es ein guter Weg sein, seine Bildsprache einzufangen und zu „verkörperlichen", um z. B. Entspannung zu bewirken. Ein Patient, der erlebte, dass er nicht bis tief in den Bauch hinunter atmen konnte, beschrieb es, als ob es eine Eisentür sei, die den Weg versperrte. Er wurde aufgefordert, sich diese Eisentür vorzustellen und dass er den Türgriff in der Hand hielt. Vorsichtig, ganz vorsichtig spürte er, dass er mit jedem Atemzug die Türe etwas mehr öffnen konnte, bis sie halb offen stand. Und da stoppte er, denn er fühlte, dass es auch nicht gut sei allzu weit offen zu sein.

10.5.6 Verbal-kognitives Material

Verbal-kognitives Material ist alles, was wir in Worten zusammenfassen, aber auch innere Gedanken, Vorstellungen und Symbole sind kognitives Material. Hier meine ich das, was wir mit Worten kommunizieren, aber die Grenze zwischen ihnen ist nicht haarscharf. Eine Person, die sich hinter einem ausgiebigen Wortschwall versteckt, braucht vermutlich eine sehr konkrete Körperverankerung in Form von Erdung, d. h. den Kontakt zur Unterlage in verschiedenen Positionen fühlen ohne theoretisch zu analysieren um mehr zu sich zurückzufinden.

10.6 Praktische Beschreibungen von Anwendungen des Modells

Einige Beispiele aus meiner physiotherapeutischen Erfahrung sollen das Modell verdeutlichen. Es dient als inneres Werkzeug für die Physiotherapeutin, als Werkzeug, welches das Denken strukturiert und begreiflich macht, womit sie sich beschäftigt und grenzt die Berufsrolle ab.

10.6.1 Patient mit Rückenschmerzen

Ein Patient mit bestehenden Rückenschmerzen nach einer Bandscheibenschaden-Operation (Laminektomie mit Stabilisierungsoperation) bewegt sich steif und vorsichtig mit kurzen Schritten (motorischer Ausdruck), er fühlt Spannung und Schmerz der Muskulatur (sensorische Bearbeitung und Wahrnehmung), er hat die Röntgenbilder und die Informationen des Arztes gedeutet als „etwas ist im Rücken entzwei gegangen" (Vorstellung), er drückt Angst aus, wie er im Alltag mit diesem Rücken, der entzwei gegangen ist, weiterleben soll (Gefühle) und er kann seine Situation in Worten und Gedanken beschreiben (verbal und kognitiv). Der Arzt hat ihm eingeschärft „sich nicht zu viel zu bewegen". Was dies genau heißen sollte, wusste er nicht und er hatte sich auch nicht getraut den Arzt danach zu fragen. Da er als Automechaniker arbeitete, hatte er Angst davor, dass diese Arbeit zu viel Bewegung beinhalte, und er machte sich Sorgen, wie es für ihn finanziell aussehen würde, wenn er nicht mehr arbeiten könnte. Sobald er eine Woche in der Werkstatt gearbeitet hatte, fühlte sich sein Rücken genau wie vorher an und er schrieb sich krank. All dies beeinflusste natürlich seine Grundmotorik und seine allgemeine Bewegungsfähigkeit negativ.

Die Maßnahmen können sich hier direkt gegen den motorischen Ausdruck richten, führt aber wahrscheinlich nirgends hin, wenn nicht die Vorstellung von der Belastungsfähigkeit des Rückens verändert wird, damit das Gefühl für die eigene Bewegungsfähigkeit verbessert wird. Ich richtete mich darauf ein, ihm positive, angenehme Signale des Körpers in von ihm selbst gewählten Ausgangsstellungen zu geben. Er wurde massiert, erlebte, dass leichte, entlastete Bewegungen in einem kleinen Bewegungsumfang nicht wehtaten, sie konnten sogar als angenehm empfunden werden. Er durfte immer und immer wieder in Worten bestätigen, was er im Körper fühlte. So war er auch bereit die Ausgangsstellung zu erschweren, wo er bewusst aufnahm, dass der Rücken nicht schmerzte. Er konnte die Angst sukzessive loslassen und wagte es seinen Körper aufs Neue zu entdecken.

10.6.2 Person mit Wahrnehmungsstörungen nach einem Hirnschaden

Ein Patient mit Schwierigkeiten bei der körperlichen und räumlichen Orientierung nach einem Hirnschaden (sensorische Bearbeitung und Wahrnehmung) hat Angst davor (Gefühl) von der Liege zu fallen, wenn er sich wendet. Er glaubt, dass die Fläche unheimlich hoch ist und vertraut seinem Vermögen auf der Liege zu bleiben, nicht, wenn er sich bewegt (Vorstellungen), aber er kann dies auf Grund des Hirnschadens nicht in Worten ausdrücken (Kognition). Der Körper drückt sich jedoch deutlich aus durch erhöhten Tonus, gehemmter Atmung und Angst in der Mimik. Er konnte meine Fragen mit Kopfbewegungen bestätigen, was mir ein Verständnis seiner Vorstellungen gab. Wenn grundlegende Wahrnehmungsfertigkeiten gestört sind, beeinflusst das den motorischen Ausdruck.

Hier konzentrierte ich die Behandlung vorderhand darauf, ein besseres Zusammenspiel zwischen Sinneseindrücken und Bewegung zu erreichen (erhöhte sensorische Integration). Er durfte in der Mitte der Pritsche liegen und den Abstand zur Kante schätzen, indem er mit der Hand tastete, wie weit er den Arm strecken musste um die Kante zu berühren. Ich klopfte auf den Arm und längs der ganzen Körperseite, damit er einen größeren taktilen Stimulus erhielt, der ihm helfen sollte sich zu orientieren. So konnte eine innere Karte wieder aufgebaut werden und dies wurde in jeder Ausgangsstellung zusammen mit kleinen willkürlichen Bewegungen wiederholt, was ihn seine eigene Bewegungsfähigkeit spüren ließ. Während die motorische Kontrolle sich verbesserte, nahm auch die innere Sicherheit und Kompetenz zu, was ihm die Angst davor, das Gleichgewicht zu verlieren, loslassen ließ.

10.6.3 Person mit Nackenschmerzen

Eine Person mit Nackenschmerzen seit einem Jahr sagt, dass es „immer“ und „bei allen Bewegungen“ wehtut im Nacken (Vorstellungen). Er sieht ängstlich aus, führt seine Hand gespannt und vorsichtig über die Schulter, sagt aber nichts (Gefühl und motorischer Ausdruck). Bei der Frage, wie sich der Schmerz anfühlt, sagt er, dass es zieht und streckt (sensorische Bearbeitung), wie wenn der Nacken in einem Schraubstock festsitze (Wahrnehmung, Vorstellungen und Kognition).

Hier widmete ich mich der Differenzierung des Zeitbegriffs „immer“ und der körperlichen Orientierung „alle Bewegungen“. Weiche, vorsichtige Bewegungen in einer entlasteten, bequemen Lage, die der Patient selber vorschlagen durfte, Massage und leichtes Streichen über Schultern und Nacken sowie Bewegungen in mehr peripheren Körperteilen ergaben ein erstes nonverbales Erlebnis des Nackens als etwas, das nicht nur wehtun konnte. Der Patient durfte in Worten bekräftigen, wie es sich anfühlte und wurde genau instruiert mir mitzuteilen, wenn es nicht mehr behaglich war. Danach konnte auch eine spezifischere Mobilisation des Nackens durchgeführt werden. Zwischen den Behandlungen fuhr er selber fort mit vorsichtiger Muskeldehnung. In diesem Fall wollte der Patient mit seinen Nackenschmerzen etwas aussagen, etwas, das zu schwierig war um es in Worten auszudrücken. Gefühle von Angst und Kontrollverlust über die Situation und es nicht wagen an der Arbeit auf die Ansichten der Mitarbeiter zu hören, da er als Chef dann das Chaos, das seiner Befürchtung nach daraus entstehen würde, nicht mehr bewältigen könnte, kamen im Laufe der Behandlung zum Vorschein. Er hatte es buchstäblich nicht gewagt „zur Seite zu schauen“, aus Angst, die erwarteten Meinungsverschiedenheiten nicht mehr klären zu können. Im Laufe der Behandlung wurde seine Atmung tiefer. Er getraute sich, innezuhalten, seine Angst zu spüren und er wagte es seine Bewegungsfreiheit im Nacken zu fühlen. Ich schlug vor, dass er sich in verschiedenen Situationen bei der Arbeit beobachten sollte und nachfühlen, wie sein Nacken darauf reagierte. Er tat dies und merkte, dass das Schraubstockgefühl manchmal zurückkehrte, aber da tat er einige tiefe Atemzüge, senkte die Schultern und den Unterkiefer, fühlte die Füße auf dem Boden und wartete, indem er schnell in seinen Papieren blätterte und versuchte, eine Antwort für den Kollegen, der etwas diskutieren wollte, zu finden. Er wartete ganz einfach, bis er sich selbst mehr in Balance fühlte, stellte Folgefragen an den Kollegen, hörte zu und fühlte zu seinem Erstaunen, dass die Spannungen im Nacken nachließen.

Erhobene Zeigefinger und gut gemeinte Informationen in der Art von „Es ist doch wohl nicht so, dass es immer wehtut. Können Sie stattdessen beschreiben, wann Sie Schmerzen haben und was den Schmerz lindert?“ hätten meiner Meinung nach im Anfangsstadium nur zu einem intellektuellen Kampf zwischen dem Patienten und mir darüber geführt, wer „mehr Recht“ hat. Der Patient muss zuerst eine Bestätigung seiner Vorstellung erhalten und in seiner Deutung der Umwelt ernst genommen werden. Danach konnte der Patient mit meiner und der Unterstützung anderer Menschen in seiner Umgebung sein Vorstellungsvermögen damit erweitern, dass es möglich war etwas Neues zu bearbeiten und in seine sensomotorische Gestalt zu integrieren. Erst dann konnte ein wirkliches Lernen stattfinden, etwas, das dazu führte, dass er auch die Situation an der Arbeit bedeutend besser handhaben konnte.

10.6.4 Vorstellungen der Pflegenden beim Training einer Person mit Hemiparese

Das Rehabilitationsresultat ist nicht nur abhängig vom Hirnschaden, sondern auch von den Vorstellungen der Pflegenden, was zu erreichen möglich ist (Tallis 1984). Forschungsberichte zeigen, dass das Pflegepersonal die Personen in der Umgebung des Patienten sind, welche die geringste Erwartung an seine Kapazität setzen (Göteborgprojekt über Altern, H-70, Sjögren, Stensson in einem Bericht über Schlaganfall 1985). Das folgende Beispiel aus meiner eigenen Erfahrung erläutert diese Berichte: Ein Patient mit Bewegungsschwierigkeiten nach Stroke vor sieben Jahren ist seit dieser Zeit an den Rollstuhl gebunden und hat sich die ganze Zeit in einem Pflegeheim aufgehalten. Er ist vollkommen klar in seinem Intellekt und ist der Liebling der Pflegenden geworden. Er ist einer der wenigen Patienten, mit dem sie Spaß haben können. Sie sind ihm stets zu Diensten, wenn er etwas wünscht. Als ich dort hinkomme um den Pflegenden mit einer besseren Verschiebungstechnik für diesen Mann zu helfen (viele hatten über Rückenbeschwerden geklagt und dies auch dem Patienten gegenüber geäußert), finde ich, dass er über gute Ressourcen verfügt die Verschiebung selbstständiger zu schaffen. Bei der Aufforderung sich aufzurichten und mit meiner Hilfe zum Bett zu versetzen, hebt der Mann die Arme, lehnt sich nach hinten und schaut mich erwartungsvoll an (motorischer Ausdruck).

Er hat sich täglich während vieler Jahre an diese automatische Antwort gewöhnt, wenn die Pflegenden sagten: „Und jetzt gehen wir rüber aufs Bett.“ (Vorstellungen von Motorik). Sofort kamen da zwei Arme, die dem Patienten unter die Arme griffen, und so wurde er mit großer Mühe der Pflegenden ins Bett hinübergehoben. In diesem Fall war es einfach für mich dem Mann eine andere Art beizubringen, da er motiviert war und es selber versuchen wollte. Er lernte die Füße gegen den Boden zu stemmen, Abstoßen und Aufrichtung zu trainieren und die Hand aufs Bett zu legen, damit eine selbstständigere Verschiebung möglich wurde. Er brauchte nur noch eine Person neben sich als moralische Stütze und in der Diskussion mit dem Pflegepersonal danach wurde bestimmt, dass dies wichtig war, nicht zuletzt deshalb, damit der Mann das Gefühl von einem menschlichen Kontakt in seiner Nähe beibehalten durfte.

Literatur

Braatöy T. De nervöse sinn. Oslo: Cappelens Forlag; 1947

Bunkan BH. Muskelspänningar, Undersökning och Behandling. Stockholm: Liber; 1987

Cannon WB. The Wisdom of the body. New York: Norton; 1963

Djupsjöbacka M. Regulation of the gamma-muscle-spindle system by chemo-sensitive muscle afferents and joint afferents. Diss. Umeå: National Institute of Occupational Health and the Dep. of Physiology, University of Umeå; 1994

Dropsy J. Den harmoniska kroppen. Stockholm: Natur & Kultur; 1988

Feldenkrais M. The elusive obvious. Cupertino: Meta Publications; 1981

Frankenhaeuser M. Psychoneuroendocrines approaches to the study of stressful person-environment transactions. In: Selye H (Hrsg) Selyes Guide to stress research. New York: Van Nostrand Reinhold; 1980

Frankenhaeuser M. A psychobiological framework for research on human stress and coping. In: Appley & Trumbull (Hrsg) Dynamics of Stress. New York: Plenum; 1986

Frankenhaeuser M, Odman M. Stress, en del av livet. Stockholm: Brombergs; 1983

Johansson H. Muskelspolar i centrum. Schwed. Ärztezeitschrift 1994; 40: 3619

Kelemann S. Verkörperte Gefühle. München: Kösel; 1992

Lazarus RS. Psychological Stress and the Coping Process. New York: McGraw-Hill; 1966

Levine P. Traumaheilung. Essen: Synthesis; 1998

Miketta G. Netzwerk Mensch. Stuttgart: TRIAS Thieme Hippokrates; 1991

Pedersen J. Effects exerted by chemosensitive muscle afferents and muscle fatigue on the gamma-muscle-spindle system and on proprioception. Diss. Umeå: National Institute for Working Life and the Dep.of Orthopedics, University of Umeå; 1997

Pert C. Neuropeptides and their receptors: a psychosomatic network. J of Immunology. 1985; 135: 2

Piaget J. Das Erwachen der Intelligenz beim Kinde. 3.e Aufl. Stuttgart: Klett-Cotta; 1991

Schedlowski M, Tewes U. Psychoneuro-Immunologie. Spektrum; 1996

Selye H. The Stress of life. 2.überarbeitete Auflage. New York: McGraw-Hill; 1976

Tallis R. Visions for neurological rehabilitation. Physiotherapy. 1984; 5: 70

Uvnäs-Moberg K. Is there a neurobiology of love? In Wennergren Symposium Papers. Stockholm: Exeter Pergamon. 1998; 4: 749

Wrangsjö B (Hrsg). Kroppsorienterad psykoterapi. Med bidrag av George Downing. Stockholm: Natur & Kultur; 1987

11 Körper-Ich und Körperbewusstsein

Leben ist eine stetige Entwicklung
dazusein ist sich zu verändern
sich verändern ist zu reifen
sich selbst neu zu schaffen.
Henri Bergson

11.1 Einleitung

Traditionell hat sich die Physiotherapie vorwiegend mit Bewegungsaspekten aus biomechanischer und neurologischer Perspektive befasst. Aus den vorhergehenden Kapiteln haben wir erfahren, dass der Mensch „mehr als die Summe seiner Teile" ist. Diese letztere Sichtweise wird deutlich bei der Arbeit mit Menschen, die wiederholt Schmerzen in für sie noch unbewussten Stress-Situationen erleben oder mit Menschen, die wandernde Schmerzen haben – an einem Tag ist der Schmerz im Rücken, am anderen Tag ist es der Nacken, den dritten Tag schnürt sich alles im Bauch zusammen, am vierten Tag entstehen Kopfschmerzen usw. All diese Schmerzen kann der Arzt nicht anhand der klassischen Apparateuntersuchung erklären. Die Physiotherapeutin kann es ebenfalls nicht erklären, z. B. durch eine lokale Untersuchung im Schultergelenk oder der Bewegungssegmente der Wirbelsäule. Für einige sind diese Erfahrungen sehr frustrierend und nicht selten wird der Patient bedauerlicherweise ungenügend behandelt.

11.2 Kurze psychosomatische Theorie

Jeder Mensch hat eine Auswahl an Ressourcen in sich, die von der Herkunft (Gene) und den Erfahrungen (zwischenmenschliche Beziehungen) in seinem Leben abhängen. Wie er sich Stolpersteinen gegenüber verhält, die seinen Charakter geformt haben, und welche Emotionen er dabei hat, hat eine entscheidende Bedeutung für die Gesundheit. Gemäß der Charaktertheorie wird der Mensch in einer Konfliktsituation unerwünschte Impulse verschieben oder verdrängen (Reich 1938, Boadella 1991, Downing 1996). In der psychophysiologischen Theorie zeigt sich, dass jede psychische Bereitschaft oder emotionale Aktivierung auch eine körperliche Reaktion ergibt (Abb. 11.**1**). Sie zeigt sich im motorischen oder endokrinen System, im autonomen Nervernsystem oder im Immunsystem (Alexander 1950, Selye 1956, Pelletier 1988, Pert 1985, Rossi 1988). Je früher im Leben überwältigende oder gehäufte Konfliktsituationen vorhanden waren, ohne dass die Möglichkeit zur emotionalen Entladung bestand, desto weniger

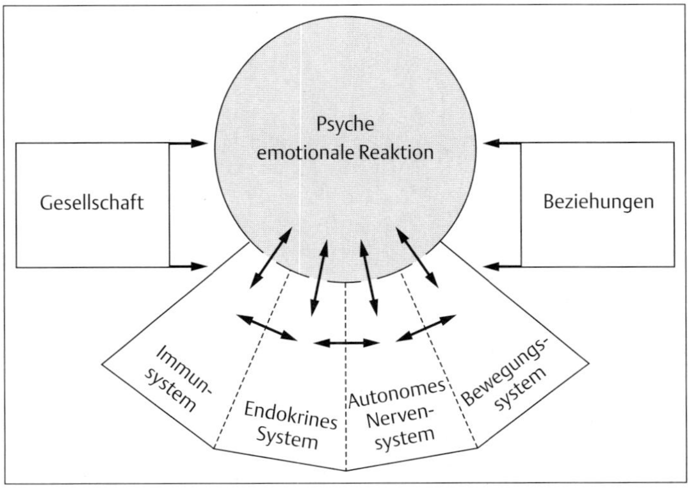

Abb. 11.**1** Die Interaktionen zwischen der Psyche und den verschiedenen Systemen des Körpers, zwischen den Systemen untereinander und zwischen Individuum, Familie und Gesellschaft (nach Alexander 1950, Bunkan 1990).

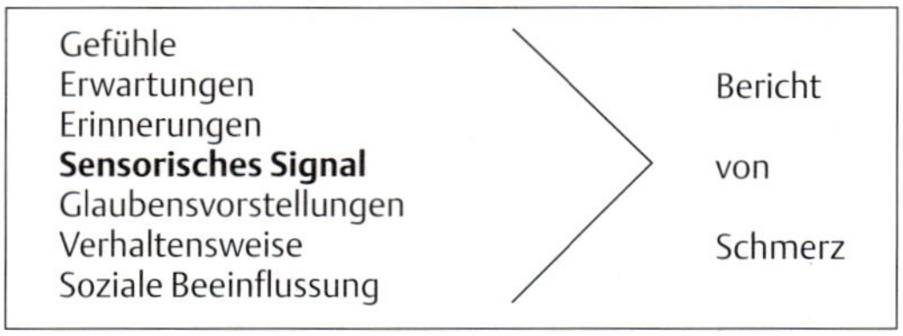
Gefühle
Erwartungen
Erinnerungen
Sensorisches Signal
Glaubensvorstellungen
Verhaltensweise
Soziale Beeinflussung
Bericht
von
Schmerz

Abb. 11.**2** Faktoren, die Schmerzerlebnis und Schmerzbericht beeinflussen (aus Melin, Sjöden, Scandinavian J. of Behavior Therapy 15, Suppl. 7, 1986).

konsistent wird die Persönlichkeit entwickelt und desto wahrscheinlicher ist es, dass Gefühle sich nur durch unbewusste Entladungen im Körper äußern. Als Physiotherapeuten begegnen wir Menschen mit Problemen aus dem motorischen System. Um die Ressourcen und Funktionen der Person beurteilen zu können, müssen wir aber auch ein Verständnis für die Funktionen der anderen Systeme, die das Modell beinhaltet, besitzen. Wenn eine Verbesserung in einem System stattgefunden hat, aber erneut in einem anderen auftritt, zeigt dies, dass noch ungelöste Konflikte im Individuum stecken.

11.2.1 Körper-Ich

Der Begriff *Körper-Ich* wurde schon von Freud beschrieben und später in der psychosomatischen Physiotherapie aufgenommen. Es wird als die Manifestation der Ich-Identität im Körper gesehen.

„Es wird sichtbar durch die Art, wie eine Person dem Boden begegnet, wenn sie geht oder sitzt; in ihrer Fähigkeit Balance und Stabilität in Alltagstätigkeiten zu finden. Es zeigt sich in Bewegungsmustern, Atmung und Blickkontakt und im Zusammenspiel zwischen dem Individuum und seiner Umgebung" (Roxendahl u. Nordwall 1997)

Vor allem aus der skandinavischen, psychosomatisch und psychiatrisch orientierten Physiotherapie kommen neue Theorien, die Erfahrungs- und Erlebnisaspekte von Bewegung und Gefühlen als solche betonen. Wenn ein Mensch gute psychosoziale und psychologische Ressourcen hat, scheint es, dass er auch über einen guten Zugang zu körperlichen Erlebnis- und Bewegungsaspekten verfügt. Aber auch umgekehrt – ein Mensch mit mangelndem Zugang zu sensorischen, kinästhetischen und gefühlsmäßigen Empfindungen im Körper hat ein begrenztes Repertoire an psychosozialen Handlungsmöglichkeiten (Roxendahl 1985, Bunkan 1990, Mattson 1994, Skatteboe 1989, Mattson 1998).

Diese Einsichten fanden sich schon in der Tradition der Körperpsychotherapie (Reich, Lowen, Pierrakos, Brown, Boadella, Rosenberg), wobei in diesen Therapieformen die Betonung mehr auf Befreiung von unterdrückten Gefühlen und hemmenden Gedankenmustern liegt.

In der Physiotherapie, wie ich sie hier aus der Sicht der skandinavischen Tradition beschreibe, liegt die Betonung auf dem Zugang zu Kontakten mit den sensomotorischen Aspekten und Erlebnisaspekten von Bewegungen. In Norwegen nennt sich die Behandlung *psychomotorische Behandlung* und hat ihre Wurzeln in der Reich'schen Theorie der Körperpanzerung. In Schweden nennt sie sich *Body Awareness*, entwickelt von Dropsy und Roxendahl. Beide Behandlungsformen werden in beiden Ländern angewendet. Die Beschreibung unten stellt eine Mischung der zwei dar und ist meine eigene psychosomatische Denkweise, entwickelt aus meiner klinischen Praxis.

Die Behandlung fokussiert eine Stärkung von Ressourcen. Die Physiotherapeutin stimuliert den Patienten Kontakt mit seinen Körpererlebnissen aufzunehmen und Worte zu finden um diese zu beschreiben. Aspekte, die nicht direkt betont werden, sind Aufmerksamkeit und Bewusstsein des persönlichen Verhaltens und die Art und Weise, wie sich Gefühle im Körper manifestieren. Sie ergeben sich jedoch häufig aus der Lockerung des Körpers. Es ist der Körper, der im Vordergrund der Behandlung steht, wobei die Physiotherapeutin ein Verständnis hat für den Körper als integriertes physisch-psychisch-soziales Phänomen. So wird ein Sinn und eine Funktion von z. B. der Sprache des somatischen und psychischen Schmerzes entwickelt (Abb. 11.**2**).

11.2.2 Professionelles therapeutisches Verhalten

Es ist nicht die „Behandlung" des Patienten durch die Physiotherapeutin, sondern die Interaktion zwischen ihnen über die Beobachtungen, Erfahrungen und Erlebnisse, die der Patient gemacht hat, welche die Heilung vorwärts bringt. Das pädagogische, prozessorientierte Verhalten steht hier im Vordergrund. Dies geschieht durch spiegelnde und reflektierende Fragen seitens der Physiotherapeutin (Focussing-Technik), die ein erweitertes Bewusstsein für die Symptome besitzt.

Auch die Zeit zwischen den Behandlungen spielen eine wichtige Rolle. Die Übungen und Erfahrungen während der Behandlung sollen auch im Alltagsleben umgesetzt werden.

- „Was für Erfahrungen haben Sie gemacht seit dem letzen Mal?"
- „Wie haben Sie das in Ihrem Körper gespürt?"
- „Was erfahren Sie als Stress in Ihrem Alltag?"

- „Hat es mit speziellen Personen und Situationen zu tun?“

Auch wenn die Antworten nicht gegeben werden können, so erhöhen solche Fragen doch das Bewusstsein über Zusammenhänge beim Patienten und geben uns Therapeuten wichtige Hinweise, was sich in diesem Individuum abspielt.

11.3 Definitionen zum Begriff Körperbewusstsein – Body Awareness

Der Begriff Körperbewusstsein enthält einen Erlebnisaspekt und einen Bewegungsaspekt (Roxendahl 1985, Mattson 1998).

Erlebnisaspekt

Körpererlebnis bezieht sich auf das Erleben im Hier und Jetzt oder Erinnerungen an frühere Erlebnisse. Es kann in Teilen oder im Körper als Ganzes durch sensorische, autonome und motorische Reaktionen erfahren werden. Das Erlebnis kann mit emotionalen Komponenten geladen sein und sowohl bewusst als auch unbewusst zurückgehalten oder verstärkt werden. Die Einstellung zum Aussehen wird auch berücksichtigt. Das Körpererlebnis wird durch Body-Awareness-Übungen oder physisches Training intensiviert und ein vertieftes Erlebnis wie z. B. Freude oder Trauer kann erfahren werden.

Körpergrenzen ist ein Begriff, der sich auf das Erlebnis der Körperabgrenzung zur Außenwelt bezieht. Die Körperoberfläche besteht aus projizierten Gefühlen in der Haut, Sehnen und Muskulatur und funktioniert als Grenze zu anderen Menschen. Deutliche und feste Körpergrenzen ohne Ladung von Angst sind ein Zeichen von Vitalität und guter psychischer Gesundheit (Bunkan 1996).

Körpervorstellung engl. Body Image ist aufgebaut aus den Wahrnehmungen von Körperhaltung und Bewegung, Gefühlsreaktionen, Willensaspekt und der Fähigkeit die soziale und psychische Realität zu bewältigen. Body Image liegt dem Ich und Selbst nahe und hat in sich einen höheren Grad von Körperbewusstsein als der Begriff Körpererlebnis.

Bewegungsaspekte

Bewegungsbeherrschung bedeutet die Fähigkeit, Körperpositionen, Bewegungen oder Spannungsverhältnisse im Alltagsleben willkürlich zu steuern.

Körperkontrolle ist die Fähigkeit gelernte und trainierte Bewegungen willentlich zu steuern, z. B. Sport und Tanz.

Bewegungsmuster deutet auf den Verhaltensaspekt hin und wie der persönliche Ausdruck sich in der Bewegungsfunktion zeigt. Das Muster zeigt sich beim Gehen, Sitzen, in der Gestik und Mimik, d. h. in der nonverbalen Kommunikation.

11.4 Ressourcen suchen und stärken

Auch wenn der Patient uns wegen Rückenschmerzen aufsucht, betrachten wir nicht nur den einzelnen Körperteil, sondern den Menschen als Ganzes. Die Ressourcenfindung fängt schon mit der Begrüßung an:
- Nimmt er Augenkontakt auf?
- Wie ist der Händedruck?
- Wie ist die Mimik?

Bei der Anamnese behält der Patient die Kleider an und wir setzen uns um Augenkontakt in gleicher Höhe zu haben. Es sind die körperlichen Probleme, die im Zentrum stehen, wenn der Patient eine Physiotherapeutin sucht, aber ich schaue seinen Körper nicht als Objekt für meine Untersuchung an, sondern betrachte ihn als Phänomen Mensch mit einem Problem, das wir zusammen erforschen. Der ganze Zusammenhang, in dem ein Patient momentan lebt, ist sehr wichtig. Eventuelle Eheprobleme, Ängste am Arbeitsplatz oder Verlust von nahen Angehörigen werden sich jedoch mit der Zeit zeigen, während wir mit dem Körper sprechen, sofern der Patient dazu bereit ist.

Fragen zum Verständnis von Körpererlebnis und Körpervorstellung

Physiotherapeutin: „Was führt Sie zu mir?“ (fragt nach Selbstverantwortung)

Patient: Eine Spannbreite von Antworten kann entstehen von „Ja, hat der Arzt nicht gesagt, was mit mir ist“ (sitzt ganz am Rand des Stuhls, mit dem Zehenspitzen auf dem Boden, sieht empört aus und schaut weg, Stimme wirkt aufgeregt, hält den Atem an) – bis „Ja, es ist so, dass ich seit zwei Wochen Schmerzen im Kreuz habe“ (sitzt mit einem Bein über das andere gekreuzt, lehnt sich zur rechten Seite, zeigt mit der Hand auf den korrekten Ort, atmet während des Zeigens). „Es stört mich zunehmend und weil es nicht aufgehört hat, bin ich zum Arzt gegangen und er hat gesagt, ich solle Kontakt mit Ihnen aufnehmen.“

Physiotherapeutin: (Schon jetzt entstehen in mir verschiedene Wahrnehmungen von der Einstellung des Patienten zu sich selbst mit Rückenschmerzen). Mit den weiteren Anamnesefragen: „Wie häufig sind die Schmerzen? Was verschlimmert/verbessert die Situation? In welchen Positionen fühlen sie sich besser/schlechter? Was haben sie schon probiert?", gehe ich in der ersten Polarität sehr vorsichtig vorwärts (Patient zeigt wenig Selbstverantwortung und starkes Stressmuster mit Angst; meine Vorstellung ist, dass er viel Unterstützung und Halt braucht für sein Körper-Ich). Die weiteren Fragen lasse ich im Verlauf der Untersuchung beim begleitenden Dialog entstehen. Hier ist das Primäre die Angst, die sich hinter Misstrauen verbirgt. Der Mensch in der zweiten Polarität zeigt ein hohes Maß an Selbstverantwortung, nimmt Augenkontakt auf, hat einen verbalen und körperlichen Zugang zu seinem Schmerz und ist nicht emotional verstrickt. Er zeigt ein starkes Körper-Ich.

Fragen bei der globalen körperlichen Untersuchung – Wie weit entwickelt ist das Körper-Ich?

Diese Fragen stelle ich nicht dem Patienten. Ich beobachte das Geschehen. Im Rahmen dieses Kapitels wird nicht ein quantitatives Untersuchungsformular vorgelegt, sondern eine Denkweise dargestellt. Es wird auch kein detailliertes Behandlungskonzept, sondern eben eine Denkweise beschrieben.

- Wie steht der Patient auf den Füßen? Einfluss von Schwerkraft und vertikaler Körperachse – Erdung. Ein Aspekt assoziiert zu basaler Sicherheit.
- Wie und wo atmet der Patient? Zentrierung des Körperzentrums zwischen Rippen und Bauchnabel. Ein Aspekt assoziiert zu der Fähigkeit sich zu öffnen, sich zu schützen und bezieht sich auf Körperfunktionen, die den Emotionen nahe liegen.
- Wie ist die Körperhaltung und das Gleichgewicht? Kontakt mit Streckimpulsen ausgehend von der Atmung?
- Wie sind Muskelkonsistenz und Tonus in verschiedenen Muskeln? Schmerzt der Muskel bei Palpation? Atmet der Patient während der Palpation oder zieht er sich zusammen? Wenn der emotionale Aspekt in einem Muskel stark geladen ist, hält der Patient eher den Atem an während der Palpation.
- Gibt es Reaktionen des autonomen Nervensystems während der Untersuchung? Kalte Hände und Füße, Schweiß an Händen oder im Gesicht, rote Flecken am Hals, Knurren im Bauch? Intensives Herzklopfen?
- Wie sind Fluss und Spontaneität in den Bewegungen? Geht die Bewegung von der Mitte nach außen? Aspekte, die mit Freiheit und vertieftem Erlebnis von Qualität und Kreativität verbunden sind.
- Mentale Präsenz – Schaut der Patient auf seinen Körper? Verschwindet er energetisch? Ist er in sich selbst präsent in diesem Moment?

Praktische Untersuchung zu Körper-Ich-Aspekten

Ich beobachte den Patienten während der Bewegung und beantworte mit Ja/Nein oder einer Beschreibung.

Im Stehen: Einfluss von Schwerkraft und Verhältnis zu vertikaler Körperachse

- Kann er die Zehenspitzen heben ohne die Körperposition zu verändern? (Knöchelstrategie)
- Kann er die Knie flektieren und extendieren ohne Bewegung in Hüfte, Becken und Rücken?
- Kann er auf einem Bein stehen – und sogar den Kopf drehen?
- Kann er den Schischritt ausführen (siehe Kap. 4)? Kann er reziprok linke und rechte Körperhälfte bewegen? Kann er zwischen den Seiten wechseln? Macht er Parallelbewegungen im Arm und Bein auf der gleichen Seite?
- Wie ist das Zusammenspiel zwischen der nach unten strebenden Schwerkraft und dem nach oben strebenden Haltungsreflex? Ist das Haltungsmuster aktiv oder passiv, d. h. ist die Person zusammengedrückt oder zusammengesunken? Gibt es große Abweichungen von der Körperlängsachse? Wenn ja, wo?
- Wie reagiert er, wenn ich einen leichten Druck auf die Schultern in dorsaler Richtung gebe? Gibt er Gegendruck in der posturalen Muskulatur? Gibt er nach hinten nach und muss einen Schritt rückwärts machen um nicht das Gleichgewicht zu verlieren?
- Wie reagiert er, wenn ich Druck von oben auf die Schultern gebe? Mit schnellem Streckimpuls, damit die Senkrechtachse beibehalten wird? Mit starkem Streckimpuls und angehaltenem Atem, sodass der Brustkorb steif wird? Mit Nachgeben in der Körpermitte und Beugen der Knie? (Abb. 11.**3a** u. **b**)

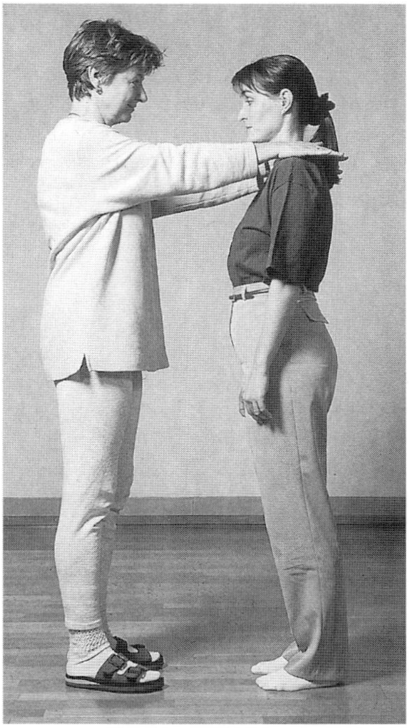
a

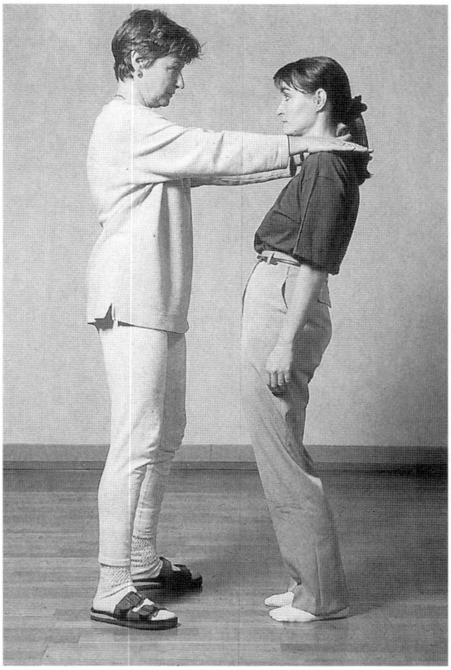
b

Abb. 11.**3a** u. **b** Unterschiedliche Reaktionen bei der Untersuchung von Körper-Ich-Aspekten im Stand, wenn die Physiotherapeutin von oben auf die Schultern Druck ausübt. Fähigkeit zum Zentrieren.

Im Liegen: Die Atmung

Ich beobachte hier, wie der Kontakt mit der Unterlage ist. Nimmt der Körper vollen Kontakt zur Unterlage auf? Wenn große Abweichungen von der Körperlängsachse im Stehen auftreten, schaue ich, ob sie verschwinden/bleiben/verstärkt werden. Sinkt er z. B. in Kreuz und Nacken zusammen, hat er Fähigkeit zu Flexibilität? Werden die Kurvaturen verstärkt, obwohl die Muskeln im Liegen mechanisch nachgeben dürfen, deutet es auf eine große emotionale Komponente hin. Die liegende Position bedeutet aus psychologischer Sicht mehr ausgeliefert bzw. in einer regressiven Situation zu sein (Abb. 11.**4**).

- Wie und wo atmet er? Je kontrollierter und konstanter die Atmung ist, desto stärker deutet es auf eine dauernde Blockade und Verdrängung von Gefühlen hin. Die Atmungsbewegung in entspannter Ruhe ist normalerweise gering.
- Geschieht eine Mitbewegung bei der Atmung im Thorax auf der gleiche Seite, wenn er den Arm über den Kopf hebt?
- Wird eine basale und tiefe Einatmung spontan ausgelöst, wenn der Unterkiefer vorwärts geschoben wird?
- Löst ein Gähnen eine freie Streckung im ganzen Körper aus und wird sie von einer spontanen Atemwelle begleitet?

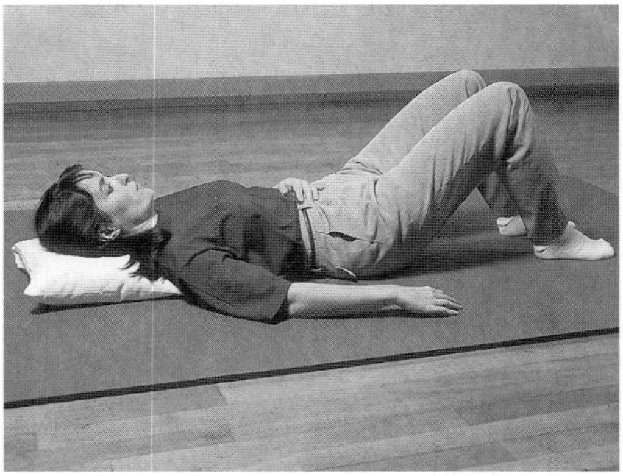

Abb. 11.**4** Untersuchung der Körper-Ich-Aspekte im Liegen. Wieviel Kontakt hat der Rücken zum Boden?

- Wie reagiert er, wenn die Physiotherapeutin Muskeln tief palpiert? Atmet er mit oder hält er den Atem an?
- Wenn die Physiotherapeutin einen Arm oder ein Bein hebt/bewegt – kann er sich passiv mitbewegen lassen und weiteratmen? Oder steuert er selber die Bewegung mit seiner Muskelkraft? Oder gibt er sich auf und lässt die Physiotherapeutin den Körperteil bewegen/halten – aber hält den Atem an?

Im Liegen: Palpation von Muskelkonsistenz und -tonus

Interessant ist vor allem das *Verhältnis* zwischen Muskeln in Waden, Hüfte/Becken, Bauch, Rücken und Nacken und Schulter/Hals. Beim Palpieren finden wir z. B. nicht selten leichte Schmerzen der Waden, wenn der Patient über Schmerzen in Nacken und Schultern klagt.

- Wie sind Konsistenz/Steifheit und Tonus in den oben erwähnten Muskeln? – *Weich* wie Schlagrahm (sinkt bei Druck ein, gibt nach bei hebendem Druck) – *normal* wie rohes Filet (gibt nach bei Dehnung, kein Schmerz bei querem, hebendem Griff) – *hart* wie Holz oder ein praller Reifen (gibt Widerstand beim Druck, gibt schwer nach bei Dehnungsversuch).
- Wie reagiert seine Atmung bei Druck und hebendem Griff? Fließt die Atmung mit oder hält er den Atem an? Zuckt er in anderen Körperteilen zusammen, wenn es wehtut? Sagt er „aua" oder hält er alles brav aus?

Ich kann diese Beobachtungen während der ersten Behandlung fließend im Dialog einbringen, sie aufteilen auf mehrere Behandlungen oder abwechseln mit anderen mehr lokal ausgerichteten Untersuchungen. Irgendwann während der ersten drei Behandlungen müssen sie erfolgen um ein klares Bild vom Körper-Ich zu erhalten. Nur so kann die Physiotherapeutin die Polarität gute Ressourcen – mangelnde Ressourcen des Patienten abwägen. Dies hat deutliche Konsequenzen für die Richtung der Therapie und die Erwartung an das Behandlungsresultat. Es gibt auch klare Grenzen der Physiotherapie. Alles sollen wir nicht behandeln.

11.4.1 Gute Ressourcen

Der Patient steht gut auf den Füßen, kann sich um die vertikale Achse drehen und sich gut koordinieren, ohne dass er das Gleichgewicht verliert.

- Atmung und Bewegung sind im Fluss miteinander.
- Die Streckimpulse gehen vom Körperzentrum aus und sind mit der Atmung verbunden. Die Atmung ist eher basal als hochkostal.
- Der Tonus ist der entsprechenden Körperposition angepasst. Kann z. B. im Liegen loslassen und Lordosen in Nacken und Rücken ausgleichen? Hat im Sitzen einen rechten Winkel zwischen Becken-Rumpf und Oberschenkel?
- Gute Ausfüllung in den Muskeln.
- Guten Kontakt mit dem, was im Körper geschieht; kann Körpererlebnisse beschreiben.

11.4.2 Mangelnde Ressourcen

- Der Patient steht schlecht auf den Füßen und kann verschiedene Positionen im Stehen nicht ohne Gleichgewichtsstörungen einnehmen.
- Der Tonus in der Wadenmuskulatur ist hypoton, die Konsistenz schlaff, der Muskel ist bei Palpation leicht schmerzhaft, sehr sensibel oder völlig unsensibel. Dies steht in Kombination mit hyper- oder hypotonem Bauch, Becken/Rücken hypoton und in den Schultern Verspannungen und Schmerzen.
- Die Streckungen sind mechanisch, gehen von Armen und Beinen aus und involvieren die Atmung sehr wenig.
- Wenig oder kein Widerstand auf Druck im Sonnengeflecht (*sehr* vorsichtiger Druck).
- Schwitzt während der Untersuchung und hat gleichzeitig kalte Hände und Füße. Übelkeit oder Panikreaktionen.
- Wenig verbale Mitteilung zu Körpererfahrungen oder Gefühlen.

Für einen Patienten mit sehr guten Ressourcen können wir ein schnelles Behandlungsresultat erwarten. Er wirkt mit seiner mentalen Kapazität mit, hat Vertrauen in sich selbst und Zugang zu Grundgefühlen wie Freude, Trauer, Wut und Angst. Wir können das Wohlbefinden, den Fluss als Ressourcen stärken und die lokalen Schmerzpunkte behandeln. Auch vertiefte Erfahrungen von Gefühlen werden bewusst und sie können in einem größeren Zusammenhang im Verhältnis zum Körper gesehen werden (Abb. 11.**5**).

Für einen Patienten mit sehr wenig Ressourcen geht es um einen grundlegenden Aufbau von Kontakt mit Bewegung und Atmung, mit dem Boden sowie Vertrauen in Bewegungen um die Kör-

Abb. 11.**5** Polaritäten zwischen guten und mangelnden Ressourcen.

Gut		Mangel
Leichte Stressreaktion	Chronische psychosomatische Reaktion auf Veränderung	Psychische Krankheit

perlängsachse herum. Es dauert viel länger, vielleicht ein halbes Jahr und mehr. Einige Patienten brauchen ihre Muskelabwehr in Schultern und Bauch. Hier sind Entspannung und Massage der Schultern absolut kontraindiziert, bevor ein Aufbau der posturalen Reflexe und des Tonus in den unteren Extremitäten stattgefunden hat. Das Resultat kann sonst zu einer Depression führen oder im leichteren Falle zu einem Nacken- oder Hexenschuss.

11.4.3 Grenzen der Physiotherapie

Gestörte Körperwahrnehmung liegt z. B. vor, wenn ein Patient das Gefühl hat, die Arme und Beine gehören ihm nicht und der Tonus ist niedrig, oder er hat mehrere Schwächen in anderen Systemen des Körper-Ich. Gleichzeitig ist er hypoton in der posturalen Muskulatur, hat wenig Erdung und Verspannungen in der flexorischen Muskulatur. Er zeigt nach 3–4 muskulären Lösungen von den Spannungen keine spontanen Impulse für Atmung und Streckung. Die emotionale Komponente ist sehr groß und muss therapeutisch verbalisiert werden. Der Patient hat sehr wenig Zugang zu Worten oder Symbolen für sein inneres Leben. Beim hohem emotionalen Stress wird der Affekt nur durch den Körper abgeleitet, so wie ganz am Anfang des Lebens während der nonverbalen Phase. Die muskuläre Abwehr „hält ihn zusammen". Das Risiko für Depression oder sogar Psychose besteht, wenn eine muskuläre Umstellung stattfindet.

Wenn der Patient gleichzeitig einen psychologischen oder körperpsychotherapeutischen Kontakt hat, sind diese Grenzen nicht so strikt. Absprache ist wichtig. Auf jeden Fall wird hier eine eigene psychotherapeutische Weiterbildung mit mehrjähriger Selbsterfahrung von der behandelnden Physiotherapeutin verlangt, damit die psychosomatische Physiotherapie vorsichtig schrittweise vorangehen kann.

11.5 Fallbeispiel I. Person mit sehr guten Ressourcen

Frau A., 61 Jahre alt, seit einem Jahr im Ruhestand. War sehr engagiert in ihrem Berufsleben, hat die Umstellung gut bewältigt. Sie hat jetzt viel mehr Zeit mit ihrem Mann, der älter ist. Vor sechs Monaten hat sie eine Hüftprotheseoperation links durchgemacht. Bei der Arztkontrolle nach der Operation klagt sie immer noch über Schmerzen im Hüftgelenk und wurde in die Physiotherapie überwiesen. Bei einer anderen Physiotherapeutin hat sie Fango und Stretching erhalten ohne Verbesserung. Sie hat von dieser Art zu arbeiten gehört und wollte „etwas Ganzheitliches" probieren.

Globale Körperuntersuchung: Sie hinkt beim Gehen, belastet das linke Bein weniger und kürzere Zeit als das rechte. Steht gut auf den Füßen, normale Gleichgewichtsreaktionen, beugt das linke Bein beim Stehen auf dem linken Bein, fühlt sich schwach und hält den Atem an. Es tut nicht weh. Beim Stehen auf einem Bein rechts und Rotation im Nacken tut es weh in Nacken und Schultern. (Sie ist erstaunt!) Beim Strecken im Liegen braucht sie ein Kissen unter dem linken Bein und eines unter dem Nacken – dann kann sie die Körperdiagonale linkes Bein – rechter Arm mit Atmung und Ausdehnung von der Körpermitte aus durchführen. Palpation zeigt normale Konsistenz und normalen Tonus auf der ganzen rechten Seite, links ist sie hart in der Leiste und in Schultern/Hals (M. trapezius, M. pectoralis und Mm. scaleni). Hier hält sie den Atem an und schluckt. Sie kann sich deutlich verbal mitteilen. Sie zieht häufig ihre Schultern hoch und lacht.

Lokale Körperuntersuchung: Linker M. rectus femoris und M. iliopsoas sind zu kurz und bei der Palpation am Ursprung und Ansatz schmerzhaft.

Zusammenfassung: gute Ressourcen, verkürzte Muskeln im Hüftbereich links, Stresszustand der linken Körperhälfte, Atmung angehalten bei der Palpation tiefer Muskeln.

Behandlungsverlauf

Behandlung einmal pro Woche, jeweils eine Stunde.

Erstes Mal: Strecken in die Körperdiagonalen (Abb. 11.**6**) ausgehend von der Körpermitte. Stretching spezifisch von M. rectus femoris und M. iliopsoas. Weiteratmen während des Stretchings. Dies sind die Hausaufgaben.

Massage mit Dehnung in der Leiste. Sitzen auf dem Gymnastikball und wippen während des Weiteratmens. Bewegung von Seite zu Seite auf dem Ball; Füße bleiben auf dem Boden und Rumpf bleibt gerade. Im Stand mit vergrößerter Spurbreite: Gleichgewichtsverlagerung von Seite zu Seite und vorwärts-rückwärts, mit den Füßen auf dem Boden und Rumpf gerade – translatorische Bewegung in den Hüften und Training posturaler Kontrolle ohne Angst. Verstärkung der Erdung.

Zweites und drittes Mal: Fortfahren wie das erste Mal. Hat die Übungen zu Hause gut gemacht. Beim dritten Mal hat sie keine Schmerzen mehr bei Palpation und Stretching und kann beidseitig auf einem Bein stehen ohne Angstgefühl. Die Beweg-

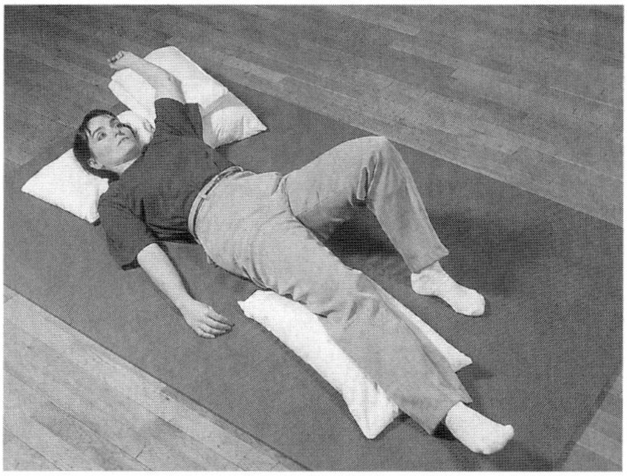

Abb. 11.**6** Stretching in der Körperdiagonalen.

lichkeit ist normal. Jetzt spürt sie den Schmerz in Nacken und Schulter und sagt, dass sie das auch zu Hause den letzten Tagen gespürt hat.

Viertes und fünftes Mal: Frau A. macht zu Hause ihre Übungen weiter und während den Behandlungen widme ich mich Nacken und Schultern. Sie sagt, sie habe Vertrauen zu mir. Ich massiere vorsichtig ihren Trapezius, Pectoralis und Levator scapulae, beim vierten Mal auch die Scalenen. Ich spüre dabei, wie sie den Atem abwechselnd anhält und loslässt sowie häufiges Schlucken. Beim fünften Mal kriegt sie feuchte Augen und erzählt von einem Konflikt mit ihrem Mann, wo sie sich nicht durchsetzen konnte und sich „überfahren" fühlte. Sie hatte, bildlich gesagt, ihre Wut und Trauer heruntergeschluckt und während des Gesprächs mit mir kam sie zurück zu ihren Ressourcen, sie atmete gut durch und die Härte in den Muskeln löste sich. Sie kriegte wieder Kontakt zu ihren Gefühlen, verstand die Zusammenhänge ihrer Schutzreaktion im Körper (Abb. 8.**4**) und wir redeten über Alternativen zu ihrer Körperreaktion bei Stress.

Ich zeigte ihr eine Alternative und wir übten die Füße spüren im Sitzen und Stehen, tief durchatmen, Kiefer und Schultern loslassen und sich Zeit geben (während sie sich die Situation mit ihrem Mann innerlich vorstellte).

Sechstes Mal: Sie erzählte mir von einem guten Gespräch mit ihrem Mann schon am gleichen Abend nach der letzten Behandlung und wie ihr Selbstvertrauen gestärkt geworden sei. Sie hat immer noch Schmerzen in Nacken und Schultern, aber sie atmet gut durch, während ich massiere und dehne. Wir arbeiteten abwechselnd im Liegen, Sitzen und Stehen mit Streckungen, Atmung, spezifischen Rotationsbewegungen im Nacken während des Beibehaltens von verschiedenen Körperpositionen. Während der Stunde gingen die Schmerzen weg.

Siebtes Mal drei Wochen später:
„Ich bin zufrieden", sagt sie. Sie ist grundsätzlich schmerzfrei, aber spürt, wie sich der Hals zusammenschnürt, wie sie den Kiefer zusammenbeißt und weniger atmet, wenn sie unter Stress steht. Sie weiß, was zu tun ist, und tut es auch. Es ist jetzt eine Frage der Zeit und Übung, bis ihr neues Körperbewusstsein mit ihrem verbesserten Körper-Ich integriert wird. Wir gehen noch einmal die Übungen durch und ich mache einen neuen globalen Körpertest. Die Behandlung wird abgeschlossen.

Diskussion

Frau A. hatte genügend Kontakt zu ihrem Körper und ihren Reaktionen, um schnell die Zusammenhänge zwischen ihrer Angst, unterdrückter Wut und ihrer Körperreaktion zu verstehen. Sie war motiviert und trainierte gut zwischen den Behandlungen. Mit zunehmender angst- und schmerzfreien Wahrnehmung ihrer Körpererlebnisse stärkte sie ihr Körper-Ich und sie konnte ihrem Alltagsstress mutiger und präsenter begegnen. Sie war zunehmend mehr „im Fluss" mit sich selbst.

Der andauernde Schmerz vor und nach der Hüftoperation hatte Vorrang über andere Körpererlebnisse erhalten. Die großen Umstellungen in ihrem Leben hatten sie mehr gestresst, als sie eingesehen hatte. Der dauerhafte, nahe Kontakt zu ihrem Mann im Alltag hat zu unterdrückten Konflikten geführt, die sie vorher „weggehen lassen" konnte, indem sie in der Arbeit einen Ausgleich hatte.

11.6 Fallbeispiel II. Person mit chronisch psychosomatischer Stressreaktion

Frau B., 38 Jahre, kommt zur Physiotherapie wegen Schmerzen im linken Arm. Sie spielt Geige in einem Orchester; es macht ihr großen Spaß, aber auch zunehmend Angst, weil die Schmerzen immer schlimmer geworden sind. Sie hat mehrmals Physiotherapie gehabt, aber bis jetzt hat noch nichts geholfen. „Aber allen tut es doch ein bisschen weh in den Schultern und im Rücken", sagt sie, schaut nach unten und zuckt die Schultern. Auch beim Arbeiten am PC hat sie während der letzten Wochen Schmerzen gehabt. Sie arbeitet Teilzeit in einem kaufmännischen Beruf. Sie redet leise, schaut dann und wann nach unten und atmet hochkostal und dünn während unserem Gespräch. Sie sitzt mit steifem Rücken und nur die Zehenspitzen auf dem Boden, sie wirkt ängstlich.

Im Laufe der nächsten 8 Behandlungen lerne ich sie besser kennen. Sie ist seit einem Jahr geschieden und lebt allein mit ihren Kindern. Sie hat Verdauungsprobleme „seit Jahren", entweder zu schnellen Stuhlgang oder Verstopfung. Sie hat mehrere Operationen wegen Krampfadern durchgemacht; sie erkältet sich häufig im Winter; „sicher 3–4-mal". Sie hat häufig kalte Hände und Füße. Sie schläft gut.

Globale Körperuntersuchung: Sie steht schlecht auf den Füßen, zeigt Schutzreaktionen bei leichtem Druck nach hinten, Kniescheiben sind angespannt im Stehen; sie hat Mitbewegungen in Rücken und Armen, wenn sie Knie und Hüfte beugen soll. Sie gibt nach in der Körpermitte, wenn ich Druck von oben auf ihre Schultern gebe. Sie hält häufig den Atem an und beißt die Kiefer zusammen. Die Zunge drückt sie an den oberen Gaumen und ihre Augen werden feucht. Den Schischritt kann sie nicht spontan machen, lernt ihn aber nachdem ich ihn ihr gezeigt habe; die Bewegung hat wenig Fluss. Sie sagt „es ist, als ob die Beine mich nicht tragen würden".

Im Liegen kann sie spontan tiefer atmen, aber beim Strecken des Körpers gehen ihre Streckimpulse von Schultern und Knien aus, nicht von der Körpermitte. Beim Palpieren spüre ich schlaffe Muskulatur in Waden, Gesäß und Rücken. Überall hat sie leichte Schmerzen; ist selber erstaunt, dass es „dort unten wehtut". Im Bauch (tiefe Palpation M. psoas) und Diaphragma tut es weh und sie hält sofort den Atem an; ihre Augen blicken ängstlich. Nacken und Schultermuskulatur sind hart und schmerzhaft.

Lokale Körperuntersuchung: Sie hat eine deutliche M. supraspinatus-Tendinitis links.

Konklusion: Frau B. hat grundlegend schlechte Ressourcen und ein schwaches Körper-Ich. Es zeigt sich in schwachen posturalen Reaktionen und Schwierigkeiten die vertikale Achse beizubehalten. Sie hat wenig Erdung, Zentrierung und die Bewegungen haben wenig Fluss. Gute Ressourcen sind ihre Fähigkeit, sich im Liegen entspannen zu können, tief durchzuatmen und ihr guter Schlaf. Sie kann sich gut verbalisieren, wenn es um sensorische Wahrnehmung geht, aber Worte für Gefühle findet sie nicht. Zum Teil könnte man auch sagen, dass ihre Muskelabwehr in Schultern und Kiefer eine Ressource ist, da ihr Tonus und das Verhältnis zu Boden und Körperzentrum so schlecht sind. Mit diesen Verspannungen hält sie sich aufrecht.

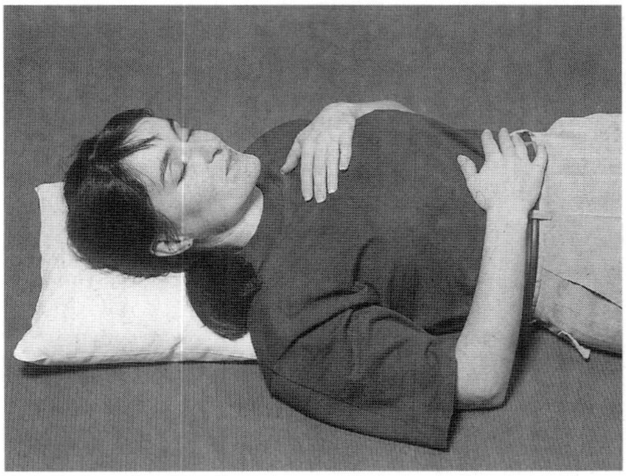

Abb. 11.**7** Entspannung und Körperwahrnehmung der Atmung im Liegen.

Behandlungsverlauf

Die ersten drei Wochen einmal pro Woche Behandlung, jeweils für eine Stunde. Danach ein halbes Jahr lang zwei Mal pro Woche oder manchmal jede zweite Woche.

Erstes und zweites Mal: Mit großen Kissen unter Knien und Kopf fangen wir an die Verspannung im Bauch zu lösen. Ihre Hand liegt auf dem Sonnengeflecht und sie begegnet zuerst ihrer Hand (Abb. 11.**7**), dann meiner Hand in ihrer Atmung.

Weiche Massage am Bauch. Ultraschall am Supraspinatusansatz. Leichtes Ziehen in Armen und Beinen. Massage an den Füßen. Das zweite Mal atmet sie mit, wenn ich die Füße massiere. Sitzen auf dem Ball und wippen (tonuserhöhend in den unteren Extremitäten). Sie nimmt einen Ball mit nach Hause. Im Sitzen übt sie das Loslassen im Kreuz zusammen mit der Ausatmung ohne zusammenzusinken. Die Aufgaben sind: Auf ihre Atmung hören, auf dem Ball sitzen und wippen, weiteratmen, wenn es wehtut.

Drittes und viertes Mal: Die lokale Behandlung wird fortgesetzt, zusammen mit der Stärkung des Körperbewusstseins. Die Verbalisierung der Körperwahrnehmung wird von meinen Fragen unterstützt. Im Liegen geht es weiter mit körperzentrierenden Übungen (Massage, Halt unter dem Rücken und im Kreuz während sie atmet). Jetzt auch aktives Strecken. Mit einem Kissen unter Armen und Beinen kann sie einen Katzenbuckel machen, zwar mit zusammengebissenen Zähnen und der Zunge am Gaumen. „Oh, das tut guut", sagt sie nachher. Mit gebeugten Knien und Füßen auf der Unterlage macht sie Geh- und Laufbewegungen auf der Stelle und atmet weiter. Sie drückt auch während der Ausatmung Fersen und Becken schnell herunter (stimuliert Tonuserhöhung und intensiviertes Atmen) (Abb. 11.**8**).

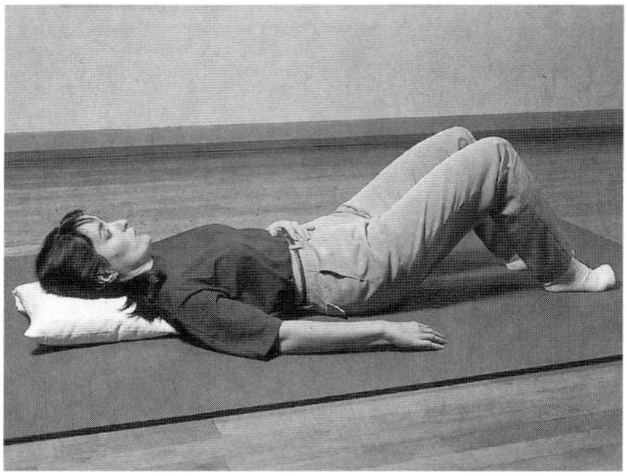

Abb. 11.**8** Fersen und Becken werden hinuntergedrückt, um den Tonus zu erhöhen.

Im Sitzen posturale Reaktionen während des Weiteratmens, und den Kontakt mit dem Boden spüren; passive Bewegungen mit dem linken Arm. Noch nicht spürbare Veränderungen. „Aber ich fühle mich irgendwie besser“. Hausaufgaben.

Fünftes bis siebtes Mal: Es geht weiter mit zentrierenden Übungen; v. a. gleichseitige Drehbewegungen um die Senkrechtachse herum im Sitzen und Stehen. Das siebte Mal, während des Kontakts mit vertieftem Atmen und meiner Hand auf dem Sonnengeflecht und der anderen im Nacken, fängt sie an zu weinen und erzählt von einer schwierigen Erfahrung als sie sieben Jahre alt war. Sie fühlte sich sehr einsam, verlassen und hatte Angst vor den großen Buben im Quartier. Es ist ein befreiendes Weinen mit Öffnung der Atmung und ich unterstütze sie in diesem Weinen mit einer Hand auf dem Bauch und der anderen im Rückenbereich des Diaphragmas. Nach dieser Erzählung kam ein spontanes Gähnen und Öffnung der Atmung in der Körpermitte. Wir schauen einander lange schweigend in die Augen, während ich ihr bestätigend zunicke. Sie sah sehr ruhig aus. Danke, sagte sie. Als sie aufstand und wir Erdungsübungen machen, sagt sie lächelnd „Jetzt spüre ich meine Beine viel besser“.

Achtes bis zehntes Mal: Sie hat entdeckt, wie häufig sie den Atem anhält, wenn sie im Stress ist. (Wir haben ihre persönlichen Stressmuster aufgelistet.) Die Hände und Füße sind beim zehnten Mal wärmer geworden und sie atmet weiter, während ich stimulierende Massage an den Füßen und am Rücken gebe. Sie kann sich gut von der Körpermitte aus strecken, atmet spontan ein während des Dehnens und aus während des Loslassens. Die Schmerzen in der Schulter kommen nach einer halben Stunde Geige spielen, während der Arbeit ist der Schmerz weniger intensiv. Sie macht Mikropausen mit bewusster Atmung und schüttelt den hängenden Arm. Die tonuserhöhenden Übungen für die Beine macht sie weiter zu Hause. Während der Behandlung unterstützen wir zentrierende und erdende Bewegungen in allerlei Positionen.

Elftes bis sechzehntes Mal: Sie erzählt, dass es ihr leichter fällt den Kindern Grenzen zu setzen. Vorher hatte sie immer ein schlechtes Gewissen, weinte leicht, aber war eigentlich wütend, sagt sie und spürt den Schmerz in den Schultern. Sie spürt überhaupt die Schmerzen in den Schultern mehr. Für mich heißt das, dass sie sich mehr bewusst darüber ist, was sie alles zu tragen hat. Sie ist weniger müde nach der Arbeit und überlegt sich, ob es gut wäre in ein Krafttraining zu gehen. Das hätten der Arzt und eine Freundin gesagt. Ich rate ihr davon ab und erkläre, es wäre besser, dass wir noch weitermachen mit den Körperbewusstseinsübungen (siehe Diskussion).

Wir konzentrieren uns auf Erdungs- und Zentrierungsübungen, auf Übungen, welche die Kraftentwicklung in den Arm- und Beinmuskeln fördern, mit beibehaltenen posturalen Reaktionen. Dies stärkt im übertragenen Sinne ihr Vertrauen in ihren eigenen Willen zu ihrer Fähigkeit Nein und Ja sagen zu können.

Siebzehntes bis zwanzigstes Mal: Sie hat sich entschieden eine Psychotherapie zu machen. Sie meint, sie sieht jetzt ein, dass sie einiges zu verarbeiten hat seit der Scheidung. Ich unterstütze das. Sie hat erstaunlich wenig über die Scheidung gesprochen. Ich deute es so, dass sie jetzt genügend Ressourcen hat das Thema überhaupt anzupacken. Sie hat keine Schmerzen mehr im Schultergelenk. Sie hat guten Kontakt zur Erde, kann sich von der Mitte aus strecken und rund um die senkrechte Achse drehen. Wir machen Paarübungen, spiegeln die Bewegungen oder machen Führen/Folgeübungen. Im Gesicht hat sie immer noch Kieferspannungen, im Hals sind die Muskeln hart und sie hat noch nicht bewussten Kontakt zu ihren Gefühlen von Wut und Angst. Im übrigen Körper hat sie keine palpatorischen Schmerzen. Wir schließen die Behandlungen ab. Für sie wäre es zeitlich zu viel mit zwei verschiedenen Therapien. Ich sage ihr, dass sie mich jederzeit anrufen darf, wenn sie das Gefühl hat, sie komme nicht weiter.

Ein Jahr nach unserem letzten Treffen: Sie ruft mich an und erzählt, wie gut es ihr geht. Sie hat keine Erkältungen letzten Winter gehabt. Im letzten Monat hat sie ein Fitnesstraining angefangen. Ihre Verdauung ist normal geworden. Sie hat dann und wann Körperschmerzen, aber macht dann „unsere Übungen“ und fühlt sich erneut gestärkt.

Sie macht mit der Psychotherapie weiter und ich höre an ihrer Sprache, dass sie jetzt den Kontakt zu ihrer Gefühlswelt gefunden hat. Die Stimme ist sanft, hat aber mehr Fülle und Intonation in sich.

Diskussion

Die Behandlungsserie hat sechs Monate gedauert. Mein Ziel war es vor allem den Tonus im Unterkörper zu erhöhen und die verkrampfte Atmung zu befreien. Sie hatte am Anfang gar keinen Zugang zu ihren Gefühlen; sie hat sie heruntergeschluckt und alle praktischen Tätigkeiten im Alltag erledigt. Ihre Reaktion auf Veränderung (wie jetzt die Trennung und Scheidung) ist vor allem psychosomatisch. Diese Strategie hat sie vermutlich schon früh in ihrem Leben erworben. Die Motivation für eine Behandlung war groß, weil das Geigespielen so viel Spaß macht, und sie Angst hatte nicht arbeiten zu können. Ich habe ihre Ressourcen als genügend gut eingeschätzt um eine muskuläre Umstellung zu verkraften ohne initial zusätzlich einen psychotherapeutischen Kontakt herzustellen. Ihr gehemmtes Körper-Ich entwickelte sich mehr und mehr zu normalisierter mentaler Präsenz, die Erdung und Zentrierung wurden gestärkt und der Fluss in den Bewegungen wurde freier. Sie verstärkte ihre Ressourcen und bekam dabei die Einsicht, sie wolle in einer vertieften gefühlsorientierten und konfliktlösenden Psychotherapie weitergehen.

Vom Krafttraining habe ich ihr abgeraten. Ein Krafttraining bei dieser Art von psychosomatischen Symptomen verstärkt nur die Abwehrmechanismen im Körper, d. h. die gelernten Muskelverspannungen, um die Gefühle zurückzuhalten und führen zu noch mehr Schmerzen (Bunkan 1996).

Literatur

Alexander FM. Psychosomatic Medicine. New York: Norton; 1950

Boadella D. Befreite Lebensenergie. München: Kösel; 1991

Bunkan BH, Thornqwist E. Vad är psykomotorisk behandling? Stockholm: Natur & Kultur; 1990

Bunkan BH. Kropp, respiration og kroppsbilde. Oslo:Universitetsforlaget; 1996

Downing G. Körper und Wort in der Psychotherapie. München: Kösel; 1996

Mattson M, Mattson B. Physiotherapeutic treatment in outpatients psychiatric care. Scandinavian J Caring Science. 1994; 8: 119

Mattson M. Body Awareness. Applications in Physiotherapy. Diss.Umeå: Dep. of Psychiatry and Family Medicine. University of Umeå; 1998

Pelletier K. Die neue Medizin.Gesundheit durch Vermeidung von Stress, Vorbeugen statt heilen. Frankfurt: Fischer Taschenbuch; 1988

Pert C. Neuropeptides and their receptors: a psychosomatic network. J of Immunology. 1985; 135: 2

Reich W. In: Boadella D. Wilhelm Reich – Pionier des neuen Denkens. Bern: Scherz; 1995

Rossi EL. The psychobiology of Mind-body healing. New York: Norton; 1988

Roxendahl G. Body Awareness Therapy and the body awareness scale, treatment and evaluation in psychiatric physiotherapy. Diss. Gothenburg:University of Gothenburg: 1985

Roxendahl G, Nordwall V. Tre BAS-skalor (Body-Awareness-Scales). Lund: Studentlitteratur; 1997

Selye H. The stress of life. 2. überarbeitete Auflage. New York:McGraw-Hill; (1956)1976 dt Stress beherrscht unser Leben; 1957

Skatteboe UB, Friis S et al. Body Awareness Group therapy for patients with personality disorders. Psychotherapy and Psychosomatics. 1989: 51; 11

12 Funktionsdiagnose, Problemlösung und therapeutisches Verhalten

Wir alle treffen auf eine Vielzahl
von großen Möglichkeiten,
ausgezeichnet verkleidet
als unmögliche Situationen.
unbekannte Quelle

12.1 Physiotherapie

Wir haben festgestellt, dass Physiotherapie mehr ist, als Behandlungsmethoden und ihre theoretischen Erklärungen ausgehend von medizinischem Wissen. Physiotherapie ist ein Geschehen, ein fortschreitender Prozess, der aus Interaktionssituationen besteht (Kukkonen u. Muuri 1978). Physiotherapie bezweckt, die physische, psychische und soziale Funktionsfähigkeit des Individuums zu fördern. Die Physiotherapeutin strebt danach, die innewohnenden Möglichkeiten des Patienten zu stützen und stärken, um sein und ihr Ziel zu erreichen. Die Mittel, die ihr zur Verfügung stehen, sind Anleitung, Beratung, Unterricht, manuelle Techniken und Fertigkeiten sowie technische Apparate und Hilfsmittel. Der zentrale Ausgangspunkt ist immer das Wissen über Bewegungen, obwohl die Vermittlung von dieser für die Physiotherapie einzigartigen Sachkenntnis verschieden aussehen kann, je nach Interessenausrichtung der Physiotherapeutin und der Interaktion zwischen Physiotherapeutin und Patient (WCPT 1999).

12.2 Funktionsdiagnose

Indem man eine Funktionsdiagnose formuliert, statt sich nur auf die schulmedizinische Diagnose zu stützen, wird der Problemlösung ein systemischer Charakter verliehen. Das Funktionsproblem besteht aus Deutung der Bewegungsstörung, Haltung und Schmerz, ausgehend von der psychischen Fähigkeit, Konstitution, Beweglichkeit und der Fähigkeit zur posturalen Kontrolle des Patienten, zusammen mit der medizinischen Diagnose. Dies ist der Ausgangspunkt für die Problemlösung, den Behandlungsplan und die Zielsetzung der Behandlung. Die Funktionsdiagnose lässt sich nicht in wenigen Worten ausdrücken. Sie erfordert einen oder mehrere Sätze um verständlich zu werden. Ein Beispiel: 70-jähriger Mann mit medizinischer Diagnose Coxarthrose links; Schmerzen beim Treppensteigen, wohnt im 3. Stock ohne Aufzug, mäßige Bewegungseinschränkung, Schwäche in Hüftextensoren und Hüftabduktoren.

12.3 Problemlösungsmodelle

Der Sinn eines Problemlösungsmodells ist es uns bewusst zu machen, was wir praktisch tun um ein bleibendes motorisches Lernen beim Patienten zu bewirken. Wenn die Wirklichkeit beschrieben und strukturiert wird, erhalten wir eine Basis für unsere berufliche Praxis.

Deshalb ist die Auswertung ein wichtiger Teil der Problemlösung. Sie bildet den Maßstab dafür, wie zuverlässig die Problemlösung ausgehend von den Voraussetzungen am Anfang der Behandlung war. Nicht selten zeigt die Auswertung geringe oder gar keine Veränderungen auf Organ- oder Organsystemniveau. Hingegen kann bei einer eher verhaltensorientierten Auswertung sehr wohl eine Verbesserung auf Personen-, Familien- und Gesellschaftsniveau erkennbar sein. Eine Gruppe von Kindern mit Asthma, die physisch trainiert wurden, zeigte keine verbesserte Vitalkapazität oder veränderte Blutgaswerte bei Messung und Training. Allerdings waren die Kinder anschließend völlig unabhängig vom Transport der Eltern von und zu ihren Freizeitaktivitäten und hatten weniger Angst vor einem Asthmaanfall. Bei der Auswertung ist es deshalb wichtig das gesamte Funktionsvermögen einer Person anzuschauen – nicht nur das, was mit naturwissenschaftlichen Methoden messbar ist.

Die Modelle dürfen als Auftakt gesehen werden zur Entwicklung und weiteren Diskussion darüber, was das Besondere der physiotherapeutischen Behandlung von Bewegungsstörungen ausmacht. Einige gewöhnlich vorkommende Problemlösungsmodelle werden bei Kukkonen und Muuri 1978 sowie Carr und Shepherd 1987 beschrieben. Sie beinhalten fünf Schritte mit ähnlichem Inhalt.

Das Kukkonen-Muuri-Modell nennt sich *der Physiotherapieprozess* und ist von den finnischen Pflegeprozessmodellen inspiriert. Es gliedert sich in die folgende Schrittfolge:

- *Schritt 1* ist die Interaktion des Patienten und der Physiotherapeutin, in welcher der Grund für das Aufsuchen der Physiotherapeutin formuliert wird. Diese Interaktion läuft wie ein roter Faden durch den ganzen Prozess.
- In *Schritt 2* definiert die Physiotherapeutin das Problem und bestimmt die physiotherapeutische Diagnose durch Sammeln und Analyse von Daten (vgl. Funktionsdiagnose oben). Hier werden die Bewegungen und die Voraussetzungen für die Veränderung der Motorik analysiert.
- In *Schritt 3* werden Inhalt, Verlauf und Zielsetzung der Behandlung geplant.
- In *Schritt 4* wird die Behandlung durchgeführt, die danach strebt, das kognitive, emotionale und vor allem das sensomotorische Lernen des Patienten zu beeinflussen.
- In *Schritt 5* wird das Resultat ausgewertet und mit dem Ziel aus Schritt 3 verglichen.

Carr und Shepherd sind der Meinung, dass ein physiotherapeutisches Problemlösungsmodell – *a clinical reasoning process* – von der Kenntnis der heranwachsenden Bewegungswissenschaft ausgehen soll. In diese gehen Kenntnisse aus motorischem Lernen, neuromotorischen Prozessen, Biomechanik, Muskelbiologie, kognitiver Psychologie und Sozialpsychologie ein. In ihren Büchern haben sie ihre Gedanken über einen „theoretischen Rahmen für die Rehabilitation" ausführlicher dargelegt.

1. Physiotherapeutin und Patient formulieren im Dialog das Problem des Patienten.
2. Physiotherapeutin erstellt physiotherapeutische Diagnose durch Sammeln von Daten.
3. Plan für Behandlungsverlauf und -ziel.
4. Durchführung der Behandlung.
5. Auswertung.

Ein kurz gefasster Problemlösungsprozess, der sich nur auf Beobachtung und Analyse der Bewegungsstörung als solche richtet, kann folgendermaßen beschrieben werden. Voraussetzung ist bewegungsanalytisches Wissen und eine Vorstellung davon, dass man herausfinden kann, was eine reife Bewegung ist. Das Modell stammt ursprünglich von Satir, eine Familientherapeutin, die eine systemtherapeutische Sicht auf die Familienproblematik vertritt. Das Modell wurde von mir an die physiotherapeutischen Verhältnisse angepasst und ich habe es während der vielen Jahre im klinischen Alltag praktiziert. Modifiziert nach Satir enthält das Modell vier Schritte:

1. Die Bewegung, die beobachtet wird.
2. Was fehlt an posturaler Kontrolle und selektiver Motorik, damit die Bewegung reif/ökonomisch aussieht.
3. Eventuelle Kompensationsbewegungen, die es dem Individuum ermöglichen, die motorische Handlung trotzdem durchzuführen und
4. Wahl der physiotherapeutischen Maßnahme um die Motorik zu verbessern.

Ein Beispiel: Medizinische Diagnose: Status nach Bandscheibenoperation L4-L5 vor zwei Jahren. Lumbalgie. Die Person kann sich vom Sitzen zum Stehen aufrichten. Die Bewegung beginnt mit dem Heraufziehen der Schultern, Abstützen der Hände auf die Stuhlkante und Wegdrücken mit den Händen. Er erhebt sich mit Mühe auf gespannten Armen und setzt schließlich auch beide Füße auf den Boden. Er hält den Atem an. Das dominierende Muster ist die Flexion im Rumpf, nach hinten gekipptes Becken und fehlende abstoßende Kraft in den Füßen. Die Person strahlt ein Gefühl von Angst und Vorsicht aus. Funktionsdiagnose: 50-jähriger Mann mit Lumbalgie, op Bandscheibenschaden vor zwei Jahren, Spannungen und Kompensationsbewegungen beim Aufrichten vom Sitzen zum Stehen. Schmerzen. (Tab. 12.**1**)

Tabelle 12.**1** Beispielhafte Problemlösung für das Funktionsproblem

Beobachtete Bewegung	Fehlende Bewegung	Kompensationsbewegung
Aufrichtung zum Stehen	– Abstoßen mit den Füßen – fortlaufende Extension	– Heraufgezogene Schultern – Abstoßen mit den Händen – Rumpf in Flexion
Physiotherapeutische Maßnahmen		
– Fazilitation von Aufrichtung mit Vorwärtsneigen des Rumpfes – Abstoßen mit den Füßen während des Ausatmens und – Angst eliminieren		

12.4 Therapeutisches Verhalten

12.4.1 Pädagogik

Die Physiotherapeutin hat eine wichtige pädagogische Rolle im Kontakt mit dem Patienten. Wer eine Physiotherapeutin aufsucht, möchte einen Sinn in der Behandlung erleben in einer vertraulichen und positiven Atmosphäre. Sie kann es nicht vermeiden in einer Gesprächs- und Behandlungssituation Einfluss auf den Patienten zu haben. Sie tut dies, ob sie es möchte und sich darüber bewusst ist oder nicht.

Alles Lernen fängt beim Individuum selbst an. In der pädagogischen Literatur der 50er- und 60er-Jahre des letzten Jahrhunderts, im Zusammenhang mit dem Voranschreiten der humanistischen Psychologie, steht der pädagogische Prozess im Vordergrund. Die Auffassung ist, dass *wie* wir lernen, bestimmt, ob wir es uns einprägen und weiterhin Lust haben zu lernen. Unser Selbstbewusstsein beeinflusst in hohem Maße, wie wir lernen. Wir lernen aus jeder Situation, egal ob wir es eine positive oder negative Erfahrung nennen. Manchmal sind die mühsamen Erfahrungen genauso lehrreich wie die angenehmen. Manchmal sind sie auch absolut notwendig, damit wir uns entwickeln.

12.4.2 Autoritäres Lernen

Die „alte" quantitative Pädagogik – die Vermittlungspädagogik oder autoritäre Pädagogik – ist geprägt von der Einstellung, dass der Lehrer sagt, was die Studierenden können sollen. Den Studierenden wird wenig Platz für Eigeninitiative und Wissenssuche eingeräumt. Sie werden als Objekte für den Unterricht des Lehrers gesehen. Auf Details wird großes Gewicht gelegt und das Lernen hat einen quantitativen Charakter (Abb. 12.**1**).

Übertragen auf den Kontakt zwischen Physiotherapeutin und Patient, sind die Vorstellungen der Physiotherapeutin von der Kontrolle über die Behandlungssituation dominiert. Sie *behandelt* den Patienten. Es ist *ihr* Patient. Sie hat Angst davor, Fehler zu machen. Für sie sind Veränderungen und Handlungen außerhalb der gegebenen „Regeln" negativ. Sie ist angetrieben von Schuldgefühlen und Angst und deshalb abhängig von äußerer Anerkennung. Der Prozess ist von Stillstand und Trägheit geprägt.

Sie fragt selten oder nie, wie sich die Bewegung anfühlt, sondern spricht davon, wie „sie sich anfühlen soll". „Fühlen Sie jetzt, dass sie den Rücken strecken, fühlen Sie jetzt, dass Sie entspannt sind im Nacken?", usw. Der Patient mag vielleicht pflichtbewusst mit „ja" auf die Fragen antworten, denkt aber, dass er schon dumm sein muss, wenn er nicht das fühlt, was die Physiotherapeutin meint, dass man fühlen sollte. Er nimmt sich zusammen und lernt, wie es sich anfühlen soll, oder gibt auf und schaltet ab, je nach Disposition, Persönlichkeit und Motivation für die Behandlung. Sie glaubt, dass der Patient die „richtige" Bewegung lernt, indem sie erklärt, was Richtig und Falsch ist. Der Patient lernt sogar, dass er nicht „richtig" atmen kann. Ebenso genau nimmt sie es mit ihren eigenen Griffen, sie müssen exakt so sein, wie sie es gelernt hat. Darum sind die Hände etwas angespannt, wenn sie den Patienten berühren. Und das fühlt er und schützt sich instinktiv.

12.4.3 Prozessorientiertes Lernen

Während der Entwicklung der humanistischen Psychologie mit u. a. Maslow und Rogers als Vorgänger, die sich aus der autoritären Pädagogik entwickelte, tauchen Begriffe auf wie Aktivitätspädagogik, Dialogpädagogik und schülerzentrierte Pädagogik. Der gemeinsame Gedanke ist geprägt

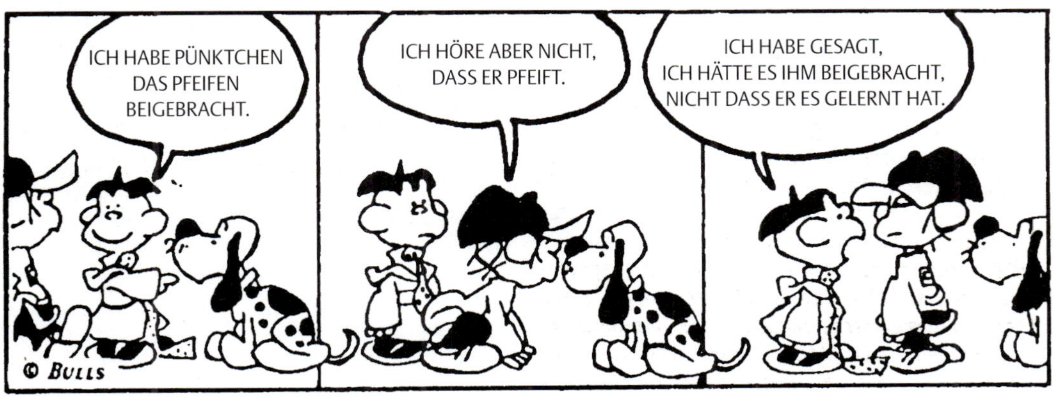
ICH HABE PÜNKTCHEN DAS PFEIFEN BEIGEBRACHT.
ICH HÖRE ABER NICHT, DASS ER PFEIFT.
ICH HABE GESAGT, ICH HÄTTE ES IHM BEIGEBRACHT, NICHT DASS ER ES GELERNT HAT.
© BULLS

Abb. 12.**1** Quelle: Bulls Presstjänst, Stockholm.

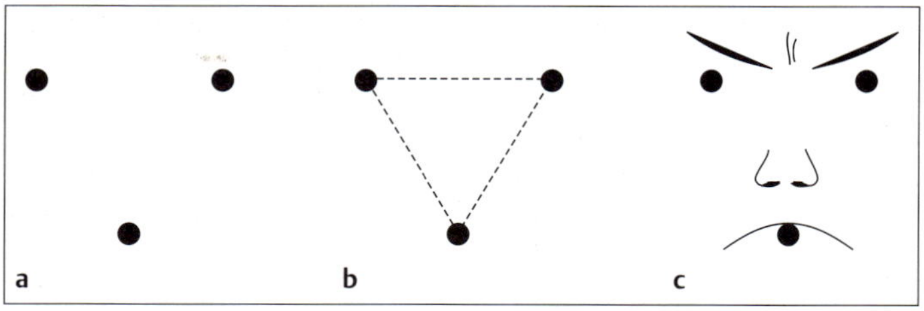

Abb. 12.**2** Was stellt das Bild dar?
a „Drei Punkte"
Beobachtung: Nur sehen, was ist.
b „Ein Dreieck"
Interpretation: Persönliche Deutung im Gehirn.
c „Ein böses Gesicht"
Gefühlsbetonte Reaktion: Verzerrende, wertende Interpretation.

von einem Menschenbild, das die eigenen Ressourcen der Studierenden und ihr Streben nach eigener Erkenntnis berücksichtigt. Sowohl der Lehrer wie die Schüler werden als Subjekte des Lernens angesehen und das Klima ist von gegenseitigem Vertrauen bestimmt. Das Lernen hat einen qualitativen Gehalt.

Übertragen auf den Kontakt zwischen Physiotherapeutin und Patient, ist dieser von Offenheit und Liebe geprägt. Die Physiotherapeutin glaubt, dass für sie eine gute Grundlage von theoretischen und praktischen Kenntnissen notwendig ist. Dies dient als Struktur und Anleitung für ihr Denken, solange es adäquat scheint, sie kann aber auch davon abweichen um „den Moment einzufangen". „Irrtümer" werden als Feed-back gesehen, als Lektionen, um die Richtung zu korrigieren. Veränderung gehört zum Prozess und zeigt ihr, wo sie und der Patient miteinander in Kontakt stehen, und wie der Patient auf ihre Hände, ihre Worte und Gesten reagiert. Sie stellt Fragen, die mit den Worten „Wo, wie, wann, wer, welcher…" beginnen und macht gerne eine kleine Pause, nachdem sie selbst gesprochen hat, damit der Patient Zeit hat, aufzunehmen, zu bearbeiten und nachzufühlen „Was spüren Sie jetzt im Rücken? Wo erfahren Sie Ihren Atem?" Sie glaubt, dass Präsenz, Offenheit und Vertrauen zu Dauerhaftigkeit im Kontakt und zu einer Stärkung von Motivation und Willen des Patienten führen um Verantwortung für seine Genesung zu übernehmen. Der Prozess ist geprägt von einem Fluss an Lebensenergie, einer natürlichen Begegnung zwischen zwei Menschen, die einander verstehen und entwickeln wollen.

12.4.4 Bewusstheit über verschiedene Sichtweisen

Wie fest hänge ich als Physiotherapeutin an meinen Berufskenntnissen? Sind sie für mich *„die* Wahrheit"? Bin ich mir überhaupt bewusst, dass ich eine von vielen möglichen Sichtweisen vertrete? Habe ich mir Gedanken gemacht, auf welchen Gedankengebäuden – Paradigmen – meine Ideen und praktischen Methoden sich stützen? Sind sie heute noch relevant? Gibt es Untersuchungen von mehreren meiner Berufskollegen, die mit einer bestimmten, detailliert beschriebenen Methode zu denselben oder unterschiedlichen Resultaten gekommen sind? Solche Fragen stelle ich mir, wenn ich mir eine wissenschaftliche Denkweise angeeignet habe. Erst dann hat die Physiotherapie die Möglichkeit, sich selbstständig behaupten zu können – auf der Basis von dokumentierten Tatsachen, nicht auf einer Ansicht oder auf der Behandlungsmethode einer renommierten Persönlichkeit beruhend.

Aus meiner Erfahrung behaupte ich, dass der kollegiale Austausch unterstützt wird, wenn man die Behandlungsart von seinen persönlichen Gefühlen trennen kann. Das bedeutet, dass man sich nicht voll eins zu eins mit der Behandlung identifiziert. Es ist sinnvoll, zwischen Beobachtung, Interpretation und der Wirkung auf sich selbst als Person unterscheiden zu können (Abb. 12.**2**).

Wenn eine Physiotherapeutin die Überweisung vom Arzt erhält, ist bereits die erste Beobachtung und Interpretation gemacht. Damit ist auch schon eine Selektion von möglichen Problemlösungen gegeben. Ich meine, dass wir uns als Physiotherapeutinnen freier und selbstständiger verhalten sollten und zuerst die Sichtweise des Patienten anhören sollten.

12.4.5 Dialog mit dem Patienten

Wie ich schon betont habe, spielt die Interaktion zwischen Physiotherapeutin und Patient eine wichtige Rolle für den Behandlungsverlauf. In einer Untersuchung darüber, wie die Physiotherapeutin den Dialog mit dem Patienten erlebt, zeigte es sich, dass vier Themen entscheidend waren um zu verstehen, was bei diesem Zusammentreffen psychologisch abläuft (Hillström et al. 1989). Diese Themen waren

- Begegnung mit dem Patienten.
- Grenzen für die Berufsrolle setzen.
- Containing, d. h. die Fähigkeit, die Gefühle des Patienten zu „halten" ohne selbst negativ be-

einflusst zu werden und damit versuchen sie loszuwerden.
- Bewusstsein für die Übertragung des Patienten, d. h. die unbewussten Erwartungen an die behandelnde Person erkennen.

12.4.6 Begegnung mit dem Patienten

In der Begegnung mit dem Patienten spielt die nonverbale Kommunikation eine große Rolle. Die Physiotherapeutin zeigt dem Patienten ihr Interesse, indem sie Augenkontakt sucht, die Hand zur Begrüßung hinstreckt und Gelegenheit bietet für ein kurzes Gespräch über die Probleme des Patienten. Sie beobachtet seine Körpersprache genau. Wertvolle Methoden sind aktives Zuhören, das Stellen von offenen Fragen und Wiederholen des letzten Wortes. Offene Fragen fangen so an: Erzählen Sie mir, wie, was, wo, wann, mit wem… Beim aktiven Zuhören (Gordon 1993) geht es um die Bestätigung dessen, was der Patient ausdrückt. Die Physiotherapeutin wiederholt in eigenen Worten, was der Patient gesagt hat. „Sie sagen, dass… Wie ich gehört habe… Verstehe ich Sie richtig, wenn Sie meinen…“ Beim Wiederholen des letzten Wortes wartet die Physiotherapeutin einige Sekunden und wiederholt dann das letzte Wort des Patienten. Häufig findet er dann den Faden wieder und bekommt den nötigen Mut, um seine Unsicherheit und sein Zögern zu überwinden. Die Physiotherapeutin darf auf gar keinen Fall den Patienten unter Druck setzen, um sich zu infomieren.

Die Physiotherapeutin muss nicht alles für „wahr“ halten, was der Patient erzählt, aber um sein Vertrauen zu gewinnen, muss sie ihm zeigen, dass sie ihn ernst nimmt und seine *Sichtweise* verstanden hat. Besonders wichtig ist es, wenn es sich um ein chronisches Leiden handelt. Wie vorher erwähnt, beobachtet die Physiotherapeutin hier, ob es eine Kongruenz, eine Übereinstimmung zwischen verbaler und nonverbaler Kommunikation gibt. Ist die Inkongruenz groß, handelt es sich um ein unbewusstes Gebiet von unterdrückten Verhaltensweisen und sie muss sehr vorsichtig vorgehen.

12.4.7 Grenzen der Berufsrolle

Die Patienten kommen zu uns mit ihren Sorgen, Erwartungen und Hoffnungen. Genauso wichtig wie es ist sich in die Vorstellungswelt des Patienten zu versetzen ist es Grenzen für den Kontakt mit dem Patienten zu setzen. Am Anfang der Behandlungsserie ist es deshalb ratsam eine Form von mündlicher Übereinkunft zu treffen um ein gutes Verhältnis mit dem Patienten und/oder seinen Angehörigen zu erreichen. Diese kann Informationen darüber enthalten, was die Behandlung beinhalten wird, was verlangt wird um gewisse Ziele zu erreichen, und man muss realistisch sein, was die Dauer der Behandlung und die Erwartungen in das Resultat betrifft. Manchmal ist es besser den Patienten an jemand anderen zu verweisen, vielleicht an einen Psychotherapeuten. Möglicherweise braucht der Patient eher jemanden, mit dem er den motorischen Ausdruck auf die emotionalen Aspekte hin bearbeiten kann. Erst dann kann die neue sensomotorische Gestalt so verändert werden, dass sie auch eine dynamische Stabilität beinhaltet.

Bei längeren Krankheitszuständen ist es angebracht, sein Ambitions- und Forderungsniveau an die Realität des Motivationsniveaus des Patienten anzupassen. Der Bericht von Sandor Rador/Gertrud Roxendahl (1987) über Zusammenarbeits-Motivationsniveaus kann dazu dienen, der Physiotherapeutin eine Orientierung zu geben, mit welcher Art von Kontakt sie zu tun hat. Die Beschreibung geht von am wenigsten motiviert (5) bis hoch motiviert (1):

5 Der Patient wünscht eigentlich keine Veränderung, ist psychisch und physisch regrediert, würde sich über frühzeitige Pensionierung freuen, sagt Behandlungen häufig grundlos ab.
4 Der Patient möchte seine Probleme auf magische Weise loswerden, will selber nichts tun, ist abhängig von starker Unterstützung aus seiner näheren Umgebung.
3 Der Patient glaubt, wenn er nur zum richtigen Experten kommt, wird er gesund, er ist elternorientiert und gehorcht, zeigt aber keine Eigeninitiative.
2 Der Patient ist pflichtbewusst und macht fleißig seine Übungen. Häufig übertreibt er seine Ambitionen ohne seine Grenzen zu fühlen.
1 Der Patient ist hoch motiviert, zeigt Eigenverantwortung und stellt Fragen über seine Krankheit/sein Problem. Er besucht auch persönlichkeitsentwickelnde Kurse/Behandlungen.

12.4.8 Containing

Die Gefühle des Patienten *„halten, beherbergen“* ohne selbst in sie hineingezogen zu werden ist eine Kunst, in der meines Erachtens Physiotherapeutinnen viel zu wenig geschult werden. Genau dieser Faktor ist so wichtig, um den Prozess voranzutreiben. Wenn der Patient z. B. anfängt zu weinen, braucht die Physiotherapeutin nichts anderes zu tun, als empathisch zuzuhören und Platz zu geben, damit das Gefühl zum Ausdruck kommen darf.

Atmen, in einer ruhigen Berührung verbleiben, schweigen, nicken – das reicht. Der Unterschied zwischen Empathie und Sympathie ist groß. Wenn wir Empathie zeigen, können wir ein Gefühl in uns selbst wieder erkennen, wir wissen, dass es vorübergeht, wir werten es nicht, wir lassen es geschehen sowie Zeit und Raum einnehmen, aber wir lassen uns nicht in das Gefühl des Patienten hineinziehen. Wenn wir Sympathie zeigen, lassen wir uns in das Gefühl des Patienten hineinziehen, weil es in uns selbst unverarbeitet ist. Entweder fangen wir wie im obigen Beispiel auch an zu weinen oder wir leugnen das Gefühl und reden oder trösten das Weinen des Patienten weg.

12.4.9 Übertragung

Wenn *Übertragungsmechanismen* während der Behandlung auftreten, wenn starke Gefühle wie Wut oder Enttäuschung ausgedrückt werden, vielleicht verdeckt durch Schuldzuweisungen an die Physiotherapeutin oder andere, gilt es für die Physiotherapeutin einige tiefe Atemzüge zu nehmen, den Kontakt mit sich selbst im Hier und Jetzt zu fühlen und zu sehen, dass der Patient *die Physiotherapeutin zu einer anderen Person macht, als sie ist*. Vielleicht liegt im Patienten ein großes Kind, das nicht liebevoll gelernt hat Enttäuschungen zu ertragen. Für die Physiotherapeutin ist es auch wichtig, sich nicht auf einen Kampf einzulassen über Fehler, Anklage und Schuld. Der Enttäuschung Raum und Zeit lassen, dableiben, anwesend sein, zuhören – aber keine Ratschläge erteilen – das reicht. Oft zieht die Behandlung jedoch Nutzen aus der *positiven* Erwartung, welche die meisten Patienten der Physiotherapeutin entgegenbringen.

12.4.10 Supervision

Ein gutes Mittel für die Physiotherapeutin, um Unterstützung in ihrer persönlichen Entwicklung im Zusammenhang mit „schwierigen" Patienten ist die Supervision am Arbeitsplatz durch eine erfahrene Psychotherapeutin oder Psychologin. Es ist ein Weg um das Stressniveau zu senken, wenn dieses auf einer Tendenz beruht die Probleme des Patienten auf sich zu nehmen (Mattson 1998) und ein Weg um die eigene Reaktionen und die des Patienten zu verstehen (Mattson 1998). Meiner Meinung nach ist es so, dass es die Berufsrolle stärkt, wenn ich auch meine eigenen Grenzen kenne.

Ich bin der Ansicht, dass es nahezu unmöglich ist etwas über die Verhaltensweisen von anderen Menschen zu lernen ohne sich zuerst seiner eigenen bewusst zu werden, und noch weniger kann man anderen Menschen helfen bewusster zu werden. Die Voraussetzungen sind Erlebnisse von eigenen Gefühlen, Grenzen für das, was man will und nicht will, eine Entscheidung treffen zu können und einen Sinn in seinem eigenen Handeln zu sehen. Ich bin einig mit der norwegischen Physiotherapeutin G. Engelsrud, wenn sie sagt:

„Indem sie sich über ihren eigenen Körper bewusst ist, seine Möglichkeiten und Begrenzungen im Verhältnis zum Raum und im Kontakt mit anderen Menschen erlebt, ist sie in ihrem Körper. Indem sie über den Körper, seine Anatomie, Physiologie und Mechanik liest, hat sie einen Körper. Wenn diese beiden Grundlagen – Kenntnis/Erlebnis und Intellekt – in der Physiotherapeutin kombiniert werden, sind die Voraussetzungen besser, damit sie dem Patienten wirklich etwas Wesentliches über den Körper als Instrument um seine Ziele und Handlungen im Leben zu erreichen vermitteln kann." (Engelsrud 1986)

Literatur

Carr J, Shepherd R. Movement Science: foundations for physical therapy in rehabilitation. London: Heinemann Medical Books; 1987

Engelsrud G. Fysioterapi och kroppsfilosofi. Fysioterapeuten. 1986;53:9

Gordon T. Die neue Familienkonferenz: Kinder erziehen ohne zu strafen. Hamburg: Hoffmann und Campe; 1993

Hillström M et al. Mötet mellan patient och sjukgymnast. Sjukgymnasten. 1989;8

Kukkonen S, Muuri M. Fysioterapiprocessen. Lääkintävoiistelija. 1978;1 (Artikel in der schwedischen Physiotherapiezeitschrift übersetzt von Vivian Jokinen)

Mattson M. Supervision as an aid to professional development. Physiotherapy Theory and Practice. 1994; 10:113

Mattson M. Supervision under a magnifying glass – characteristics in physiotherapy unveiled. Nordic Physiotherapy 1995;1:12

Rogers C. On becoming a person. Boston: H Mifflin Company;1961

Roxendahl G. Ett helhetsperspektiv- sjukgymnastik inför framtiden. Lund: Studentlitteratur; 1987

WCPT. Description of Physical Therapy. 1999; 14th General Meeting

Sachverzeichnis

L

M

N

O

P

Q

R

S